道地药材品质保障与资源持续利用全国重点实验室项目
中国科协青年托举人才项目
2025北京市科协科普创作出版资助项目入围作品

道地药食同源106味

郭秋岩 主编

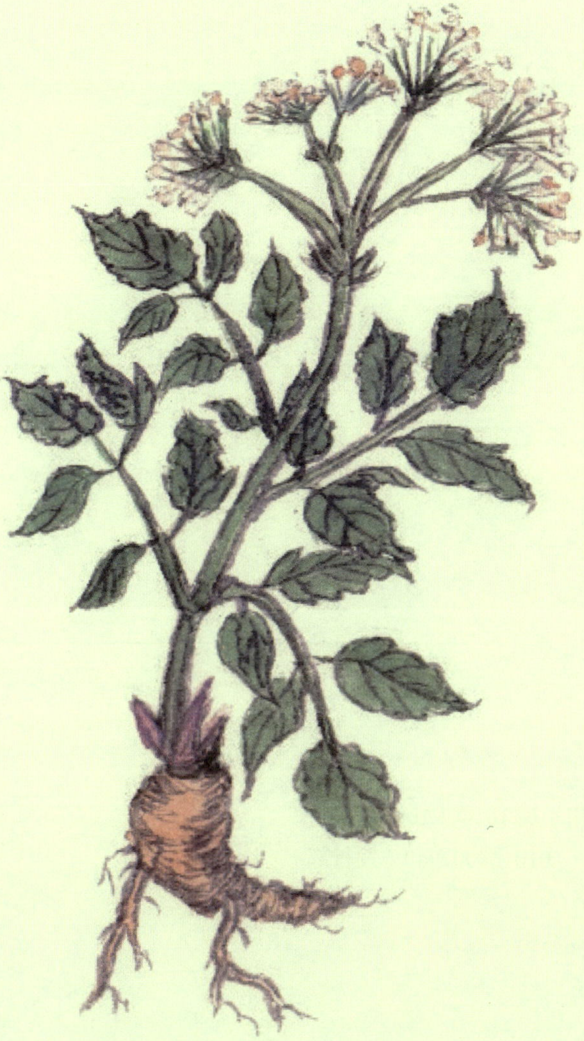

中医古籍出版社
Publishing House of Ancient Chinese Medical Books

图书在版编目（CIP）数据

道地药食同源 106 味 / 郭秋岩主编 . -- 北京 : 中医古籍出版社 , 2025. 8. -- ISBN 978-7-5152-3061-0

Ⅰ. R247.1

中国国家版本馆 CIP 数据核字第 2025UA0731 号

道地药食同源 106 味

郭秋岩　主编

责任编辑　王　梅　赵月华
封面设计　艺点锦秀
出版发行　中医古籍出版社
社　　址　北京市东城区东直门内南小街 16 号（100700）
电　　话　010-64089446（总编室）　010-64002949（发行部）
网　　址　www.zhongyiguji.com.cn
印　　刷　北京市泰锐印刷有限责任公司
开　　本　710mm×1000mm　1/16
印　　张　16.5
字　　数　278 千字
版　　次　2025 年 8 月第 1 版　2025 年 8 月第 1 次印刷
书　　号　ISBN 978-7-5152-3061-0
定　　价　98.00 元

《道地药食同源106味》

编 委 会

学术顾问 杨龙会 杨洪军 高春明 张雪亮 徐勤伟

主　　编 郭秋岩

插画主编 张　杰

副 主 编 王继刚 王甲一 任立鹏 刘珍珠 刘静霞 孙　鹏 孙丛丛 严　恺 李泰贤 李玮婕 李艳芳 李海燕 张文婧 张泽坤 张建国 陈恒文 陈　凛 陈明溪 周新新 姜秀新 姜卓乐 秦翠英 夏聪敏 郭一涵 郭祖昌 康　琪 董彦岐 程广庆

编　　委 王　晨 王秀娟 王希竹 王启新 卢天明 申霖来 史巧莉 向春蓉 刘　拓 刘艳青 孙远航 李　钰 张兰英 谷丽维 沈胜楠 周祎骁 周健华 庞欢欢 孟　磊 赵明洪 贾　璇 贾新改 曹丽霞 韩　佳 隋博元 鲁怡姗 薛香莉 戴传浩

参编单位
中国中医科学院青蒿素研究中心
道地药材品质保障与资源持续利用全国重点实验室
国家卫生健康委医药卫生科技发展研究中心
国家儿童医学中心
中国中医科学院
中国中医科学院中药研究所
中国中医科学院中医药科技合作中心
中国中医科学院广安门医院
中国中医科学院基础理论研究所
加纳共和国纳贝塔医院
中华医学会
北京科技社团服务中心
北京市东城区东四九条小学
北京慢病防治与健康教育研究会
北京中医药大学第三附属医院
北京中医药大学东方医院
潍坊工程职业学院
佛山大学
山东福瑞达医药集团有限公司

主编简介

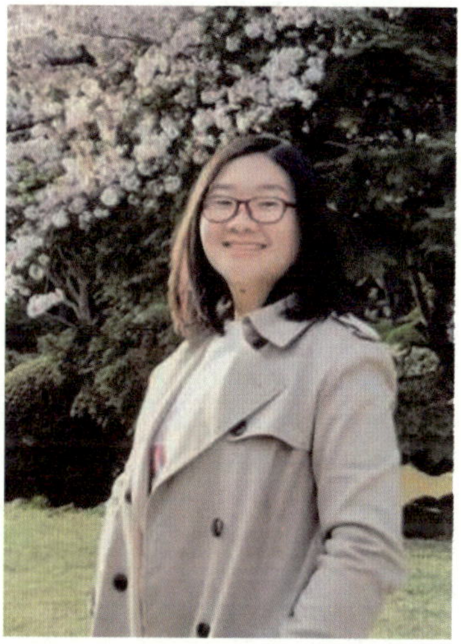

郭秋岩，副研究员，硕士生导师，道地药材品质保障与资源持续利用全国重点实验室青年PI，首批中国中医科学院与东京药科大学联合培养的双学位博士研究生，现就职于中国中医科学院青蒿素研究中心，作为项目管理专员在国家卫生健康委医药卫生科技发展研究中心借调15个月。具有中药药理学、生物化学、化学蛋白质组学、系统生物学等多学科交叉知识背景，近十年致力于药食同源中药的功效评价及机理探究、中医优势病种临床安全合理用药的机理解析。主持国家自然科学基金、国家重点研发计划子任务、中华中医药学会青年托举人才、北京市科协青年托举人才、中国科协青年托举人才（托举导师高福院士、杨洪军副院长和林娜研究员）、中国中医科学院优秀青年科技人才等项目二十余项。以项目骨干身份参与国家自然科学基金重点项目、国家中医药管理局传承创新团队项目等十余项，以第一或通讯作者在 *Signal Transduction and Targeted Therapy*、*Research*、*Phytomedicine*、《中国实验方剂学杂志》、《药学学报》等国内外杂志发表高质量论文二十余篇，单篇独立一作文章最高IF=52.7（Nature子刊），中文文章获得知网高被引证书，获得国内发明专利二十余项，国际发明专利三项，已转化二项。科技部专家库专家、国家自然科学基金委同行评议专家，在京央属单位局级以上人才库专家，世界中医药科技专项专家库专家，非洲联盟中医药联合会副会长。担任*Science of Traditional Chinese Medicine*、*Exploration*、*Journal of Traditional Chinese Medicine*、*Acta Materia Medica*等多家杂志青年编委。

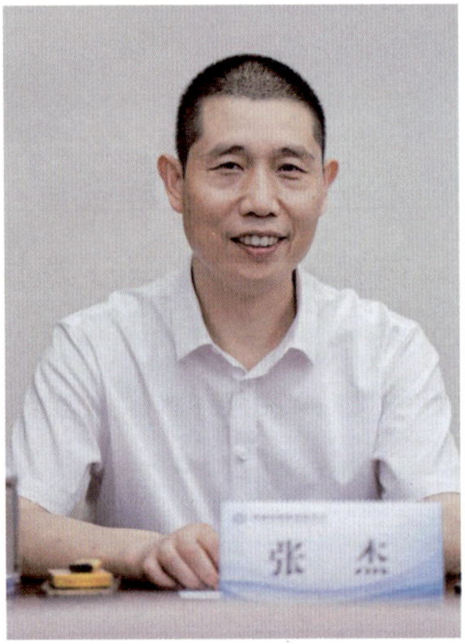

张杰，现就职于中国中医科学院中医药科技合作中心，负责中医药科技成果转化工作；担任国家中医药管理局人才交流中心和中国中医科学院中医药科技合作中心科技成果评价联合办公室常务副主任；中国中医药信息学会中医药产业创新发展分会副秘书长；一级美术师（美术类正高级职称）；北京市东城区美术家协会会员；北京湖社画会会员。自幼研习书画艺术至今40年，得多位名师教导，师从国家文史馆馆员、北京东城区美术家协会原主席张广志先生，擅长水墨写意山水、中药植物插图创作；作品曾入选中国廉政书画展并获奖，入选中央及国家机关庆祝新中国成立75周年书画艺术展，入选中国中医科学院庆祝新中国成立75周年书画艺术展并获二等奖；2017年曾在北京琉璃厂一得阁美术馆举办“春归丹青 国画五人作品展”。

序一

1958年10月，毛泽东主席在对卫生部的报告中批示："中国医药学是一个伟大的宝库，应当努力发掘，加以提高。"中医药是中华民族原创的医药科学，具有为中华儿女的健康保驾护航数千年的实践历史，也对世界文明进步做出了巨大贡献。习近平总书记指出："要着力推动中医药振兴发展，坚持中西医并重，推动中医药和西医药相互补充、协调发展，努力实现中医药健康养生文化的创造性转化、创新性发展。"从国家战略高度对中医药发展进行全面部署，为推动中医药振兴发展指明了方向、提供了遵循。2023年中央农村工作会议提到，要树立大农业观、大食物观，农林牧渔并举，构建多元化食物供给体系。2023年中央一号文件提出要树立大食物观，2024年进一步提出要树立大农业观、大食物观，多渠道拓展食物来源，探索构建大食物监测统计体系。2024年8月30日，国务院总理李强在国务院常务会议上部署落实"大食物观"相关工作，强调要构建多元化的食物供给体系。药食同源中药的开发与利用，顺应了人们从"吃得饱"到"吃得健康"的消费升级趋势，也契合了"大食物观"的核心理念和目标。

2015年，屠呦呦因发现青蒿素获得诺贝尔生理学或医学奖，这一成果不仅是中医药学的重大突破，也引发了国际社会对中医药的高度关注。这充分说明了中医药学的科学价值和国际认可度，体现了中医药学的科技创新驱动能力，也是对广大中医药工作者的激励。这为药食同源理念的传播提供了更广阔的平台，也促使我们深入挖掘中医药的现代价值。

《道地药食同源106味》的主编郭秋岩博士，也是我的菏泽小老乡，提到菏泽，大家首先想到的文化名片便是牡丹。唐代诗人刘禹锡曾描述："唯有牡丹真国色，花开时节动京城。"牡丹不仅象征富贵吉祥，也是兼具药用、观赏及文化价值的传统植物，其根皮（丹皮）入药，含丹皮酚等成分，具有清热凉血、活血散瘀的功效。郭秋岩博士，自2013年开始专注药食同源中药的机制研究与应用开发，经过多年的系统培训，具有良好的科研素养；入职诺贝尔奖获得者屠呦呦研究员团队后，在青蒿素精神的指导下，以线上、线下结合的形式，依托岐黄论坛、首都科学讲堂、屠呦呦班等平台积极开展弘扬科学家精神的宣讲，受众超过600万人次。

"药食同源"理念源于古代，如《黄帝内经》记载，"空腹食之为食物，患者食之为药物"，体现了古人对食物与药物关系的初步认知。《神农本草经》收录的365种药物中，有59种是食物，其中36种已纳入既是食品又是药品的物品名单。东汉张仲景在《伤寒杂病论》中，更是将食物与药物巧妙结合，创制出如当归生姜羊肉汤等食疗方剂，使药食同源理论在实践中得到丰富和完善。药食同源的核心在于"同源"，即食物与药物均源自自然界，都具有调理机体、防治疾病的功能。郭秋岩博士积极参与科普工作，本书是她和对中医药感兴趣的专家、教授等朋友们共同编撰的，本书对截至目前国家卫生健康委员会公布的《按照传统既是食品又是中药材的物质目录》106种药食同源中药，进行了全面、系统的总结，难得的是以图文并茂的形式、老少皆宜的语言深入浅出地呈现。在人口老龄化的时代背景下，在“大食物观”的指导下，本书折射出数字时代个体对生命质量的深度思考，开卷有益，相信对本书的阅读有助于满足不同年龄段人群对健康的追求。

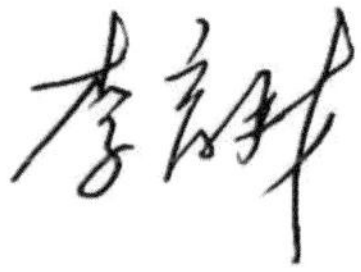

2024 年 7 月 17 日

曾任国家林业局副局长、党组副书记（副部长级），教授级高级工程师，第十一届全国政协委员，享受国务院政府特殊津贴。长期担任中国油用牡丹专家委员会主任，主导天然林保护、退耕还林等国家重大生态工程，创新推动油用牡丹生态扶贫产业化；出版《中国油用牡丹研究》《中国天然林保护工程》等专著 10 余部，发表论文 30 余篇，聚焦林业生态工程与低碳经济；构建外来有害生物防控体系，牵头国际防沙治沙合作，推广中国生态治理方案。

序二

中共中央办公厅、国务院办公厅印发的《关于新时代进一步加强科学技术普及工作的意见》明确提出："以习近平新时代中国特色社会主义思想为指导，坚持把科学普及放在与科技创新同等重要的位置"。中医药是中华民族的瑰宝，历史悠久，文化底蕴深厚，对于华夏文明和世界医药科学的发展具有深远的历史意义和重要的现实意义。从现实看，大力加强中医药科学价值的研究、宣传、推广、普及和使用，对于进一步促进中医药发展，丰富中医药文化内涵，促进中医药现代化、科学化、国际化发展，功在当代，利在千秋。郭秋岩同志主编的《道地药食同源106味》正是新时代尝试和践行的产物。

"药食同源"是近年来中医界学者根据历史经验和相关理论提出的新概念，由20世纪30年代出现的"医食同源"概念延伸而来。国家卫生健康委办公厅发布的《按照传统既是食品又是中药材的物质目录管理规定》，即"药食两用"管理办法颁布后，"药食同源"作为专业的学术名词被广泛使用并成为流行用语。虽专业名词出现于现代，但药、食互用现象贯穿整个中医发展史乃至中华文明史，《周礼》《黄帝内经》等典籍均有记载，食物的养生医疗功效与食物的果腹充饥功能同样重要。我国药食同源中药资源丰富，具有悠久的使用历史和完善的理论体系。2017年7月1日颁布的《中华人民共和国中医药法》，为中医药的发展提供了有力的法律支持和政策保障。《健康中国行动

（2019—2030年）》和《“十四五”中医药发展规划》等政策文件均明确提出以保健食品、特殊医学用途配方食品、功能性化妆品、日化产品等为重点，研发中医药健康产品。在此战略背景下，作为中医药的重要组成部分——药食同源，也迎来了高速发展的新契机。

中国中医科学院青蒿素研究中心副研究员郭秋岩，入选2024年北京市科协青年托举人才项目，是北京市科学家精神宣讲团成员之一，积极开展中医药科普工作。本书围绕截至2024年国家卫生健康委员会公布的《按照传统既是食品又是中药材的物质目录》中的106种道地药食同源中药，系统梳理古籍记载及现代研究成果，以图文并茂的形式全方位、多维度地呈现。本书不仅适用于教学、科研、药膳等大健康产品研发，也适合兴趣驱动的读者阅读。本书内容丰富，资料翔实，表达清晰，在人口老龄化的时代背景下，有助于加快药食同源中药的开发与利用，促进药食同源产业的健康发展，助推中医药现代化与国际化，并促进健康中国战略的实施。

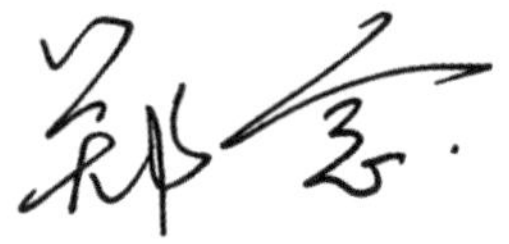

2024年10月22日

中国科普研究所研究员，中国科普研究所原副所长，人民智库特邀研究员，国家灾害防御协会专家，享受国务院政府特殊津贴，中国科普作家协会科普教育专业委员会副主任。编辑、出版论著（专、合）30余部，发表学术论文100余篇。主要研究领域为科技教育、科普评估理论、科学素养、反伪破迷等。

前言

习近平总书记强调："深入发掘中医药宝库中的精华，充分发挥中医药的独特优势，推进中医药现代化，推动中医药走向世界，切实把中医药这一祖先留给我们的宝贵财富继承好、发展好、利用好，在建设健康中国、实现中国梦的伟大征程中谱写新的篇章。"

2016年，中共中央、国务院印发的《"健康中国2030"规划纲要》明确提出"坚持预防为主""实施中医治未病健康工程"的要求。"主动健康"是我国在这一时代背景下提出的具有中国特色的解决方案，2017年被纳入《"十三五"卫生与健康科技创新专项规划》我国未来新型健康促进体系。2018年开始，国家重点研发计划启动实施了"主动健康和老龄化科技应对"重点专项，以主动健康理念为指导，围绕主动健康与老龄化基础研究、关键技术和产品研发，以及服务科技示范与应用推广开展专项研究，为加快培育新型健康产业提供了积极的科技支撑。

药食同源中药是人类在长期生产和生活实践中逐渐发现的一类兼具药食两用特点的中药资源，是健康中国建设和大健康产业发展的重要物质基础。《健康中国行动（2019—2030年）》和《"十四五"中医药发展规划》等政策文件均明确提出以保健食品、特殊医学用途配方食品、功能性化妆品、日化产品等为重点，研发中医药健康产品。在此战略背景下，药食同源的中药资源受到了前所未有的关注。自

2020年抗击新型冠状病毒感染疫情以来，中医药在这次抗疫斗争中取得的成绩有目共睹，民众对于中医药的热情比之前任何时候都要高昂。从以中药汤剂、中成药为代表的中药治疗，到针刺、艾灸、八段锦、中药香囊、药膳等众多中医药预防、治疗、康复手段，尽展中医药的风采。

随着我国人口老龄化的加剧和大健康理念的回归，预防和早期干预等中医“治未病”思想开始引起人们的重视，“寓治于养”成为共识。鉴于此，本书对国家卫生健康委四批发布的共106种药食同源类物质进行全面诠释，按照主要功效分为解表药、清热药等十八章。难能可贵的是，本书对每种药食同源物质进行系统化梳理，详细介绍了古今所载的各种信息，包括种属、名称、性味归经、功效、主治、用法用量、化学成分、现代药理作用、药用部位、道地产区、常见配伍、药膳及古籍记载，并附有手绘插图，以图文并茂的形式充分展现药食同源的魅力。无论是中医药领域的专业人士，还是普通民众均开卷有益，本书的出版将有助于深化民众对药食同源物质的理解并将其合理应用，助力国民主动健康，推动健康中国建设！

目录

四、祛风湿药

五、化湿药

六、利水渗湿药

七、温里药

八、理气药

九、消食药

十、驱虫药

十一、止血药

十二、活血化瘀药

十七、收涩药

十八、其他

一、解表药

发散风寒药

紫苏叶

科属 唇形科。

中药学名 紫苏[1—3]。别名：赤苏、白苏、香苏、苏叶等。

性味归经 辛，温。归肺、脾、胃经。

功效 解表散寒，行气和胃。

主治 风寒感冒，咳嗽呕恶，脾胃气滞，妊娠呕吐，鱼蟹中毒。

用法用量 煎服，5～10g，不宜久煎。

化学成分 含挥发油，包括紫苏醛、紫苏酮和丁香油酚等。

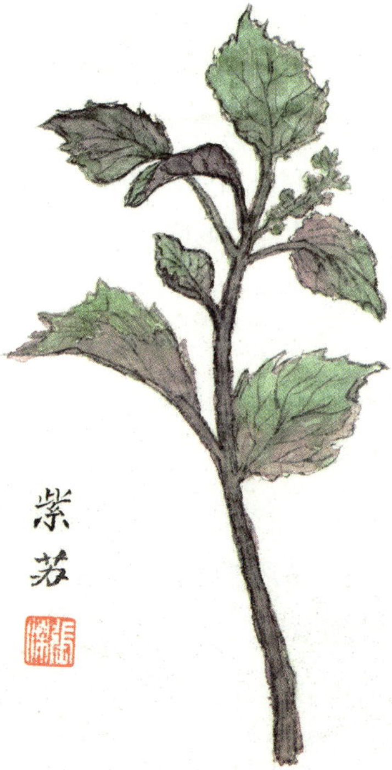

现代药理作用 紫苏叶煎剂有缓和解热作用，能促进消化液分泌、增进胃肠蠕动，缓解支气管痉挛。本品水煎剂对大肠杆菌、痢疾杆菌、葡萄球菌均有抑制作用。此外，本品能缩短血凝时间、血浆复钙时间和凝血活酶时间。紫苏油可使血糖升高。

药用部位 叶（或带嫩枝）。

道地产区 道地药材以叶完整、色紫、香气浓者为佳。主产于湖北、湖南、河南、四川、江苏、广西、广东、浙江、河北、山西等地，以湖北、湖南、河南、四川、江苏等地产量大，广西、广东、湖北、湖南、河北等地所产者品质佳。

常见配伍

1. 紫苏配伍藿香

二药都能解表散寒，理气和中。紫苏长于行气宽中，藿香长于化湿和中，二药配伍，有解表散寒、理气化湿和中之功，用于治疗外感风寒、内伤湿滞所致的恶寒发热、腹痛吐泻。

2. 紫苏配伍蝉蜕

紫苏发散风寒，行气宽中；蝉蜕轻浮升散，疏散风热，利咽透疹。二药配伍，药性平和，能祛风解表，用于治疗外感表证轻者。

3. 紫苏配伍杏仁

紫苏善于解表散寒，兼能宣肺化痰；杏仁善于降气止咳平喘。二药配伍，外能解表散寒以出微汗，内能调畅肺气以化痰止咳，用于治疗风寒或凉燥犯肺所致的恶寒头痛、咳嗽痰稀、气促鼻塞。

药膳[280]

紫苏姜枣水

材料：鲜紫苏叶10g，生姜3片，红枣15g。

制作：将生姜、紫苏叶洗净、切成细丝，红枣掰开，以沸水冲泡，加盖，闷10分钟。代茶饮用，趁热服食。

功效：疏风散寒，理气和胃。

古籍记载

《名医别录》：主下气，除寒中。

《本草图经》：通心经，益脾胃。

《本草要略》：紫苏，性热能散上膈及在表寒邪，以其性轻浮也。东垣言其下气者，由其性热而散，为能散气故耳。

《本草汇言》：如伤风伤寒，头疼骨痛，恶寒发热，肢节不利，或脚气、疝气，邪在表者，苏叶可以散邪而解表。气郁结而中满痞满，胸膈不利，或胎气上逼，腹胁胀痛者，苏梗可以顺气而宽中。设或上气喘逆，苏子可以定喘而下气；痰火奔迫，苏子可以降火而清痰。三者所用不同，法当详之。紫苏，散寒气，清肺气，宽中气，安胎气，下结气，化痰气，乃治气之神药也。盖苏者疏也，舒畅松苏之谓也。

《滇南本草》：发汗，解伤风头痛，定吼喘，消痰。

《本草纲目》：解肌发表，散风寒，行气宽中，消痰利肺，和血，温中，止痛，定喘，安胎，解鱼蟹毒，治蛇犬伤。

用药禁忌 肺虚咳喘者禁服；紫苏不宜久煮或久泡。

生 姜

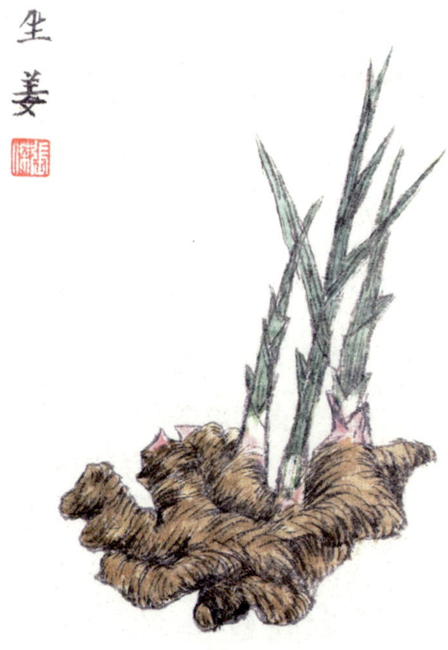

科属 姜科。

中药学名 生姜[4—6]。别名：姜根、百辣云、鲜生姜、蜜炙姜、生姜汁、姜。

性味归经 辛，微温。归肺、脾、胃经。

功效 解表散寒，温中止呕，化痰止咳，解鱼蟹毒。

主治 风寒感冒，胃寒呕吐，寒痰咳嗽，鱼蟹中毒。

用法用量 煎服，3 ～ 10g。

化学成分 含挥发油，如姜醇、姜烯、水芹烯等，还含有氨基酸、姜辣素、维生素和矿物质等。

现代药理作用 生姜能促进消化液分泌，保护胃黏膜，具有抗溃疡、保肝、利胆、抗炎、解热、抗菌、镇痛、镇吐的作用。其醇提取物能兴奋血管运动中枢、呼吸中枢、心脏。正常人咀嚼生姜，可使血压升高。生姜水浸液对伤寒杆菌、霍乱弧菌、堇色毛癣菌、阴道滴虫等均有不同程度的抑杀作用，并有防止血吸虫卵孵化及杀灭血吸虫的作用。

药用部位 新鲜根茎。

道地产区 主产于四川、贵州、湖北、广东、广西等地。四川省乐山市犍为县自古以来就是我国药用生姜的道地产区，具有1700多年的种植历史，这里生产的白姜可药食两用。

常见配伍

1. 生姜配伍桂枝

桂枝味辛、甘，性温，解肌祛寒，温经通阳；生姜味辛，微温，也具有发汗解表之功。二者相须合用，以加强发汗作用，桂枝与生姜又均可走里，以生姜温胃散寒、蠲除水饮为主，以桂枝温通阳气、化湿利水为辅，配伍使用有较佳的温散胃中寒饮之功。

2. 生姜配伍竹茹

生姜温中化饮以止呕，竹茹清热和胃降逆而止呕，二药合用，和胃止呕，调中降逆，治疗寒热互结、胃气上逆之呕吐不止，使寒热解、胃气降则呕吐自止。

3. 生姜配伍大枣

生姜发汗解表散寒而和胃，大枣益气和中以补脾。二者配伍，有养脾胃、调和营卫之功。

药膳[280]

1. 子姜大葱炒黑鱼片

材料：子姜（嫩生姜）1块，大葱2根，黑鱼脊肉250g，鲜紫苏叶2～3片，酱油、糖、料酒、生粉、芝麻油各适量。

制作：将黑鱼脊肉洗净，切片，用酱油、糖、料酒、生粉、芝麻油拌匀。子姜去皮，洗净，切片。大葱洗净，切段。鲜紫苏叶洗净，切丝。油锅烧热，先用大葱炝锅，倒入生鱼片、子姜片，翻炒至刚熟，加入紫苏，加蚝油调味，即可出锅。

功效：解表通阳，温胃理气，胃口欠佳时可食用。

2. 老生姜煮鸡蛋

材料：老生姜40g，土鸡蛋1枚，白砂糖20g。

制作：将老生姜洗净、切碎，放入砂锅，加水 300mL，煮开后熬 5 分钟，将土鸡蛋破壳打入锅内、煮熟，再加入白砂糖。早上空腹服用，吃姜、蛋，喝汤，30 日为 1 个疗程。最好是冬季服用。

功效：治眩晕。

古籍记载

《本草经疏》：生姜所禀，与干姜性气无殊，第消痰、止呕、出汗、散风、祛寒、止泄、疏肝、导滞，则功优于干姜。

用药禁忌 孕妇慎用；阴虚火旺、目赤内热、痈肿疮疖、肺结核、胃溃疡、胆囊炎、肾盂肾炎、痔疮、肺炎、肺脓肿等患者不宜久服。

香 薷

科属 唇形科。

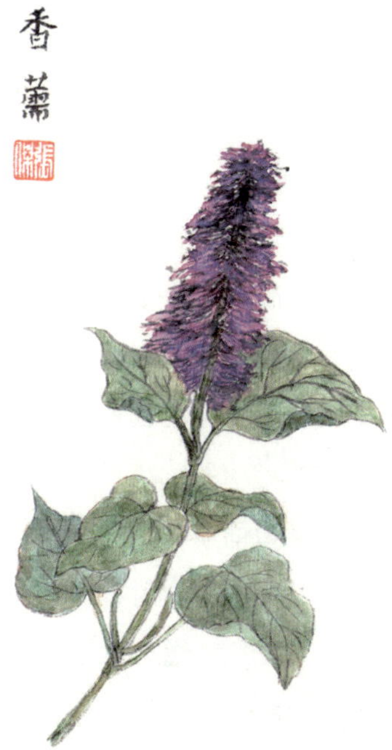

中药学名 香薷[7—9]。别名：青香薷、华荠苧、小叶香薷、香茸、香菜、香草、石艾。

性味归经 辛，微温。归肺、脾、胃经。

功效 发汗解表，化湿和中，利水消肿。

主治 外感风寒，内伤暑湿，恶寒发热，头痛无汗，腹痛吐泻，水肿，小便不利，脚气浮肿。

用法用量 煎服，3 ～ 10g。用于发表，用量不宜过大，且不宜久煎；用于利水消肿，用量宜稍大，且需浓煎。

化学成分 含挥发油，主要成分有麝香草酚、香荆芥酚等，还含有黄酮类等成分。

现代药理作用 香薷所含的挥发油有发汗解热作用，能刺激消化腺分泌及促进胃肠蠕动。挥发油对金黄色葡萄球菌、伤寒杆菌、脑膜炎双球菌等有较强的抑制作用。海州香薷的水煎剂有抗病毒的作用。此外，香薷酊剂能刺激肾血管而使肾小球充血、滤过性增大，因而有利尿作用。

药用部位 地上部分。

道地产区 主产于江西、广西、湖南、四川、安徽、浙江、江苏、湖北、广东、福建、山东等地，以江西产量最大。

常见配伍

1. 香薷配伍白术

香薷辛散温通，外能发汗，散肌表水湿，又能宣肺气启上源，通畅水道，利尿退肿；白术善于补气健脾，燥湿利水。二者配伍，标本兼顾，利水消肿，常用于治疗水湿泛溢之通身水肿等症。

2. 香薷配伍杏仁

香薷善于发汗解表，化湿和中；杏仁偏于肃肺理气除湿。二者配伍，既能发散表邪，又能降肺气、和胃、理气，常用于治疗夏月外感寒湿所致的恶寒发热、无汗咳嗽等症。

3. 香薷配伍金银花、连翘

香薷辛温发汗解表，化湿和中；金银花、连翘辛凉透表，清泄郁热。三药配伍，寒温相制为用，有辛凉透热之功，常用于治疗暑月外感寒湿、郁而化热，或外感暑热所致的发热恶寒、无汗头痛、心烦口渴、脉浮数等症。

药膳[280]

1. 香薷薄荷茶

材料：香薷、薄荷、淡竹叶各5g，车前草10g。

制作：水煎，代茶饮。

功效：清热除烦，利尿清心，用于治疗心烦尿赤、口干口苦等症。

2. 香薷茶

材料：香薷10g，厚朴5g，白扁豆5g。

制作：水煎，代茶饮。

功效：祛暑解表，化湿和中，主治暑湿感冒。

古籍记载

《本草衍义补遗》：香薷有彻上彻下之功，治水甚捷。肺得之则清化行而热自下。又大叶香薷治伤暑，利小便。浓煎汁成膏，为丸服之，以治水胀病，效。

《本草汇言》：香薷，和脾治水之药。

用药禁忌 体弱外感、火热偏盛者忌用。

白 芷

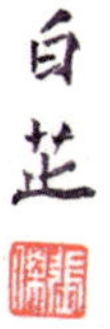

科属 伞形科。

中药学名 白芷[10—12]。别名：䔼、芷、芳香、苻蓠、泽芬、白茝、香白芷等。

性味归经 辛，温。归肺、胃、大肠经。

功效 解表散寒，祛风止痛，宣通鼻窍，燥湿止带，消肿排脓。

主治 感冒头痛，眉棱骨痛，风湿痹痛，鼻鼽，鼻渊，鼻塞流涕，牙痛，带下，疮痈肿毒。

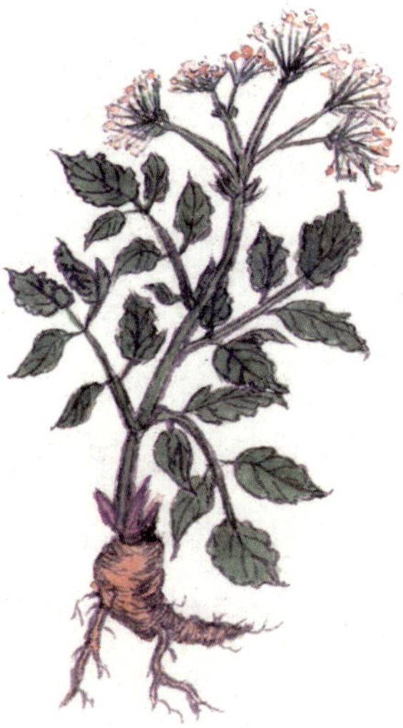

用法用量 煎服，3 ～ 10g。外用适量。

化学成分 主要含香豆素类成分：欧前胡素，异欧前胡素，别欧前胡素，别异欧前胡素，氧化前胡素，水合氧化前胡素等。本品还含挥发油及白芷毒素、花椒毒素、甾醇、硬脂酸等。

现代药理作用 白芷有解热、抗炎、镇痛、解痉、抗癌以及对抗蛇毒所致的中枢神经系统抑制的作用，其水煎剂对大肠杆菌、痢疾杆菌、伤寒杆菌、绿脓杆菌、变形杆菌有一定抑制作用；其水浸剂对奥杜盎氏小芽孢癣菌等致病真菌有一定抑制作用；异欧前胡素等成分有降血压的作用。呋喃香豆素类化合物为光活性物质，可用于治疗白癜风及银屑病。少量白芷毒素有兴奋中枢神经、升高血压的作用，并能引起流涎、呕吐；大量摄入能引起强直性痉挛，继而全身麻痹。

药用部位 根。

道地产区 目前主流的产区为浙江、四川、安徽、河北等地，就气候而言，四川遂宁是最适合白芷生长的地方。普遍认为四川产的白芷质量最佳，安徽亳州次之。

常见配伍

1. 白芷配伍防风

二者相须为用，祛风止痛力强，可用于治疗外感风寒所致的头痛、鼻塞等症，如九味羌活汤。

2. 白芷配伍细辛

细辛芳香气浓，性善走窜；白芷辛散香燥，善通九窍。二药相合，有较好的祛风、散寒、止痛作用，常用于治疗风寒头痛、鼻渊头痛和眉棱骨痛，以及风冷牙痛等症。

3. 白芷配伍苍耳子

苍耳子具有祛风除湿、通窍止痛的功效，可用于治疗风湿痹痛、鼻塞流涕等症。白芷配伍苍耳子一般不会出现药物相互作用，还可以增强药效。

药膳[280]

1. 芎芷鱼头汤

材料：川芎3g，白芷5g，薏苡仁15g，土茯苓15g，陈皮半瓣，生姜2片，葱白3根，大鱼头半个（约300g）。

制作：取川芎、白芷、薏苡仁、土茯苓、陈皮、生姜、大鱼头煲汤，临末投葱白，即可。顿服。

功效：祛风利湿消肿，治口眼歪斜。用于面瘫、面肿偏于风寒，或长期使用激素显现湿困征象者，但不适合风热或肝火盛者。

2. 白芷当归鲤鱼汤

材料：白芷15g，黄芪12g，当归、枸杞子各8g，红枣4枚，鲤鱼1条，生姜3片。

制作：将各药材洗净，稍浸泡，红枣去核。鲤鱼宰杀、洗净，去肠杂，放入油锅用慢火煎至微黄。将鲤鱼、药材与生姜一起放进瓦煲里，加入清水2000mL（约8碗），武火煲沸后，改为文火煲约一个半小时，调入适量食盐便可。

功效：通经活血，滋补肝肾。

古籍记载

《神农本草经》：主女人漏下赤白，血闭阴肿，寒热，风头（头风）侵目泪出，长肌肤，润泽。

《本草经疏》：呕吐因于火者禁用。漏下赤白阴虚火炽血热所致者勿用。痈疽已溃，宜渐减去。

用药禁忌　阴虚血热者忌用。

发散风热药

薄　荷

科属　唇形科。

中药学名　薄荷[13—15]。别名：野薄荷、夜息香等。

性味归经　辛，凉。归肺、肝经。

功效　疏散风热，清利头目，利咽，透疹，疏肝行气。

主治　风热感冒，温病初起，风热上攻，头痛眩晕，目赤多泪，喉痹，咽喉肿痛，口舌生疮，麻疹不透，风疹瘙痒，肝郁气滞，胸胁胀闷。

用法用量　煎服，3～6g，宜后下。薄荷叶长于发汗解表，薄荷梗偏于理气和中。

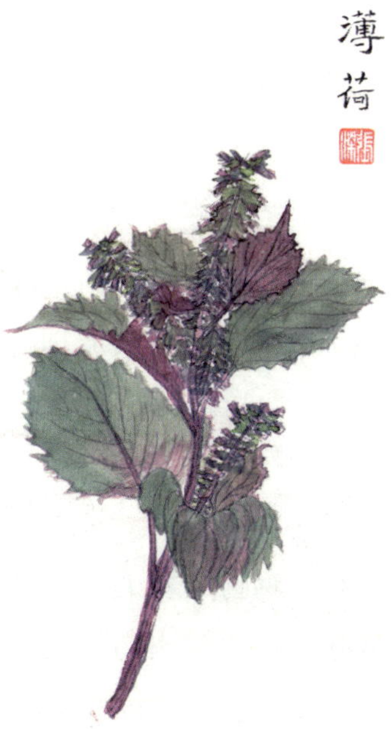

化学成分　含挥发油，如薄荷脑、薄荷酮、异薄荷酮、胡薄荷酮、α-蒎烯、柠檬烯等。

现代药理作用　薄荷油内服通过兴奋中枢神经系统，使皮肤毛细血管扩张，促进汗腺分泌，增加散热，起到发汗解热的作用。薄荷油能抑制胃肠平滑肌收缩，能对抗乙酰胆碱而呈现解痉作用。薄荷醇有利胆作用。薄荷油外用，能刺激神经末梢的冷感受器而产生冷感，并反射性地造成深部组织血管的变化而起到消炎、止痛、止痒、局部麻醉和抗刺激的作用。此外，本品还有祛痰、止咳、抗着床、抗早孕、抗病原微生物等作用。

药用部位　地上部分或根。

道地产区　主产于江苏太仓、南通等周边地区，所产薄荷被称为“苏薄荷”。

常见配伍

1. 薄荷配伍金银花、连翘

三者都是轻清宣透的药品，都可以疏散风热，薄荷长于疏散透邪，金银花、连翘擅长清热解毒。三药配伍，具有疏散风热、清热解毒的功效，用于治疗外感风热或温病初起所致的头痛、发热、怕冷、怕风、口渴、咽痛等症。

2. 薄荷配伍菊花

二者都能疏散风热、清利头目，薄荷又能疏肝行气，菊花可以清肝明目。二药配伍，疏散头面部郁热的功效更加显著，用于治疗外感风热或肝火上炎所致的头痛头晕、眼睛发红、肿痛等症。

3. 薄荷配伍柴胡

薄荷能疏散风热，疏肝行气；柴胡能疏散风热，疏肝解郁。二药合用，可增强透散表热邪气、疏肝理气的功效，用于治疗外感风热邪气所引起的发热、怕冷、无汗，以及肝气郁结所致的胸胁胀满疼痛、乳房疼痛等症。

药膳[280]

薄荷鸡丝

材料：鸡胸肉150g，薄荷梗150g。

制作：将鸡胸肉切成细丝，加蛋清、淀粉、精盐拌匀待用。薄荷梗洗净，切成同样长的段。将拌好的鸡肉丝倒入五成热的油锅中，过油。另起锅，加底油，下葱、姜末，加料酒、薄荷梗、鸡肉丝、盐、味精略炒，淋上花椒油即可。

功效：药食两用，清热解暑。

古籍记载

《本草经解》：气温，味辛，无毒。主贼风伤寒发汗，恶气心腹胀满，霍乱，宿食不消，下气。煮汁服，亦堪生食。薄荷气温，禀天春升之木气，入足厥阴肝经；味辛无毒，得地西方之金味，入手太阴肺经。气味俱升，阳也。伤寒有五，中风、伤寒、湿温、热病、温病是也。贼风伤寒者，中风也。风伤于卫，所以宜辛温之味以发汗也。恶气心腹胀满，盖胀之恶气必从肝而来。薄荷入肝，温能行，辛能散，则恶气消而胀满平也。太阴不治，则挥霍扰乱；薄荷辛润肺，肺气调而霍乱愈矣。饮食入胃，散精于肝，肝不散精，则食不消；薄荷入肝辛散，宿食自消也。肺主气，薄荷味辛润肺，肺润则行下降之令，所以又能下气也。以气味芳香，故堪生食也。

《新修本草》：主贼风伤寒，发汗，恶气，心腹胀满。

《雷公炮制药性解》：味辛，性微寒，无毒，入肺经。主中风失音，下胀气，去头风，通利关节，破血止痢，清风消肿，引诸药入营卫，能发毒汗，清利六阳之会首，祛除诸热之风邪。薄荷有走表之功，宜职太阴之部，中风诸患，固其专也。而血痢之证，病在凝滞，今得辛以畅气，而结凝为之自释矣。

《本草纲目》：辛能发散，凉能清利，专于消风散热，故头痛头风、眼目、咽喉、口齿诸病、小儿惊热及瘰疬疥为要药。

用药禁忌　阴虚血燥、肝阳偏亢、表虚汗多者忌服薄荷叶。

桑　叶

科属　桑科。

中药学名　桑叶[16—19]。别名：家桑、荆桑、桑椹树、黄桑等。

性味归经　甘、苦，寒。归肺、肝经。

功效　疏散风热，清肺润燥，平抑肝阳，清肝明目。

主治　风热感冒，温病初起；肺热咳嗽，燥热咳嗽；肝阳上亢，头痛眩晕。

用法用量　煎服，5 ～ 10g。桑叶蜜炙后能增强润肺止咳的作用，故肺燥咳嗽宜用蜜炙桑叶。

化学成分 主要含黄酮类、甾醇类、多酚类、挥发油、生物碱、多糖、维生素等。

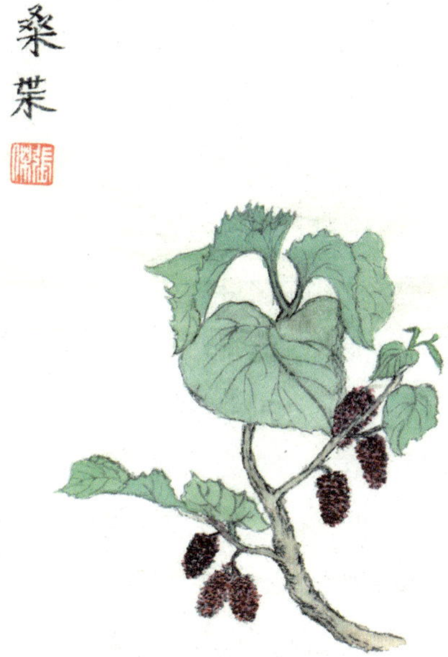

现代药理作用 鲜桑叶煎剂体外试验对金黄色葡萄球菌、乙型溶血性链球菌等多种致病菌有抑制作用。本品对多种原因引起的动物高血糖症均有降糖作用，能促进葡萄糖转化为糖原，但不影响正常动物的血糖水平，还能降低血脂水平。本品能促进人体蛋白质的合成，排出体内的胆固醇，降低血脂。

药用部位 叶。

道地产区 主产于河南、安徽、四川、湖南、河北、广东等地，其中河南、安徽产量大，亳州桑叶质量最佳。

常见配伍

1. 桑叶配伍菊花

疏风清热，清利头目，辛凉解表。治疗头痛、眩晕、目赤肿痛流泪、鼻痒流涕、耳痛流脓、咽喉肿痛、口眼歪斜，由风热上扰或肝火上炎、肝阳上亢所致者。风热上扰者，常与连翘、薄荷、金银花同用，即桑菊饮、翘荷汤。

2. 桑叶配伍桑寄生

清热，通络止痛。治疗关节痹证、身痛酸楚，不论风湿、寒湿、湿热、风热兼夹均可。又可用于治疗中风半身不遂及外感风热表证后热退邪去之身痛肢楚。亦可用于治疗过敏性紫癜。

3. 桑叶配伍桑白皮

清肺热，疏风热。治疗急性支气管炎、支气管扩张或支气管哮喘合并感染，以及肺脓肿等。凡肺热咳嗽又见表证者，如咳嗽痰黏色黄、胸闷不畅、恶风发热等，本品用之有效。

药膳[280]

百合桑叶茶

材料：百合 15g，桑叶 6g。

制作：将桑叶、百合洗净，百合去衣，与桑叶一起放入锅中，大火煮沸后转小火煎煮 15 分钟。

功效：养阴清肺，生津润燥。适合肺阴亏虚型慢性咽炎（症见咽部干痒不适、微痛、微痒、喉核肥大、潮红）患者服用。

古籍记载

《日华子本草》：利五脏，通关节，下气，煎服。除风痛、出汗，并扑损瘀血。

《本草蒙筌》：煮汤，洗眼去风泪，消水肿脚浮，下气，利关节。

《本草经疏》：桑叶，甘所以益血，寒所以凉血，甘寒相合，故下气而益阴，是以能主阴虚寒热及因内热出汗。其性兼燥，故又能除脚气水肿，利大小肠，除风。经霜则兼清肃，故又能明目而止渴。发者，血之余也，益血故又能长发，凉血故又止吐血。合痈口，罨穿掌，疗汤火，皆清凉补血之功也。

《重庆堂随笔》：桑叶，虽治盗汗，而风温暑热服之，肺气清肃，即能汗解。息内风而除头痛，止风行肠胃之泄泻，已肝热妄行之崩漏，胎前诸病，由于肝热者尤为要药。

用药禁忌　脾胃虚寒、腹泻者不宜。

菊　花

科属　菊科。

中药学名　菊花[20—22]。别名：黄花、秋菊、日精、女华、寿客、延年、隐逸花、重阳花。

性味归经　甘、苦，微寒。归肺、肝经。

功效　疏散风热，平抑肝阳，清肝明目，清热解毒。

主治　风热感冒，温病初起，肝阳上亢，头痛眩晕，目赤肿痛，眼目昏花，疮痈肿毒。

用法用量 煎服，5 ～ 10g。黄菊花偏于疏散风热，白菊花偏于平肝、清肝明目。

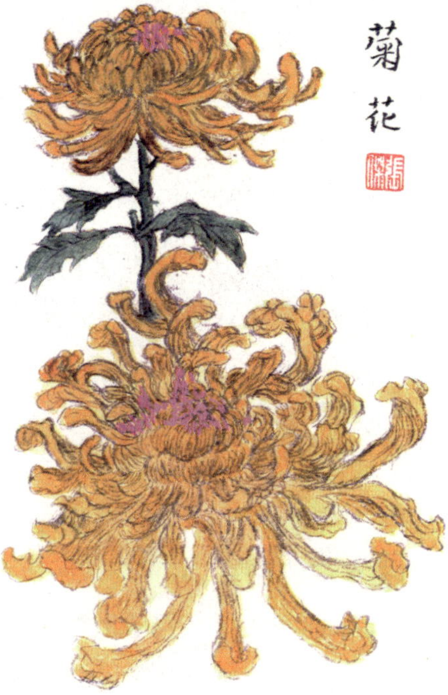

化学成分 含挥发油、黄酮类、有机酸、腺嘌呤、胆碱、水苏碱、维生素 A、维生素 B_1、维生素 E、氨基酸等。

现代药理作用 菊花水浸剂或煎剂对金黄色葡萄球菌、多种致病性杆菌及皮肤真菌均有一定抗菌作用，对流感病毒 PR3 和钩端螺旋体也有抑制作用。菊花制剂有扩张冠状动脉、增加冠状动脉血流量、降低心肌耗氧量的作用，并具有解热、抗炎、镇静、降压、缩短凝血时间的作用。

药用部位 头状花序。

道地产区 按产地和加工方法，分为亳菊、滁菊、贡菊、杭菊等，其中亳菊、滁菊品质最优。

常见配伍

1. 菊花配伍胖大海

胖大海清热润肺，利咽开音，润肠通便。菊花配伍胖大海，对慢性咽炎引起的异物感有更强的效果，对声音嘶哑也有一定的作用。

2. 菊花配伍山楂

菊花清热解毒，利咽作用强；生山楂善行气散结，化瘀滞，能化浊降脂，用于高脂血症等。用二者泡水代茶饮，有清热解毒、活血化瘀、降脂的作用。

3. 菊花配伍决明子

决明子清热明目，润肠通便，常用于治疗目赤涩痛、畏光多泪、头痛眩晕、目暗不明、大便秘结等症。菊花配伍决明子，清热解毒、通便，对老年津液不足引起的便秘有一定的疗效。

4. 菊花配伍桑叶

桑叶能散风热，清肺燥，清肝明目。菊花与桑叶配伍，能清肺热，治疗咳嗽、头晕、头痛、目赤等症，对高血压患者有辅助降压的作用。

药膳[280]

1. 菊花粳米粥

材料：菊花 10g，粳米 50g，冰糖少许。

制作：将菊花去蒂、择净，磨成碎末。将粳米煮粥，待粥煮好，加入菊花末、冰糖，再稍煮片刻即成。每日 1 剂，分 2 次服用。

功效：疏风清热，止眩。适合外感风热所致的头晕目眩者食用。

2. 菊花茶

材料：菊花 5g，金银花 5g，茶叶 5g。

制作：沸水浸泡，代茶饮，每日 1 剂。

功效：清热解毒，明目降压。

古籍记载

《神农本草经》：味苦，平。主诸风，头眩，肿痛，目欲脱，泪出，皮肤死肌，恶风湿痹，久服利血气。

《名医别录》：治腰痛无常，除胸中烦热，安肠胃，利五脉，调四肢。

《药性论》：能治热头风旋倒地，脑骨疼痛，身上诸风，令消散。

《用药心法》：去翳膜，明目。

《本草纲目拾遗》：专入阳分。治诸风头眩，解酒毒，疔肿。黄茶菊：明目祛风，搜肝气，治头晕目眩，益血润容，入血分；白茶菊，通肺气，止咳逆，清三焦郁火，疗肌热，入气分。

用药禁忌　性味寒凉，过量使用可能导致消化不良，症见脘腹胀满甚至受凉疼痛或腹寒作痛、腹泻。

葛 根

（附粉葛）

科属 豆科。

中药学名 葛根[23—25]。别名：干葛、甘葛、粉葛、葛麻茹等。

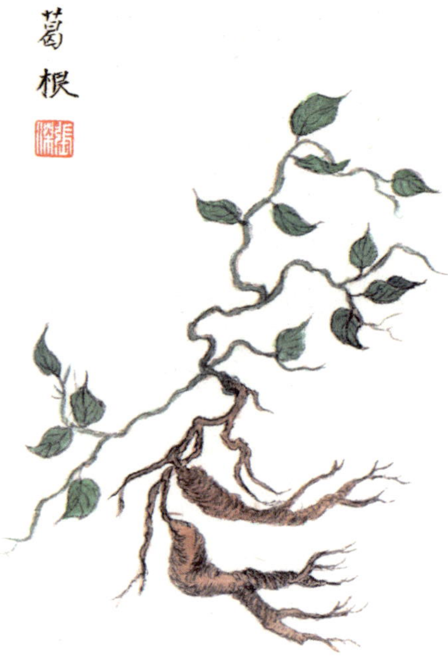

性味归经 甘、辛，凉。归脾、胃、肺经。

功效 解肌退热，生津止渴，透疹，升阳止泻，通经活络，解酒毒。

主治 外感发热头痛，项背强痛，热病口渴，消渴，麻疹不透，热泻热痢，脾虚泄泻，中风偏瘫，胸痹心痛，眩晕头痛，酒毒伤中。

用法用量 煎服，10～15g。解肌退热、生津止渴、透疹、通经活络、解酒毒宜生用，升阳止泻宜煨用。

化学成分 黄酮类成分：葛根素，大豆苷元，大豆苷，大豆苷元8–O–芹糖（1–6）葡萄糖苷等；香豆素类：6,7–二甲基香豆素，6–牻牛儿基–7，4′–二羟基香豆素等。

现代药理作用 葛根煎剂、葛根乙醇浸膏、葛根素等对实验性发热模型动物均有解热作用。葛根煎剂、醇浸剂、总黄酮、大豆苷、葛根素均能对抗垂体后叶激素引起的急性心肌缺血。葛根能扩张冠状动脉和脑血管，增加冠状动脉血流量，降低心肌耗氧量，增加氧供应；能直接扩张血管，使外周阻力下降，因而有明显的降压作用，能较好地缓解高血压患者的项紧症状。葛根素能改善微循环，提高局部微血流量，抑制血小板聚集。葛根还具有收缩或舒张内脏平滑肌、降血糖、降血脂、抗氧化等作用。

药用部位 根。

道地产区 主产于河南、湖南、浙江、四川等地。

常见配伍

1. 葛根配伍麻黄、桂枝

葛根善于缓解项背肌肉痉挛，为表证兼项背强急的要药；麻黄、桂枝有发散风寒的功效。三者合用，散寒解表，缓急止痛，多用于治疗风寒表证而见恶寒无汗、项背强痛者。

2. 葛根配伍人参、茯苓

葛根升脾胃清阳而止泻痢，人参大补元气，茯苓健脾渗湿。三者合用，益气健脾止泻，用于治疗脾虚泄泻。

3. 葛根配伍柴胡、石膏

葛根与柴胡均轻清升散而解表退热，石膏清解里热。三者配伍，解肌清热，用于治疗外感风寒、邪郁化热之发热重、恶寒轻、头痛鼻干等症。

4. 葛根配伍黄连、黄芩

葛根解表清热，升脾胃之阳而生津、止泻；黄连、黄芩清热燥湿。三者配伍，清热解表，燥湿止泻，用于治疗湿热泻痢。

药膳[280]

1. 葛根粉粥

材料：葛根粉 15g，粳米 100g。

制作：将葛根粉与粳米同煮成粥后食用。

功效：适合高血压烦躁口渴者食用。

2. 红薯首乌葛根羹

材料：红薯 150g，何首乌粉、葛根粉各适量。

制作：红薯去皮，切成小块，水煮烂。将何首乌粉、葛根粉加水调和，倒入红薯汤中。

功效：降血压，降血脂，软化血管，通便。

古籍记载

《神农本草经》：消渴，身大热，呕吐，诸痹，起阴气，解诸毒。

《名医别录》：疗伤寒中风头痛，解肌发表出汗，开腠理，疗金疮，止胁风痛。

《本草图经》：今处处有之，浙尤多。春生苗，引藤蔓长一二丈，紫色。叶颇似楸叶而青。七月著花，似豌豆花，不结实。根形如手臂，紫黑色。

《本草纲目》：葛有野生，有家种。其蔓延长，取治可作絺络，其根外紫内白，长者七八尺。其叶有三尖，如枫叶而长，面青背淡。其花成穗，累累相缀，红紫色。其荚如小黄豆荚，亦有毛。其子绿色，扁扁如盐梅子核，生嚼腥气，八九月采之。

《本草经疏》：葛根，解散阳明温病热邪要药也，故主消渴，身大热，热壅胸膈作呕吐。发散而升，风药之性也，故主诸痹。伤寒头痛兼项强腰脊痛，及遍身骨疼者，足太阳也，邪犹未入阳明，故无渴证，不宜服。

《本草汇言》：葛根，清风寒，净表邪，解肌热，止烦渴。泻胃火之药也。尝观发表散邪之药，其品亦多，如麻黄拔太阳营分之寒，桂枝解太阳卫分之风，防风、紫苏散太阳在表之风寒，藁本、羌活散太阳在表之寒湿，均称发散药也。而葛根之发散，亦入太阳，亦散风寒，又不同矣，非若麻、桂、苏、防，辛香温燥，发散而又有损中气之误也；非若藁本、羌活，发散而又有耗营血之虞也。

用药禁忌　脾胃虚寒者、表虚多汗者慎用，孕妇禁用。

附：粉葛

粉葛，为豆科植物甘葛藤的干燥根。秋冬采挖，除去外皮，稍晾干后截段或纵切两半或斜切成厚片，干燥。味甘、辛，性凉，归脾、胃经。功效及应用与葛根相同。

葛根与粉葛的主要区别在于产地和质地不同，甘葛藤主要产于长江以南地区，其根部色白呈粉性。历代主流品种主要为野葛，其根部色深，呈纤维状。

化学成分　多糖、补骨脂异黄酮、染料木素、大豆苷元、葛根素、α- 香树脂醇、β- 谷甾醇、黄豆苷等。

现代药理作用　具有解热、改善心肌缺血、抗动脉硬化、抗氧化、护肝、防治骨质疏松、降血糖、抗肿瘤等作用。

道地产区　广西、广东。

用药禁忌　寒湿偏盛者不宜食用。

淡豆豉

科属　豆科。

中药学名　淡豆豉[26—28]。别名：香豉、淡豉、大豆豉。

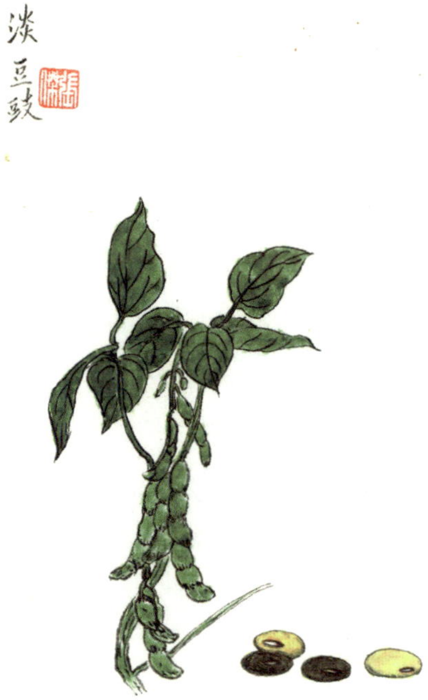

性味归经　苦、辛，凉。归肺、胃经。

功效　解表，除烦，宣发郁热。

主治　感冒，寒热头痛，热病烦躁胸闷，虚烦不眠。

用法用量　煎服，6～12g。传统认为：本品以桑叶、青蒿发酵者，多用于治疗风热感冒、热病胸中烦闷之症；以麻黄、紫苏发酵者，多用于治疗风寒感冒引起的头痛。

化学成分　主要含异黄酮类成分，如大豆苷、大豆素等，还含维生素、多糖及微量元素等。

现代药理作用　有微弱的发汗作用，并有健胃、助消化的作用。

药用部位　成熟种子的发酵加工品。

道地产区　全国大部分地区。

常见配伍

1. 淡豆豉配伍栀子

可治疗发汗吐下后，虚烦不得眠及反复颠倒，心中懊侬。

2. 淡豆豉配伍金银花、连翘

淡豆豉能疏散表邪，金银花、连翘能疏散风热。三者配伍，有疏散风热的作用，常用于治疗风热感冒，或温病初起，出现发热、恶心、头痛、口渴、咽痛等症状。

3. 淡豆豉配伍生姜

淡豆豉解表清热、和胃除烦，生姜解表散寒、温中止呕。二者配伍则温清相济，功效益彰，常用于治疗胃虚作呕以及外感余邪不尽之呕逆。

药膳[280]

1. 淡豆豉葱白炖豆腐

材料：豆腐2～4块，淡豆豉12g，葱白15g，生姜1～2片。

制作：将豆腐放入锅中，用生油略煎，然后放入淡豆豉，加清水150mL（约1碗半），煎取80～90mL，放入葱白、生姜，煮沸后即成。趁热服用，淡豆豉、生姜等可不吃。服后盖上被子，微微出汗。每日1剂，连续服用1～3日。

功效：发散风寒，清咽止咳。

2. 葱豉黄酒汤

材料：连须葱白30g，淡豆豉15g，黄酒50g。

制作：将豆豉加适量水煎煮约10分钟，放入洗净切碎的连须葱白，继续煎煮5分钟，滤出煎液，加入黄酒，趁热服用，每日2次。

功效：解表散寒。

古籍记载

《千金翼方》：主伤寒，头痛寒热，瘴气恶毒，烦躁满闷，虚劳喘吸，两脚疼冷。又杀六畜胎子诸毒。

《药性论》：主下血痢如刺者，治时疾热病发汗，又寒热风，胸中生疮者。

《本草纲目》：下气，调中。治伤寒温毒发痘、呕逆。

《本草从新》：宣，解表，除烦。苦泄肺，寒胜热。陈藏器曰：豆性平，炒熟热，煮食寒，作豉冷。发汗解肌，调中下气。治伤寒头痛，烦躁满闷，懊侬不眠，发斑呕逆，凡伤寒呕逆烦闷，宜引吐，不宜用下药以逆之。淡豉合栀子，名栀子豉汤，能吐虚烦。

用药禁忌　服用本药后不宜服用汗吐之药。胃气虚弱易恶心者慎用，胃虚易呕者慎服。

二、清热药

清热泻火药

鲜芦根

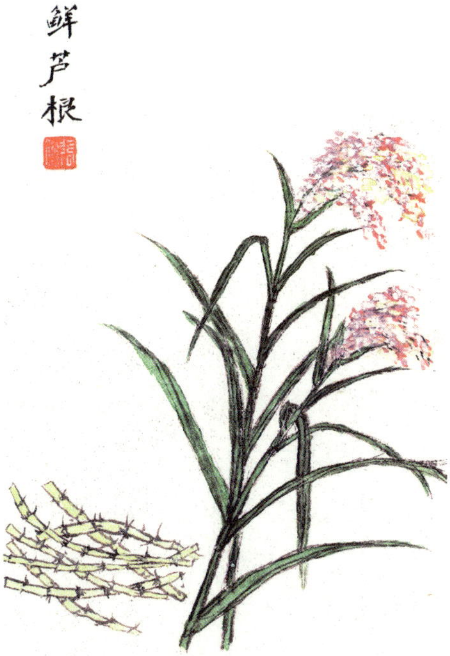

科属 禾本科。

中药学名 芦根[29—32]。别名：芦茅根、苇根、芦柴根、苇子根、芦芽根、甜梗子、芦头等。

性味归经 甘，寒。归肺、胃经。

功效 清热泻火，生津止渴，除烦，止呕，利尿。

主治 热病烦渴，肺热咳嗽，肺痈吐脓，胃热呕吐，热淋涩痛。

用法用量 煎服，15 ～ 30g；鲜品用量加倍，或捣汁服用。

化学成分 酚酸类：咖啡酸、龙胆酸等；维生素类：维生素 B_1、B_2、C 等。还含有天冬酰胺及蛋白质、脂肪、多糖等。

现代药理作用 本品有保肝作用，可通过抗氧化、保护肝细胞、抑制胶原沉积等途径抑制肝纤维化。本品还有解热、镇痛、镇静、抑制中枢神经系统、降血糖、抗氧化、雌激素样作用，对β-溶血性链球菌有抑制作用。

药用部位 根茎。

道地产区 全国大部分地区。

常见配伍

1. 芦根配伍天花粉

芦根善清解肺胃之热，天花粉善清热生津止渴。二药配伍，清热生津作用增强，用于治疗热病伤津之心烦口渴及消渴证。

2. 芦根配伍薏苡仁

芦根清透肺热，清热利尿；薏苡仁利水渗湿，清热排脓。二药配伍，增强清热消痈排脓之效，用于治疗肺痈咳吐脓痰等症。

3. 芦根配伍石膏

石膏清热泻火、除烦止渴、敛疮生肌，可用于治疗肺热咳嗽、胃火牙痛、头痛等症；芦根清热泻火、除烦止渴、敛疮生肌，可用于治疗肺热咳嗽、胃火牙痛、头痛等症。二药配伍，可增强清热泻火的作用，用于治疗温热病发热、烦渴、胃热牙痛、头痛等症。

药膳[280]

1. 薄荷芦根饮

材料：薄荷6g，芦根30g。

制作：将芦根水煎20分钟，加入薄荷，略沸后去渣，加少许冰糖即可饮服。清热散风，利咽化痰，或加青橄榄10g，白萝卜丝15g，同煎，效果更佳。

功效：治疗风热感冒。

2. 芦根麦冬饮

材料：鲜芦根30g（或干品15g），麦冬15g。

制作：沸水冲入，加盖闷泡10分钟后可饮用，其后可加开水代茶饮。

功效：生津清热，养阴润燥。适合放射治疗后口干、食欲不振、大便不畅的肿瘤患者饮用，能明显减轻癌症放疗后的副作用。对糖尿病、肺燥咯血及支气管炎，也有一定的疗效。

古籍记载

《名医别录》：芦根，味甘，寒。主消渴、客热，止小便利。

《新修本草》：疗呕逆不下食、胃中热，伤寒患者弥良。

《药性论》：能解大热，开胃。治噎哕不止。

《日华子本草》：治寒热时疾烦闷，妊孕人心热，并泻痢人渴。

《本草纲目》：温病热哕：乃伏热在胃……并泻胃热。宜芦根五两（锉）。以水三大盏，煮取二盏，去滓，温服。

《本草经疏》：芦根，味甘寒而无毒。消渴者，中焦有热，则脾胃干燥，津液不生而然也。甘能益胃和中，寒能除热降火，热解胃和，则津液流通而渴止矣。客热者，邪热也。甘寒除邪热，则客热自解。肺为水之上源，脾气散精，上归于肺，始能通调水道，下输膀胱，肾为水脏而主二便，三家有热，则小便频数，甚至不能少忍，火性急速故也。肺、肾、脾三家之热解，则小便复其常道矣。火升胃热，则反胃呕逆不下食及噎哕不止；伤寒时疾，热甚则烦闷；下多亡阴，故泻利人多渴；孕妇血不足则心热，甘寒除热安胃，亦能下气，故悉主之也。

用药禁忌　脾胃虚寒者忌服。

淡竹叶

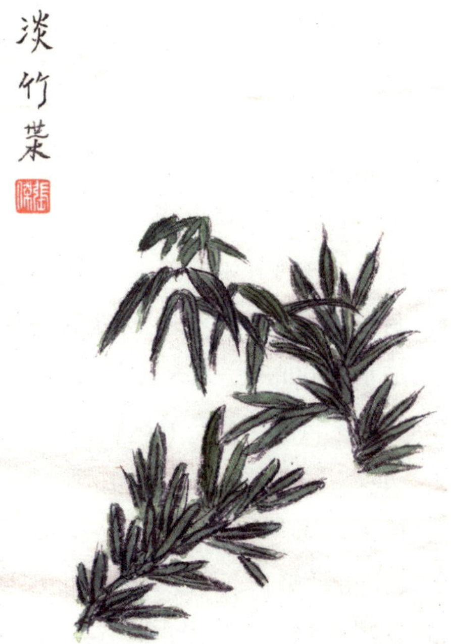

科属　禾本科。

中药学名　淡竹叶[33—36]。别名：山鸡米、竹叶卷心、竹叶门冬青、金竹叶、地竹、碎骨子。

性味归经　甘、淡，寒。归心、胃、小肠经。

功效　清热泻火，除烦止渴，利尿通淋。

主治　热病烦渴，口舌生疮，小便短赤涩痛。

用法用量　煎服，6～10g。

化学成分　主要含芦竹素、白茅素等三萜类化合物，以及β- 谷甾醇、豆甾醇、菜油甾醇、蒲公英甾醇等甾类物质。

现代药理作用 本品煎剂有利尿作用，能增加尿中氯化物的排泄；水浸膏有解热作用。淡竹叶乙醇提取物，体外实验对金黄色葡萄球菌、溶血性链球菌、绿脓杆菌、大肠杆菌等有抑制作用。此外，本品还有解热、升高血糖、抗肿瘤等作用。

药用部位 茎、叶。

道地产区 主产于浙江、安徽、湖南、四川、湖北等地，以浙江产量大、质量优。

常用配伍

1. 淡竹叶配伍芦根

淡竹叶善清心胃之火而除烦止渴，芦根善清肺胃气分实热而生津止渴。二药配伍，清热除烦止渴的作用增强。用于治疗热病津伤、心烦口渴等症。

2. 淡竹叶配伍麦冬

淡竹叶清热泻火、除烦止渴，麦冬养阴生津、润肺清心。二药配伍，共奏清心除烦、养阴生津之效，使热泻而无伤阴之弊。用于治疗温热病邪扰及心营、身热烦躁等症。

3. 淡竹叶配伍白茅根

淡竹叶清热泻火、利尿通淋，白茅根凉血止血、清热利尿。二药配伍，可增强清热利尿的功效。用于治疗尿道灼热疼痛、尿道出血、小便难排等症。

药膳[280]

淡竹叶赤小豆糯米粥

材料：淡竹叶100g，赤小豆50g，糯米100g。

制作：将淡竹叶洗净、切碎。将赤小豆、糯米淘洗干净，浸泡、涨发，下锅，加水1000mL，大火烧开后转小火熬煮，等米粒快要煮开花时加入淡竹叶熬煮成粥。日服1剂，分次服用。

功效：清热解毒，利水消肿，凉血。

古籍记载

《本草经解》：主胸中痰热，咳逆上气。淡竹叶气大寒，禀天冬寒之水气，入足少阴肾经；味甘平无毒，得地中央燥土之味，入足阳明燥金胃土。气味俱降，阴也。足少阴之脉，其支者注胸，少阴肾主五液，水泛成痰，痰滞胸中则热，其主之者，寒可清也。阳明胃气本下行，气逆而上，则熏肺而咳，竹叶寒可清胃，甘平可以下气也。

《本草经集注》：味辛，平，大寒。主胸中痰热，咳逆上气。

《滇南本草》：淡竹叶，味甘、淡，性寒。治肺热咳嗽，肺气上逆。治虚烦，发热不眠，退虚热，止烦热，煎点童便服。

《雷公炮制药性解》：味甘、淡，性平，无毒，入心、肺、胃三经。主新旧风邪之烦热，喘促气胜之上冲，疗伤寒，解虚烦，治消渴，疗喉痹，止呕吐，除咳逆。竹叶生于中半以上，故主治多在上焦，心肺胃，皆脏腑之居上者也，宜并入之。

《玉楸药解》：味甘，微寒，入足太阳膀胱经。利水祛湿，泻热除烦。淡竹叶甘寒渗利，疏通小便，清泻膀胱湿热。

用药禁忌 虚寒体质者慎用。

栀 子

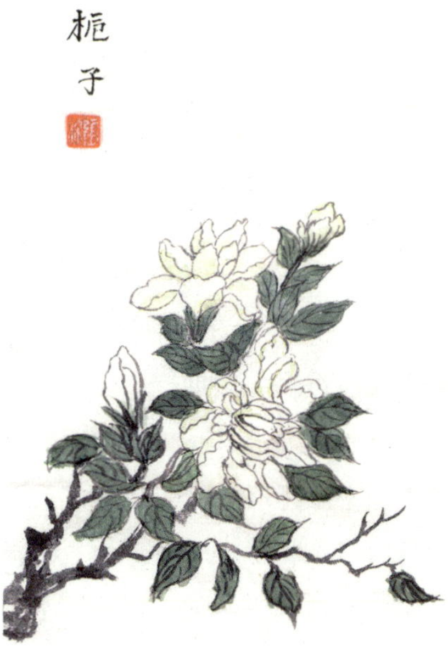

科属 茜草科。

中药学名 栀 子[37—41]。别 名：黄栀子、山栀子、大红栀、越桃。

性味归经 苦，寒。归心、肺、三焦经。

功效 泻火除烦，清热利湿，凉血解毒，外用消肿止痛。

主治 热病心烦，湿热黄疸，淋证涩痛，血热吐衄。

用量用法 煎服，6 ～ 10g。外用生品适量，研末调敷。生栀子走气分而清热泻火，焦栀子及栀子炭入血分而凉血止血。传统认为，栀子皮（果皮）偏于达表而祛肌肤之热，栀子仁（种子）偏于走里而清里热。

化学成分 主要含栀子苷、栀子素、西红花素、西红花酸、栀子花甲酸、栀子花乙酸、绿原酸等，还含挥发油、多糖、胆碱及多种微量元素。

现代药理作用 栀子提取物在体外能明显抑制甲型流感病毒等病毒的致细胞病变作用。本品有保肝利胆作用，能促进胆汁分泌及胆红素排泄，降低血液中胆红素的含量。其水煎液能降低胰淀粉酶，促进胰腺分泌，增强胰腺炎时胰腺细胞的抗病能力，显著增加肝血流量。栀子苷能增加胃黏膜的血流量，对胃黏膜损伤具有显著的保护作用。本品还具有解热、镇痛、抗菌、抗炎、镇静催眠、降血压的作用。

药用部位 成熟果实。

道地产区 江西、湖南、湖北、浙江等地。

常见配伍

1. 栀子配伍淡豆豉

栀子善清热泻火除烦，豆豉善宣散郁热除烦。二药配伍，清散郁热、除烦力强，治疗温病初起时胸中烦闷及虚烦不眠效佳。

2. 栀子配伍茵陈

栀子有泻火除烦、利湿退黄的作用，茵陈有清热利湿退黄的作用。二药配伍，清热利湿退黄力强，治疗湿热黄疸效佳。

3. 栀子配伍黄芩

栀子善清三焦火热、祛湿解毒；黄芩偏清泻上焦、中焦火热，尤善清肺中伏火，且能燥湿。二药配伍，黄芩得栀子之助，清肺中伏火之力增强，能清三焦、泻肺热。用于治疗肺热所致的发热烦渴、咳嗽痰黄，湿热黄疸、肝经郁热所致的月经过多、经期提前、胎动不安等症。

药膳[280]

1. 连柏栀子酒

材料：黄柏 90g，黄连 15g，栀子 30g，米酒 800g。

制作：将前三味研成粗末，置锅中，加米酒煎煮数百沸，过滤去渣，装瓶。每日 2 次，每次 30 ～ 50mL。

功效：清热，解毒，止血。用于治疗口舌生疮、牙龈出血等症。

2. 凉拌栀子花

材料：栀子花 500g，葱花、姜丝各适量。

制作：将栀子花去杂，洗净，焯水，捞出沥水，晾凉，撒上葱花、姜丝，浇入香油、陈醋，放食盐、味精，拌匀即可。

功效：清香鲜嫩，具有清热凉血、解毒止痢的功效。用于治疗肺热咳嗽、痈肿、肠风下血等症。

古籍记载

《神农本草经》：主五内邪气，胃中热气，面赤，酒疱皶鼻，白癞，赤癞，疮疡。

《梅师集验方》：治火丹毒，栀子，捣和水调敷之。

《千金方》：治火疮未起，栀子仁灰，麻油和封，唯厚为佳。

用药禁忌 婴幼儿、孕妇及老年人慎用，不宜多服，脾虚便溏者忌服。

决明子

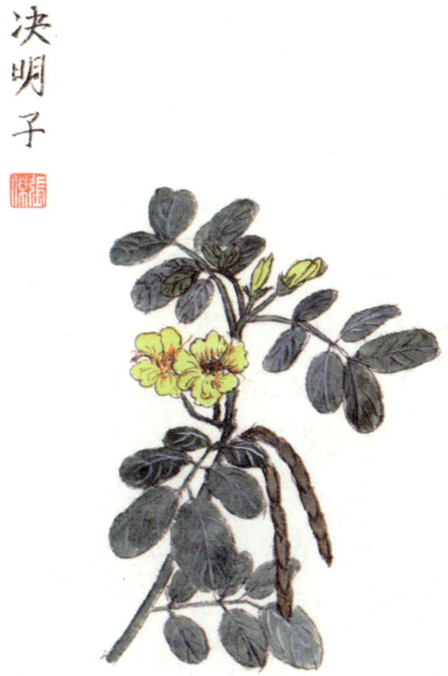

科属 豆科。

中药学名 决明子[42—45]。别名：马蹄决明、钝叶决明、假绿豆、草决明。

性味归经 甘、苦、咸，微寒。归肝、大肠经。

功效 清热明目，润肠通便。

主治 目赤涩痛，羞明多泪，目暗不明，头痛眩晕，肠燥便秘。

用法用量 煎服，9 ～ 15g。用于润肠通便，不宜久煎。

化学成分 主要含大黄酚、大黄素、大黄素甲醚、大黄酸、橙黄决明素、美决明子素等蒽醌类化合物，并含决明苷、甾醇类及硬脂酸、棕榈酸、油酸、亚油酸等。

现代药理作用　本品具有降血脂、抗动脉粥样硬化、抑菌、保肝、肾保护、抗血小板聚集、抗氧化、改善学习记忆能力等作用，其水浸出液、醇浸出液有降血压的作用；其粉、煎剂及流浸膏均有泻下和抗菌的作用。决明子水煎剂具有减肥作用，能抑制营养性肥胖大鼠体重的增加，改善胰岛素抵抗，但不影响食欲。

药用部位　成熟的种子。

道地产区　安徽、广西、四川、浙江、广东等地。

常见配伍

1. 决明子配伍石决明

石决明可平肝潜阳而明目，决明子可清肝明目，二者均可清肝补肝，石决明为介类，具潜阳作用，故二药相须为用，既可清热，又可补益肝阴而平肝阳，常用于治疗肝热头昏或肝阳上亢之视物不清、眩晕、目赤、头痛等症。

2. 决明子配伍谷精草

决明子配伍谷精草，以寒清热，且益肝肾而明目，其散风热之邪、清肝火之功增强。二者相须为用，相辅相成，标本同治，可用于治疗肝肾不足、风热上壅、视物不清、羞明流泪等症。

3. 决明子配伍枸杞子

决明子配伍枸杞子，具有清肝明目、滋补肝肾的功效，用于治疗经常用眼导致的眼睛干燥、干涩或阴虚火旺等症，同时还可以辅助降血压、降血脂、预防心脑血管疾病。

药膳[280]

1. 决明子绿茶饮

材料：决明子、绿茶各5g。

制作：将决明子用小火炒至香气溢出（不可炒糊），晾凉，与绿茶一同冲入沸水即可。脾胃虚寒、气血不足者不宜服用。

功效：清肝明目，清热解毒，润肠通便，降血压，降血脂。

2. 决明子蜂蜜饮

材料：炒决明子10～15g，蜂蜜20～30g。

制作：将炒决明子捣碎，加水300～400mL煎煮10分钟，冲入蜂蜜搅匀服用，早晚各一次。

功效：治疗前列腺增生兼习惯性便秘。

古籍记载

《神农本草经》：主青盲，目淫，肤赤，白膜，眼赤痛，泪出。久服益精光。

《本草经集注》：蓍实为之使，恶大麻子。

用药禁忌 孕妇、先兆流产者慎用，慢性肠炎、慢性腹泻者慎用，胃溃疡者不宜久服。

清热解毒药

金银花

科属 忍冬科。

中药学名 金银花[46—49]。别名：忍冬花、鹭鸶花、银花、双花、二花、金藤花、双苞花、金花、二宝花。

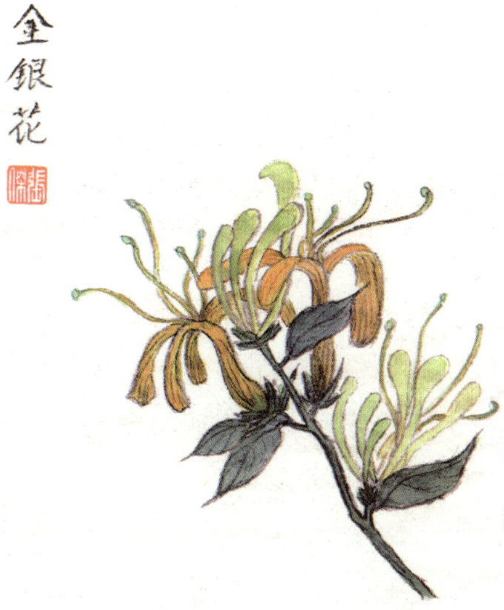

性味归经 甘，寒。归肺、心、胃经。

功效 清热解毒，疏散风热。

主治 痈肿疔疮，喉痹，丹毒，风热感冒，温病发热，热毒血痢。

用法用量 煎服，6～15g。疏散风热、清泻里热以生品为佳，炒炭宜用于热毒血痢，露剂多用于暑热烦渴。

化学成分 主要含有机酸类成分：

绿原酸、异绿原酸、咖啡酸等；黄酮类成分：木犀草素、苜蓿素、槲皮素等。本品还含挥发油、环烯醚萜苷、三萜皂苷等。

现代药理作用 本品所含绿原酸类化合物等成分对金黄色葡萄球菌、溶血性链球菌、痢疾杆菌、霍乱弧菌等多种致病菌均有抑制作用；有一定的抗流感病毒、柯萨奇病毒等作用。其水煎液、口服液和注射液有不同程度的退热作用，能明显提高小鼠腹腔巨噬细胞的吞噬百分率和吞噬指数。绿原酸类化合物有显著的利胆作用，皂苷有保肝作用。金银花炭混悬液有显著的止血作用。本品有降低胆固醇、抗生育、兴奋中枢、降血糖、增强免疫功能、抗血小板聚集、促进胃液分泌等作用。

药用部位 花蕾或初开的花。

道地产区 主产于河南、山东、河北等地，其中以河南的密银花、山东的济银花的道地性最强。

常见配伍

1. 金银花配伍连翘

金银花质体轻扬，既清气分之热，又解血分之毒，在清热之中又有轻微宣散之功；连翘轻清上浮，善清心而祛上焦诸热，且能消痈散结。二者均有清热解毒的作用，相须使用，可加强清气凉血、清热解毒以及疏通气血、消肿散结的功效。可用于治疗温病初起时身热头痛、咽痛口渴等症，常与薄荷、牛蒡子等同用，如银翘散。

2. 金银花配伍牡丹皮

金银花清热解毒，牡丹皮凉血散瘀，二者合用，有清热解毒、凉血消痈之功效，用于治疗热毒壅滞之肠痈初起、发热腹痛等症。

3. 金银花配伍当归

金银花善于清热解毒，兼能凉血；当归善于养血活血，且擅止痛。二药配伍，共奏清热解毒、凉血散瘀、通脉止痛之功，使热毒解、血脉通、肿痛消，用于治疗热毒炽盛之脱疽、痈疽发背初起、肠痈等症。

药膳[280]

1. 金银花瘦肉汤

材料：金银花 10g，猪瘦肉 150g，小白菜 60g，料酒、姜片、盐、味精、植物油各适量。

制作：将猪瘦肉洗净，切成薄片；金银花洗净；小白菜洗净，切段。炒锅置火上，入油烧至六成热，下姜片爆香，烹入料酒，加水适量，烧沸，下入猪瘦肉、金银花、小白菜煮熟。加入盐、味精，搅匀即可。

功效：健脾胃，补虚损，解热毒。适宜肠炎、痢疾、肠伤寒等症康复期患者食用。

2. 茶叶干金银花饮

材料：茶叶 2g，干金银花 1g。

制作：用沸水冲泡 6 分钟后饮用。每日饭后饮 1 杯。

功效：防治夏日疖肿。

古籍记载

《本草通玄》：主胀满下痢，消痈散毒，补虚疗风，世人但知其消毒之功，昧其胀利风虚之用，余于诸症中用之，屡屡见效。

《滇南本草》：清热，解诸疮，痈疽发背，丹流瘰疬。

用药禁忌 脾胃虚寒、气虚疮疡、阳虚者不宜；不宜久服。

山银花

科属 忍冬科。

中药学名 山银花[50—51]。别名：山花、南银花、山金银花、土忍冬、土银花。

性味归经 甘，寒。归肺、心、胃经。

功效 清热解毒，疏散风热。

主治 痈肿疔疮，喉痹，丹毒，风热感冒，温病发热。

用法用量 煎服，6 ～ 15g。

化学成分 主要化学成分有挥发

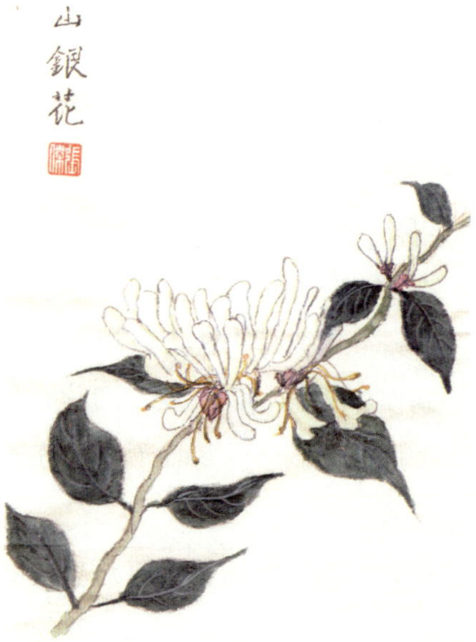

油、黄酮类化合物、有机酸类、苷类等。

现代药理作用 山银花已被证实为有效的抗炎药物，其蕾和叶片富含总酚、黄酮和绿原酸等抗氧化活性物质；多种化学成分具有抗菌、抗病毒作用，以酚酸类为主；其提取物具有较强的抗炎、保护免疫器官、缓解乙醇和四氯化碳所致的肝损伤的作用。

药用部位 花蕾或初开的花。

道地产区 主产于我国南方的湖南、四川、贵州、湖北、广西等地。其中，湖南省是山银花的主要产区。

常见配伍

1. 山银花配伍蒲公英、连翘

用于治疗外科一般的红肿热痛的疮疡肿毒。

2. 山银花配伍牛蒡子、薄荷

用于缓解外感风热引起的感冒症状。

3. 山银花配伍连翘

用于治疗温病初起、身热头痛、咽痛、口渴等症，如银翘散。

药膳[280]

1. 银花萝卜蜜

材料：山银花 10g，白萝卜 100g，蜂蜜 80g。

制作：将白萝卜去皮，洗净，切块，同山银花、蜂蜜拌匀后置碗内，隔水蒸熟。每日 1 剂，分 3 次服用。

功效：疏风润肺，化痰止咳。

2. 银花梨藕汤

材料：山银花 15g，梨 250g，藕 200g，白糖适量。

制作：将梨、藕去皮，切片备用。山银花择净，水煮取汁，加入梨、藕煮熟后，加白糖调服。每日 1 剂，分 2 次吃完，连服 10 ～ 15 日。

功效：清热解毒。

用药禁忌 婴幼儿、孕妇及老年人慎用。

山银花与金银花的区别

主要在于气味、颜色、质感的不同。

气味不同：山银花带有淡淡的清香味，味道略微发苦；金银花的清香味相对浓郁一些，且味甘。

颜色不同：山银花多为墨绿色，带有一些紫色；金银花的颜色相对较浅。

质感不同：山银花的花蕾质感相对较硬，花蕊上的茸毛较少；金银花的花蕾质感相对比较柔软，花蕊上的茸毛数量较多。

虽然山银花和金银花有一定区别，但是《中华人民共和国药典》对二者在性味与归经、功能与主治以及用法与用量方面的描述并没有太大区别。二者都能起到清热解毒、疏散风寒的作用，可在医生的指导下用于治疗痈肿疔疮、喉痹、丹毒、热毒血痢、风热感冒、温病发热等症。

蒲公英

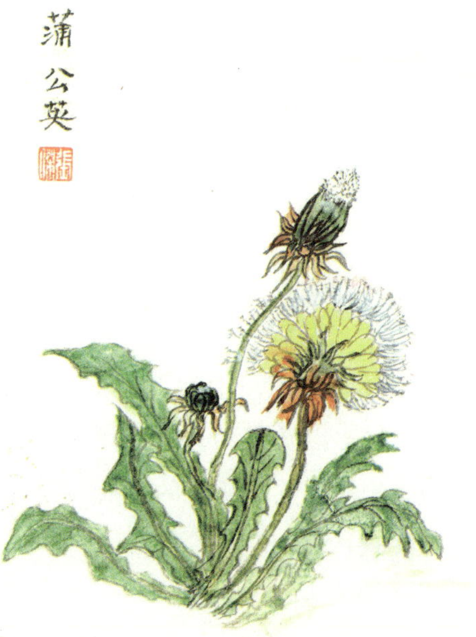

科属　菊科。

中药学名　蒲公英[52—54]。别名：黄花地丁、婆婆丁、灯笼草、地丁等。

性味归经　苦、甘，寒。归肝、胃经。

功效　清热解毒，消肿散结，利湿通淋。

主治　痈肿疔疮，乳痈，肺痈，肠痈，瘰疬，湿热黄疸，热淋涩痛。

用法用量　煎服，10～15g；外用，鲜品适量，捣敷，或煎汤熏洗患处。

化学成分　主要含黄酮类成分：芹菜素、芦丁、木犀草素等；香豆素类：七叶内酯、香豆雌酚、菊苣素等；萜类：蒲公英甾醇、伪蒲公英甾醇等；酚酸类：原儿茶酸、咖啡酸、菊苣酸等。还含有木质素、多糖、挥发油、氨基酸、色素、微量元素等。

现代药理作用 本品煎剂或浸剂，对金黄色葡萄球菌、溶血性链球菌及卡他莫拉菌有较强的抑制作用，对肺炎链球菌、脑膜炎奈瑟菌、白喉杆菌、福氏志贺菌、铜绿假单胞菌及钩端螺旋体等也有一定的抑制作用，与TMP（磺胺增效剂）合用有协同作用。蒲公英地上部分的水提取物能活化巨噬细胞，有抗肿瘤的作用。体外试验提示本品能激活机体的免疫功能。尚有抗病毒、抗肿瘤、降血糖、利胆、保肝、抗内毒素及利尿等作用。

药用部位 全草。

道地产区 全国大部分地区。

常见配伍

1. 蒲公英配伍红枣

蒲公英具有清热解毒的功效，泡水喝可以改善体质，减少血液中的毒素含量，长期喝可以预防疾病；红枣具有补血的功效。二者配伍，可以起到美容养颜的作用。

2. 蒲公英配伍丁香

丁香味辛、性温，蒲公英相对偏寒、偏凉，配伍使用具有消炎的作用，利用丁香的辛、温特性来帮助患者醒脾理气止痛。蒲公英配丁香，如果比例不同，对于慢性胃炎、胃痛等症状的疗效也不一样。因饮食偏寒凉导致不舒服时，一般丁香的量要大于蒲公英的量；如果吃热的食物导致不舒服，一般蒲公英的量要大于丁香的量。

3. 蒲公英配伍枸杞子

蒲公英和枸杞子泡水喝，可用于治疗因上火所致的咽喉肿痛、口腔溃疡、目赤肿痛，以及疮疡、疖疮等症。蒲公英和枸杞子都有很好的杀灭细菌的作用，可用于治疗因感染所致的炎症，比如口腔炎、鼻炎、胃炎、肝炎等。

药膳[280]

1. 蒲公英粥

材料：蒲公英60g（鲜品90g），金银花20g，粳米100g。

制作：将蒲公英、金银花洗净，水煎取汁，加粳米煮粥服食。每日1剂，连服3～5日。

功效：清热解毒，消肿散结。用于治疗急性乳腺炎、乳房肿痛、急性扁桃体炎、泌尿系统感染、传染性肝炎、上呼吸道感染、眼结膜炎、胆囊炎、疔毒疮痈等症。还可配合局部外敷。

2. 蒲公英猪肺汤

材料：鲜蒲公英 100g，猪肺 500g，浙贝粉 10g，调料适量。

制作：将蒲公英洗净备用；猪肺洗净切块，加清水适量，煎熟猪肺后，调味煮沸，放入蒲公英、大贝粉，再煮两沸即成。每日 1 剂。

功效：清热解毒，宣肺化痰。用于治疗肺炎、慢性支气管炎急性发作、咳嗽痰黄、黏稠难咳、小便短黄、大便秘结等症。

古籍记载

《千金翼方》：味甘，平，无毒。主妇人乳痈肿，水煮汁饮之及封之，立消。

《滇南本草》：治妇人乳结、乳痈，红肿疼痛，乳筋梗硬作肿胀，服之立效。敷诸疮肿毒、疥癞癣疮，利小便，祛风，消诸疮毒，散瘰疬结核，止小便血，治五淋癃闭，利膀胱。

《本草经疏》：味甘平，其性无毒。当是入肝入胃、解热凉血之要药。乳痈属肝经，妇人经行后，肝经主事，故主妇人乳痈肿、乳毒。

《医林纂要》：化热毒，解食毒，消肿核，疗疔毒乳痈，皆泻火安上之功。通乳汁，以形用也。固齿牙，去阳阴热也。人言一茎两花，高尺许，根下大如拳，旁有人形拱抱，捣汁酒和，治噎膈神效。

用药禁忌　阳虚外寒、脾胃虚寒者忌服。

鱼腥草

科属　三白草科。

中药学名　鱼腥草[55—58]。别名：臭荞麦、蕺儿根、狗耳菜、菹菜、臭腥草、折耳根、岑草、蕺等。

性味归经　辛，微寒。归肺经。

功效　清热解毒，消痈排脓，利尿通淋。

主治 肺痈吐脓，痰热喘咳，疮痈肿毒，热淋，热痢。

用法用量 煎服，15～25g，不宜久煎；鲜品用量加倍，水煎或捣汁服用。外用适量，捣敷或煎汤熏洗患处。

化学成分 主要含挥发油类：月桂烯、4-松油醇等；黄酮类：槲皮素、槲皮苷、芦丁等；生物碱类：头花千金藤二酮、马兜铃内酰胺等。本品还含有多糖、酚类化合物、有机酸、蛋白质、微量元素等。

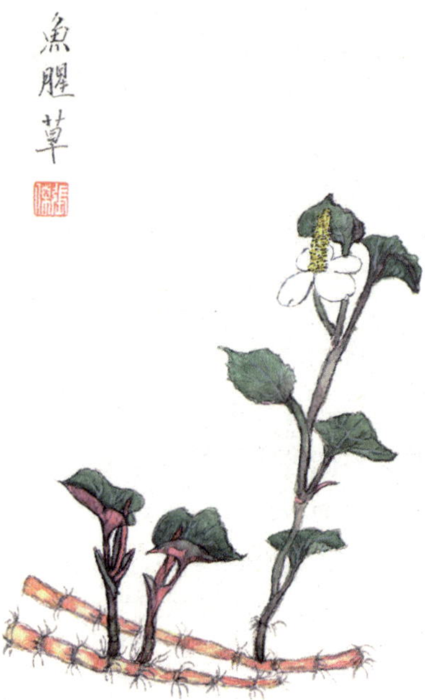

现代药理作用 本品所含鱼腥草素对金黄色葡萄球菌、肺炎链球菌、甲型链球菌、流感杆菌等多种革兰氏阳性菌及阴性菌，均有不同程度的抑制作用；非挥发性成分有抗病毒的作用；能增强白细胞的吞噬能力，提高机体免疫力。此外，本品还有利尿、抗炎、抗肿瘤、抗过敏、镇痛、止血、促进组织再生和伤口愈合，以及镇咳平喘等作用。

药用部位 鲜全草或干燥的地上部分。

道地产区 浙江、江苏、安徽、湖北等地。

常见配伍

1. 鱼腥草配伍桔梗

鱼腥草清热解毒作用强，长于解毒排脓；桔梗长于宣通肺气，祛痰，排脓消肿。二药配伍，相须为用，共奏宣肺祛痰、清热排脓、解毒疗痈的功效，用于治疗热毒瘀滞、肺失宣畅，或痰热蕴毒之肺痈成脓等症。

2. 鱼腥草配伍车前草

鱼腥草既能清热利湿，又能利尿消肿；车前草既能利水道、消水肿，又能别清浊、导湿热。二药合用，清热利湿、利尿、消肿力强，用于治疗水湿内停所致的小便不利、下肢水肿，尤其是湿热内蕴成水热互结所致的尿少、尿痛及尿血。

3. 鱼腥草配伍浙贝母、夏枯草

三者配伍，能清热解毒、化痰散结。浙贝母清热化痰、散结消肿，夏枯草清肝泻火、散结消肿，与鱼腥草协同作用，对因痰热互结所致的肺结节有显著效果。

药膳[280]

鱼腥草粥

材料：鱼腥草 50g，山楂 5g，大米 80g。

制作：将鱼腥草用清水洗净，切成小段；山楂洗净，去核；大米淘洗干净，备用。砂锅置火上，加入适量水，放入鱼腥草、山楂，大火煮沸后下入大米，转小火熬煮成粥即可。

功效：清热解毒，止痢活血。适合痢疾、食欲不振、消化不良、脾胃虚弱、食积阻滞、脘腹胀满等症患者服用。

古籍记载

《名医别录》：主蠼螋溺疮。

《日华子本草》：淡竹筒内煨，敷恶疮白秃。

用药禁忌　婴幼儿、孕妇及老年人慎用，虚寒证、阴性外疡者忌用。

青　果

科属　橄榄科。

中药学名　青果[59—61]。别名：橄榄、黄榄、白榄。

性味归经　甘、酸，平。归肺、胃经。

功效　清热解毒，利咽，生津。

主治　咽喉肿痛，咳嗽痰稠，烦热口渴；解鱼蟹毒；具有一定的醒酒作用。

用法用量　煎服，5 ～ 10g。

化学成分　主要含挥发油：柠檬烯，橙花醇，橄榄醇等；多酚类成分：麝香草酚等；还含有三萜类及氨基酸、脂肪酸等。

现代药理作用　本品能兴奋唾液腺，使唾液分泌增加。青果提取物对半乳糖胺引起的肝细胞中毒有保护作用，亦能减轻四氯化碳对肝脏的损害。

药用部位　成熟的果实。

道地产区 广东、广西、福建、四川等地。

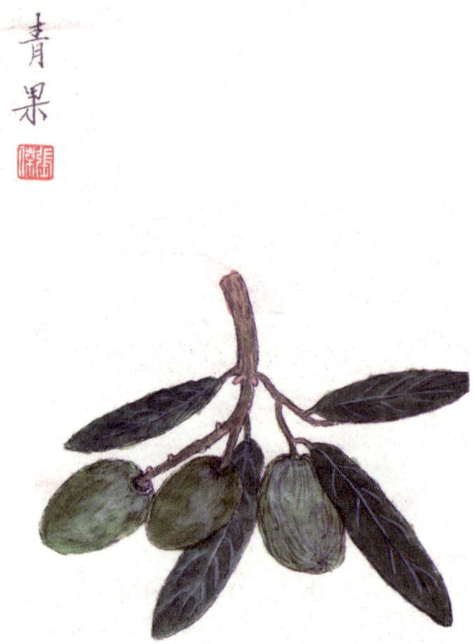

常见配伍

1. 青果配伍金银花

青果解毒利咽，生津润喉，常用于治疗肺胃热盛引起的喉痹、喉喑；金银花气味芳香，既善解血分之热毒，又可疏散肺经风热之邪，清热而不伤气，化毒而不伤阴，常用于治疗温热火毒。二药配伍，解毒利咽之力增强，用于治疗风热上攻或肺胃蕴热所致的咽喉肿痛、口干舌燥、干咳少痰等症。

2. 青果配伍桔梗

青果善于清热解毒、利咽、生津；桔梗辛散苦泄，其性升浮，善于宣肺、利咽、祛痰。二药配伍，共奏清宣肺气、利咽开音、化痰止咳之效，用于治疗咳嗽痰多、咽痛音哑等症。

3. 青果配伍硼砂

青果能清热解毒、利咽，硼砂外用能清热解毒、消肿防腐。二者配伍外用，对咽喉肿痛、口舌生疮等症状有较好的治疗作用，能减轻局部的炎症和疼痛，促进疮口愈合。

药膳[280]

1. 青果绿茶

材料：青果3枚，绿茶2g，冰糖适量。

制作：将青果洗净、捣破，放入绿茶、冰糖，冲入开水，晾凉，在口中含1～2分钟后慢慢咽下。

功效：清热生津，利咽止痛，可缓解急、慢性咽炎所致的咽喉红肿、疼痛、声音嘶哑等症状。

2. 青果石榴茶

材料：青果10g，石榴皮10g。

制作：将青果切片，石榴皮撕碎，沸水冲泡。代茶饮。

功效：对疝气有疗效。

古籍记载

《日华子本草》：开胃，下气，止泻。

《本草再新》：平肝开胃，润肺滋阴，消痰理气，止咳。

《本草纲目》：生津液，止烦渴，治咽喉痛。咀嚼咽汁，能解一切鱼、鳖毒。

《滇南本草》：治一切喉火上炎，大头瘟症。能解湿热、春温，生津止渴，利痰，解鱼毒、酒、积滞。

用药禁忌 脾胃虚寒者慎用。

马齿苋

科属 马齿苋科。

中药学名 马齿苋[62—66]。别名：马齿菜、马苋菜、猪母菜、瓜仁菜、瓜子菜、长寿菜、马蛇子菜。

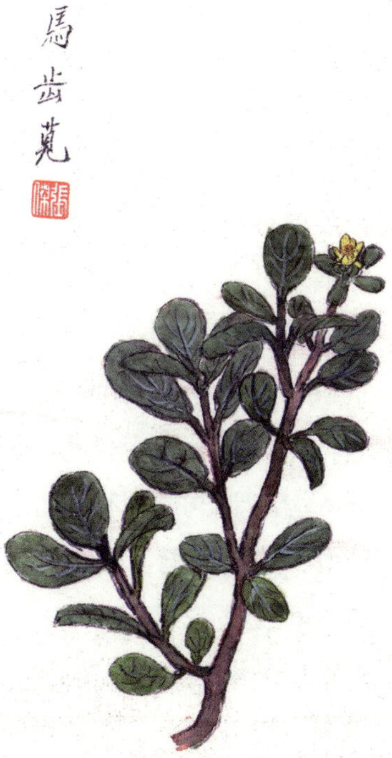

性味归经 酸，寒。归肝、大肠经。

功效 清热解毒，凉血止血，止痢。

主治 痈肿疔疮，丹毒，蛇虫咬伤，湿疹，热毒血痢，便血，痔血，崩漏，湿热淋下，带下。

用法用量 煎服，9 ～ 15g。外用适量，捣敷患处。

化学成分 含三萜醇类，黄酮类，氨基酸，有机酸类，钙、磷、铁、硒、钾等微量元素及其无机盐，硫胺素，核黄素，维生素 A、B_1，β- 胡萝卜素，蔗糖，葡萄糖，果糖等。本品还含有大量的 L- 去甲基肾上腺素和多巴胺。

现代药理作用 本品的乙醇提取物及水煎液对痢疾杆菌、大肠杆菌、伤寒杆菌、金黄色葡萄球菌、奥杜盎氏小芽孢癣菌均有抑制作用。口服或腹腔注射其水提取物，可使骨骼肌松弛。其对子宫平滑肌有兴奋作用，能增强豚鼠离体回肠的收缩以及升高血钾浓度，对心肌收缩力呈剂量依赖性的双向调节作用，并具有利尿和降低胆固醇的作用。

药用部位 地上部分。

道地产区 全国大部分地区。

常见配伍

1. 马齿苋配伍羌活

马齿苋性善清利，能清热解毒、散结消肿；羌活性善升散，可发散郁结。二药配伍，正合“火郁达之”之意，共奏宣散郁火、清热解毒之效，用于治疗痰火郁结之瘰疬肿痛。

2. 马齿苋配伍黄连、黄芩

马齿苋味酸收敛，寒滑泻热，用于热毒血痢、里急后重、大便脓血，常与黄连、黄芩配伍，亦可单用煎服或用鲜品绞汁后服用。

3. 马齿苋配伍土茯苓

马齿苋清热凉血，土茯苓解毒除湿。二药配伍，尤能清热解毒、除湿止痒，用于治疗湿热蕴结所致的湿疮、带下、阴痒等症。

药膳[280]

1. 马齿苋粥

材料：鲜马齿苋200g，大米60g。

制作：将鲜马齿苋洗净，剪碎，置锅中，加适量水，煎煮30分钟。去药渣，加入淘洗干净的大米，继续熬煮成粥即可。

功效：清热止痢，散热解毒。用于治疗细菌性痢疾、肠炎等。

2. 马齿苋黄花菜汤

材料：马齿苋30g，黄花菜30g。

制作：加水煎汤。口服，每日2次，连服4～5日。

功效：主治急性结膜炎。

古籍记载

《新修本草》：主诸肿痿疣目，捣揩之；饮汁主反胃，诸淋，金疮血流，破血癖癥癖，小儿尤良；用汁洗紧唇、面疱、马汗、射工毒涂之瘥。

《本草经疏》：凡脾胃虚寒、肠滑作泄者勿用；煎饵方中不得与鳖甲同入。

用药禁忌　孕妇慎用，脾胃虚寒、易腹泻者忌用。

赤小豆

科属　豆科。

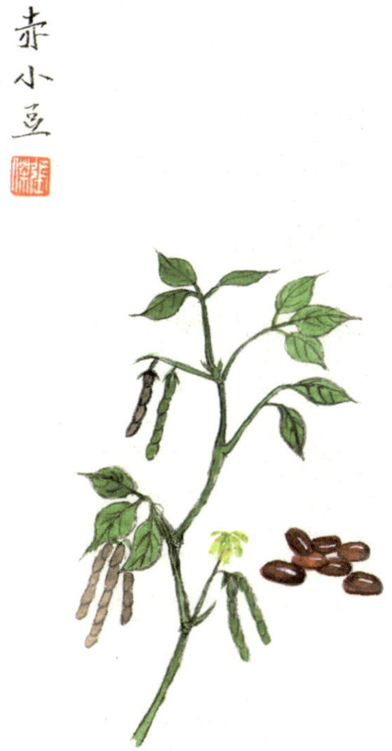

中药学名　赤小豆[67—68]。别名：小豆、赤豆、红豆、红小豆、猪肝赤、杜赤豆、小红绿豆、朱赤豆、金红小豆、朱小豆、米赤豆等。

性味归经　甘、酸，平。归心、小肠经。

功效　解毒排脓，利水消肿。

主治　痈肿疮毒，肠痈腹痛，水肿胀满，脚气浮肿。

用法用量　煎服，9 ～ 30g。

化学成分　含有丰富的蛋白质，富含氨基酸且配比平衡，其中 1/3 为人体必需氨基酸，其蛋白质消化吸收率在 50% 以上。

现代药理作用　本品提取液能降低实验动物的血清胆固醇，可防治实验性动脉粥样硬化。

药用部位　成熟种子。

道地产区　全国各地。

常见配伍

1. 赤小豆配伍连翘

赤小豆清热利水，散血消肿；连翘泻心经客热，去上焦诸热，并有解毒散结之效，被称为“疮家圣药”。二药配伍，既解心经之火，又利湿热而解毒。用于治疗湿热内蕴之黄疸，湿热下注之淋证，以及妇科盆腔炎急性发作和产后发热，临床还可酌加麻黄，以达宣散外邪之效。

2. 赤小豆配伍赤茯苓

赤小豆性善下行，通行水道，使水湿下泄而消肿，又能清热解毒，行血排脓；赤茯苓入血分，善于清利湿热，利窍行水。二药配伍，清利下焦湿毒之力增强。用于治疗湿热蕴结之小便不利，尿血，下肢浮肿，或泻痢。

3. 赤小豆配伍瓜蒂

赤小豆与瓜蒂相伍，组成涌吐之剂。用于治疗湿热痰食停聚上焦胸脘诸症。

药膳[280]

1. 百合赤小豆汤

材料：百合、赤小豆各25g，冰糖5g。

制作：将赤小豆淘洗干净，用清水浸泡4小时；百合洗净，用清水浸泡2小时。将锅置火上，注入适量清水，放入百合、赤小豆，大火煮沸，再转小火熬煮30分钟，加入冰糖调味即可。

功效：益气补血，止渴生津。用于夏季消暑。

2. 赤小豆绿豆白糖饮

材料：赤小豆30g，绿豆15g，白糖适量。

制作：将赤小豆、绿豆洗净，一同入锅，加水煎汤，加入适量白糖。代茶饮。

功效：清热解毒，退黄。用于急性病毒性肝炎。

古籍记载

《神农本草经》：主下水，排痈肿脓血。

《名医别录》：主寒热，热中，消渴，止泄，利小便，吐逆，卒澼，下胀满。

用药禁忌　脾肾虚寒者慎用。

清热凉血药

地　黄

科属　玄参科。

中药学名　地黄[69—71]。别名：野地黄、酒壶花、山烟根。

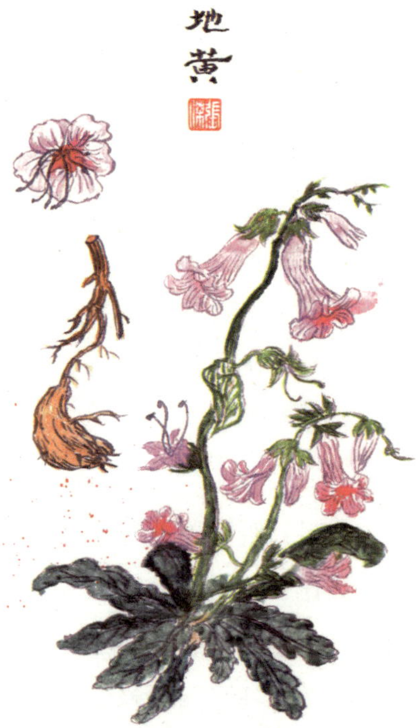

性味归经　甘，寒。归心、肝、肾经。

功效　清热凉血，养阴生津。

主治　热入营血，温毒发斑；血热吐衄；热病伤阴，舌绛烦渴，内热消渴；阴虚发热，骨蒸劳热；津伤便秘。

用法用量　煎服，10～15g。

化学成分　主要含梓醇、二氢梓醇、乙酰梓醇、地黄苷、桃叶珊瑚苷、密力特苷、单密力特苷、去羟栀子苷、筋骨草苷等环萜烯苷类成分。此外，还含有β-谷甾醇、多种氨基酸和糖类等成分。

现代药理作用　生地黄煎剂能抑制大剂量甲状腺素所致的β-肾上腺素受体兴奋，增强M-胆碱受体环鸟苷酸系统功能，提高血浆中的环腺苷酸含量，并显著拮抗地塞米松造成的肾上腺皮质萎缩及功能下降，提高血浆皮质酮水平。地黄浸剂、醇浸膏及地黄苷均有一定的降血糖作用。地黄苷、地黄低聚糖可增强体液免疫和细胞免疫功能。还具有抗胃溃疡、促进造血、止血、降压、抗骨质疏松，对脑缺血、脑损伤及神经衰弱具有保护作用等功效。

药用部位　干燥块根。

道地产区 主要产于河南省武陟县、温县、博爱县。

常见配伍

1. 熟地黄配伍山药

熟地黄滋补肝肾；山药益肾固精，补脾益肺。二药配伍，滋阴补肾、固精止遗之功益彰，滋阴固涩，脾肾两补，主治虚滑（带浊、淋遗）等症。

2. 熟地黄配伍山茱萸

熟地黄滋补肝肾，益血养精，大补肾中元气；山茱萸温肾涩精，补益肝肾，收敛元气，振作精神，固涩滑脱。熟地黄以补为主，山茱萸以敛为要，二药配伍，一补一敛，有滋肾养阴、固涩精气的作用，为六味地黄丸及其化裁方的主要配伍药。主治消渴、久病虚弱等症。

3. 熟地黄配伍肉桂

熟地黄甘、温滋肾以填精，肉桂温补肾阳而祛寒。二药配伍，动静相兼，刚柔相济，温补肾阳，兼益精血，滋阴助阳，阴阳互根，阴中求阳，阴阳并调，用于治疗阴阳两虚之证。

药膳[280]

1. 生地粥

材料：鲜生地黄 50g（或干生地黄 10g），粳米适量。

制作：将地黄洗净，加适量水，煎煮 1 小时，去掉药渣，再加入淘净的粳米煮烂成粥。早晨服或 1 日内分 2 次或 3 次服。连服数日。

功效：补肾润肺养胃，老年人秋天常食用可防燥邪伤阴。

2. 生地丝瓜汤

材料：生地黄 30g，丝瓜 25g，调料适量。

制作：将生地黄洗净切片，水煎去渣，再加入丝瓜片，加水煮汤，熟后加入调料服食。每日 1 剂，分 2 次服。

功效：清热利肠，滋阴凉血，阴虚肠燥所致的便血者可食用。

古籍记载

《神农本草经》：主折跌绝筋，伤中，逐血痹，填骨髓，长肌肉，作汤除寒热积聚，除痹。生者尤良。

《日华子本草》：干地黄，助心胆气，安魂定魄，治惊悸，劳劣心肺损，吐血，鼻衄，妇人崩中血运。

《珍珠囊》：凉血，生血，补肾水真阴。

《本经逢原》：干地黄，内专凉血滋阴，外润皮肤荣泽，病人虚而有热者宜加用之。

用药禁忌 脾胃有湿邪及腹满便溏者忌服。

三、泻下药

润下药

火麻仁

科属 桑科。

中药学名 火麻仁[72—75]。别名：大麻仁、火麻、线麻子。

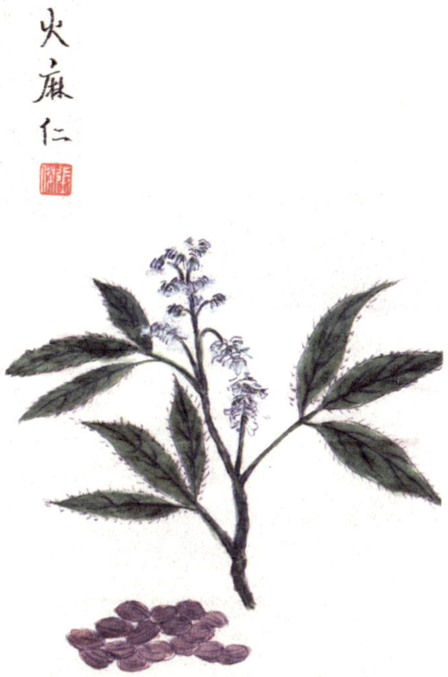

性味归经 甘，平。归脾、胃、大肠经。

功效 润肠通便。

主治 血虚津亏，肠燥便秘。

用法用量 煎服，10 ～ 15g。

化学成分 主要含脂肪油，油中有饱和脂肪酸、油酸、亚油酸及亚麻酸等，还含有葫芦巴碱、异亮氨酸甜菜碱、大麻酰胺等。

现代药理作用 本品在肠中遇碱性肠液后产生脂肪酸，刺激肠壁，使肠蠕动加快，从而起到通便作用。本品还有降低血压、阻止血脂上升的作用。

药用部位 成熟果实。

道地产区 山东、河北、黑龙江、吉林、辽宁等地。

常见配伍

1. 火麻仁配伍瓜蒌

火麻仁体润多脂，味甘性平，能润燥滑肠，兼有滋阴补虚的作用，再配以瓜蒌之润燥滑肠，则润肠通便作用显著。用于治疗肠燥便秘。

2. 火麻仁配伍大黄

火麻仁甘平润肠，散结通便；大黄苦寒攻下，荡涤积热。二药配伍，一润一攻，大便自通。用于治疗大便不通，如麻子仁丸。

3. 火麻仁配伍枳壳

火麻仁甘平，质润多脂，既善润肠通便，又兼滋养补虚；枳壳苦辛微寒，行滞、降泄力强，长于破滞气、行痰湿、消积滞、除痞满。二药配伍，通下与润肠同用，润而不腻，降而不峻，共奏润肠通便之效。用于治疗妊娠大便秘结，腹胁胀满。

药膳[280]

火麻仁粥

材料：火麻仁 15g，粳米 50g。

制作：将火麻仁去壳后研成粉，粳米淘洗干净，然后一同放入锅内，加入 500mL 清水，用武火煮沸后，再改用文火煮 35 分钟即成。

功效：润肠通便，适合体虚肠燥、大便秘结等症患者食用。

注意：火麻仁的用量应控制，9 ～ 30g，过量可能发生中毒。因此，在用药时一定要注意控制剂量。另外，火麻仁不宜与白薇、茯苓等配伍使用，否则会降低药效。

古籍记载

《神农本草经》：补中益气。

《食疗本草》：取汁煮粥，去五脏风、润肺。治关节不通、发落，通血脉。

《本草拾遗》：下气，利小便，去风痹皮顽，炒令香捣碎，小便浸取汁服；妇人倒产吞二七枚。

《日华子本草》：补虚劳，长肌肉，下乳，止消渴，催生。治横逆产。

用药禁忌 妇女慎用，脾肾不足而致便溏、阳痿、遗精、带下者忌用。

郁李仁

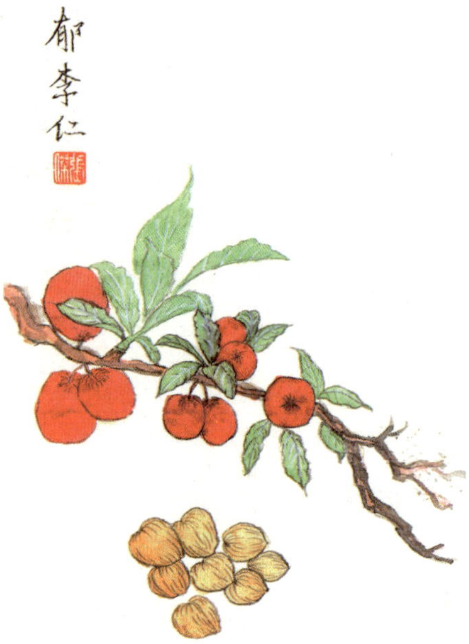

科属 蔷薇科。

中药学名 郁李仁[76—77]。别名：小李仁、大李仁。

性味归经 辛、苦、甘，平。归脾、大肠、小肠经。

功效 润肠通便，下气利水。

主治 津枯肠燥，食积气滞，腹胀便秘；水肿，脚气浮肿，小便不利。

用法用量 煎服，6～10g。

化学成分 含黄酮类成分：山柰苷、郁李仁苷等；有机酸类成分：香草酸、原儿茶酸等；三萜类成分：熊果酸等；氰苷类成分：苦杏仁苷等。本品还含有脂肪、皂苷、纤维素、矿物元素（如锰、铜、钾、镁、磷）等。

现代药理作用 郁李仁具有明显的促进肠蠕动的作用，郁李仁提取物促进肠蠕动的作用强弱依次为水提取物、脂肪油、醇提取物、醚提取物。郁李仁中，皂苷和有机酸类成分具有祛痰作用；苦杏仁苷能产生氢氰酸，氢氰酸可对呼吸中枢产生抑制作用，使呼吸运动趋于平缓，从而起到镇静呼吸中枢、止咳平喘的作用，但是氢氰酸剂量过大可能引起中毒。郁李仁还具有抗炎、镇痛、抗惊厥、扩张血管、降血压的作用，可用于治疗水肿、慢性肾炎等疾病。

药用部位 成熟种子。

道地产区 辽宁、吉林、黑龙江、内蒙古、河北等地。

常见配伍

1. 郁李仁配伍火麻仁

郁李仁偏入气分，滑利行气，通便泻下；火麻仁偏入血分，甘平滑利，润燥通便，走而不守。二药配伍，气血并调，润便。治疗津枯肠燥、大便秘结、习惯性便秘，用于津枯肠燥便秘之证，如五仁丸。

2. 郁李仁配伍当归

郁李仁质润苦降，有润肠通便之功；当归味甘、辛，性温，有补血活血、润肠通便之效。二药配伍，共奏养血润肠之功。用于治疗产后津枯血少、大便秘结等症。

3. 郁李仁配伍薏苡仁

郁李仁甘润多脂，善通润大肠，利水消肿；薏苡仁甘淡滑利，善健脾渗湿，降气利膈。二药配伍，可使气降、便通、肿消、湿除、满去、热止。用于治疗脚气浮肿、湿毒冲心、心腹胀满、气急喘息、二便不通等症。

药膳[280]

1. 四仁饮

材料：杏仁、郁李仁、桃仁、麻仁各10g。

制作：研碎，煮10分钟后当茶饮。

功效：对新生儿便秘具有辅助疗效。

2. 双仁酒

材料：火麻仁、郁李仁各250g，米酒1000mL。

制作：将火麻仁、郁李仁捣碎，置容器中，加入米酒密封，浸泡7日后，过滤去渣，即成。

功效：润肠通便，可用于产后津亏、老年性便秘、血虚、大便干结。每次温服30mL，每日2次。

附注：引自《药酒汇编》。任选一味浸酒，效果亦佳。

古籍记载

《神农本草经》：味酸，平，主大腹水肿，面目四肢浮肿、利小便水道。根，主齿龈肿，龋齿。一名爵李。生坚齿川谷。

《证类本草》：通泄五脏，膀胱急痛，宣腰胯冷脓，消宿食，下气。

用药禁忌 婴幼儿、孕妇、老年人及津液不足者慎用；不宜过量。

四、祛风湿药

祛风寒湿药

乌梢蛇

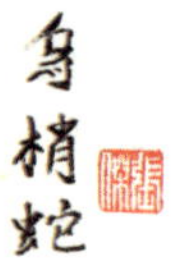

科属　游蛇科。

中药学名　乌梢蛇[78-80]。别名：乌蛇、乌花蛇、剑脊蛇、黑风蛇、黄风蛇。

性味归经　甘，平。归肝经。

功效　祛风，通络，止痉。

主治　风湿顽痹，麻木拘挛，中风口眼㖞斜，半身不遂，小儿惊风，破伤风，痉挛抽搐，麻风，疥癣。

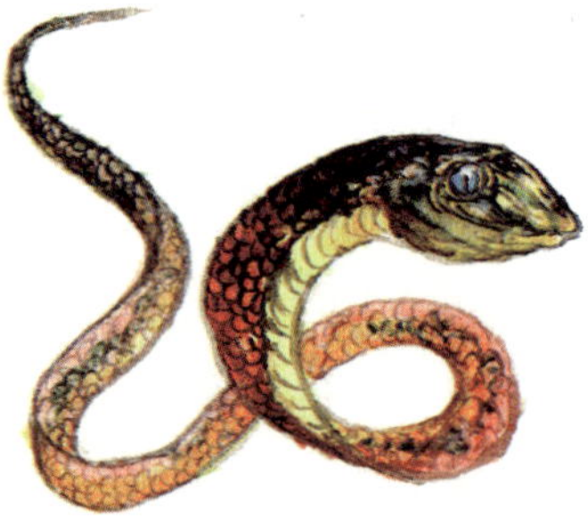

用法用量　煎服，6～12g；研末，每次2～3g；或入丸剂、酒浸服。外用适量。

化学成分　主要含蛋白质及脂肪类成分。

现代药理作用　乌梢蛇水煎液和醇提取液有抗炎、镇静、镇痛、抗惊厥、增强免疫力等作用。其血清有对抗五步蛇毒的作用。

药用部位　剥皮、去除内脏的整体，仅限获得林业部门许可的人工养殖的乌梢蛇。

道地产区　浙江、江苏、安徽、湖北、湖南等地。

常见配伍

1. 乌梢蛇配伍白花蛇

乌梢蛇、白花蛇善祛风通络，攻毒杀虫，药力所及能内至脏腑、外达皮肤，为治疥癣之要药。二药配伍，用于治疗遍身疮痔或痛或痒、久不愈者。二药动血、耗血，阴亏血虚生风者慎服。

2. 乌梢蛇配伍蝉蜕

乌梢蛇为祛风通络之要药，蝉蜕疏散风热。二药配伍，长于疏风止痉，可治疗瘾疹、疥癣等症。

3. 乌梢蛇配伍白僵蚕

乌梢蛇祛风除湿，通络定惊；白僵蚕祛风化痰止痉。二药配伍，共奏祛风通络、化痰止痉之功，可治疗风痰阻络、筋脉拘挛、角弓反张等症。

药膳[280]

1. 乌蛇酒

材料：乌梢蛇适量，白酒适量。

制作：白酒以能淹没蛇体为度，浸泡 10 ～ 15 日。每日 2 次，每次 10mL。

功效：祛风湿，通经络，解毒。

2. 乌蛇汤

材料：乌梢蛇 1 条，调料适量。

制作：切片煮汤。加猪脂、盐、姜少许调味，喝汤吃肉。

功效：祛风除湿，解毒。

古籍记载

《雷公炮炙论》：蕲州乌蛇，头上有逆毛二寸一路。

《药性论》：乌蛇，能治热毒风，皮肤生疮，眉须脱落，㾓痒疥等。

《开宝本草》：无毒。主诸风瘙瘾疹，疥癣，皮肤不仁，顽痹诸风。用之，炙，入丸、散、浸酒、合膏皆有。

《本草纲目》：乌蛇，甘平，无毒，（主治）诸风顽痹，皮肤不仁，风瘙瘾疹，疥癣。

《本草蒙筌》：气味甘平，治诸风皮肤不仁，散瘾疹身体瘙痒。

用药禁忌　婴幼儿、孕妇、老年人及血虚生风者慎用。

木 瓜

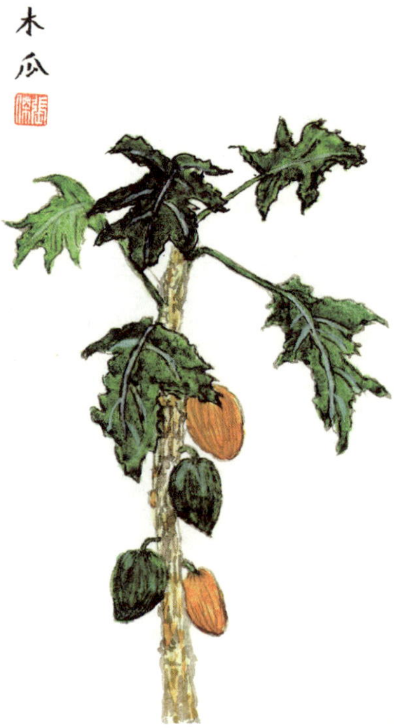

科属 蔷薇科。

中药学名 木瓜[81—84]。别名：贴梗海棠、铁脚梨、皱皮木瓜、宣木瓜。

性味归经 酸，温。归肝、脾经。

功效 舒筋活络，化湿和中。

主治 湿痹拘挛，腰膝关节酸重疼痛，暑湿吐泻，转筋挛痛，脚气浮肿。

用法用量 煎服，6～9g。

化学成分 主要含齐墩果酸、熊果酸、苹果酸、枸橼酸、酒石酸、多糖以及皂苷等。

现代药理作用 本品有抗炎、镇痛、松弛胃肠道平滑肌及抗菌作用。木瓜混悬液有保肝作用。新鲜木瓜汁和木瓜煎剂对肠道菌和葡萄球菌有明显的抑制作用。木瓜提取物对小鼠艾氏腹水癌及腹腔巨噬细胞的吞噬功能有抑制作用。

药用部位 近成熟的果实。

道地产区 主产于安徽、湖南、湖北、浙江、四川等地，其中安徽宣城产者称宣木瓜，质量较好。

常见配伍

1. 木瓜配伍吴茱萸

木瓜能舒筋活络，调和脾胃，祛除湿气；吴茱萸能温经散寒，疏肝解郁，行气止痛。二药配伍，有调和脾胃、祛除湿气、舒筋活络、温中止痛的功效，用于治疗寒湿侵犯人体而引起的疼痛，因吐、泻而导致的小腿肌肉抽筋，或下肢软弱没有力气，疝气疼痛等症。

2. 木瓜配伍秦艽

木瓜能舒筋活络，止痛；秦艽能散风除湿，通络止痛。二药配伍，常用于治疗风湿病引起的关节疼痛、肌肉收缩、紧张等症。

3. 木瓜配伍五加皮

木瓜舒筋通痹除湿；五加皮强筋骨，起痿废，兼除风湿。二药配伍，除风湿、舒筋通络之功增强。用于治疗痹证湿邪偏重，以腰膝、下肢疼痛重者等症。

药膳[280]

1. 番薯木瓜苹果汤

材料：番薯（地瓜）200g，木瓜1个（约150g），苹果1～2个，猪肉片或肉末100g，胡椒粉、食盐适量。

制作：将番薯、木瓜、苹果洗净，切块。将清水入锅，煮沸，放入番薯煮10分钟，再把木瓜、苹果放入锅内，继续煮10分钟，最后加入猪肉片或肉末煮5分钟，用胡椒粉、食盐调味即可。

功效：增强免疫力，改善消化系统、心血管功能，减缓皮肤老化，缓解便秘及降血压等。

2. 红花木瓜茶

材料：红花3g，木瓜、桑寄生各15g。

制作：水煎20分钟（或开水浸泡20分钟），连服15～30天。

功效：活血化瘀，美容养颜，促进消化，缓解疼痛。

古籍记载

《名医别录》：主湿痹邪气，霍乱大吐下，转筋不止。

《食疗本草》：不可多食，损齿及骨。

《本草新编》：木瓜，但可臣、佐、使，而不可以为君，乃入肝益筋之品，养血卫脚之味，最宜与参、术同施，归、熟（地）并用。

《得配本草》：血为热迫，筋转而痛，气为湿滞，筋缓而软，木瓜凉血收脱，故可并治。

用药禁忌　孕妇慎用，脾胃虚寒者不宜食用冷冻木瓜。

蝮蛇（蕲蛇）

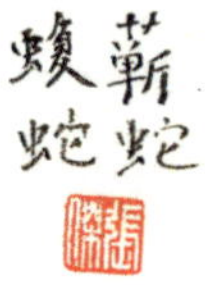

科属 蝰科。

中药学名 蕲蛇[84—85]。别名：土球子、土谷蛇、土布袋、土狗子蛇、草上飞、七寸子、土公蛇、土虺等。

性味归经 甘、咸，温；有毒。归肝经。

功效 祛风，通络，止痉。

主治 风湿顽痹，麻木拘挛，中风口眼㖞斜，半身不遂，抽搐痉挛，小儿惊风，破伤风，麻风，疥癣。

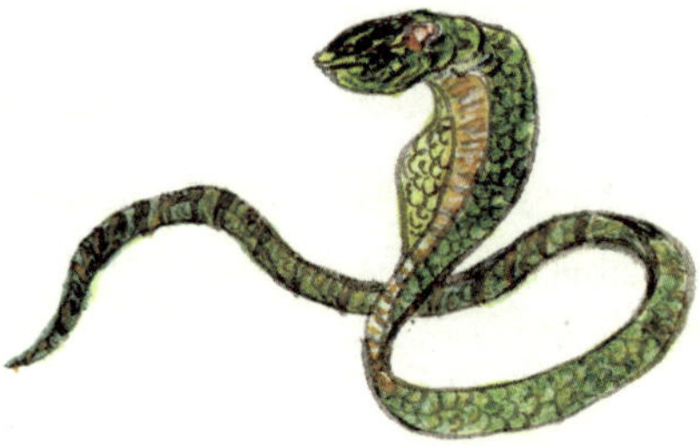

用法用量 煎服，3～9g；研末吞服，每次1～1.5g，每日2～3次。或酒浸、熬膏，或入丸、散服。

化学成分 主要含蛋白质及脂肪类成分。蕲蛇酶等蛇毒成分为蛋白质类成分。

现代药理作用 蕲蛇有镇静、催眠及镇痛、抗炎、抗血栓等作用，其水提取物能减轻关节炎的症状，蕲蛇酶能降低纤维蛋白原的含量。

药用部位 去除内脏的整体，仅限获得林业部门许可进行人工养殖的蝮蛇。

道地产区 浙江、江西、福建等地。

常用配伍

1. 蝮蛇配伍防风、羌活、当归

治疗风湿顽痹、经络不通、麻木拘挛，以及中风口眼㖞斜、半身不遂。

2. 蝮蛇配伍乌梢蛇、蜈蚣

治疗小儿急慢惊风、破伤风等引起的抽搐痉挛。

3. 蝮蛇配伍荆芥、薄荷、天麻

治疗疥癣。

药膳[280]

1. 蝮蛇汤

材料：去掉皮、鳞和内脏的蝮蛇。

制作：将去掉皮、鳞和内脏的蝮蛇切成小段，与姜、葱、料酒、盐等一起放入锅中，加水煮沸后改小火炖煮，直到肉烂汤浓，即可食用。

功效：补气血，壮阳，祛风湿，用于治疗气血不足、阳痿不举、风湿痹痛等症。

2. 蝮蛇酒

材料：蝮蛇粉或酒浸的活蝮蛇。

制作：将干燥的蝮蛇粉末或酒浸的活蝮蛇放入玻璃瓶中，加入白酒或高度酒，密封保存，每日摇晃一次，泡制一个月后即可饮用。

功效：活血化瘀，消肿散结，解毒消炎，用于治疗跌打损伤、乳房肿块、咬伤中毒等症。

古籍记载

《本草经集注》：蝮蛇，黄黑色如土，白斑，黄颔尖口，毒最烈。

《名医别录》：酿作酒，疗癞疾，诸瘘，心腹痛，下结气。

《药性论》：治五痔，肠风泻血。

《本草纲目拾遗》：治风痹。

《新修本草》：蛇屎，治痔瘘，器中养取之。皮灰，疗疔肿、恶疮、骨疽。蜕皮，主身痒、疥等。蝮蛇作地色，鼻反，口又长，身短，头尾相似，大毒。一名生元蛇，无二种也。山南汉、沔间有之。

用药禁忌　阴虚内热及血虚生风者禁用，孕妇忌用。

五、化湿药

藿　香

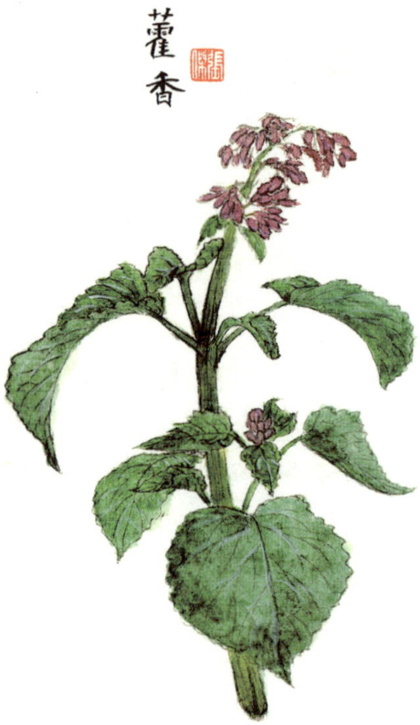

科属　唇形科。

中药学名　藿香[86—88]。别名：土藿香、大叶薄荷、川藿香、苏藿香、野藿香、排香草。

性味归经　辛，微温。归脾、胃、肺经。

功效　芳香化湿，和中止呕，发表解暑。

主治　湿浊中阻，脘腹痞闷、呕吐，暑湿袭表，湿温初起，发热倦怠，胸闷不舒，腹痛吐泻，鼻渊头痛。

用法用量　煎服，3 ～ 10g。

化学成分　本品主要含挥发油：广藿香醇，α- 广藿香烯，β- 广藿香烯，广藿香酮及广藿香二醇等；黄酮类成分：5- 羟基 -3′，7,4′- 三甲氧基黄烷酮，藿香黄酮醇，商陆黄素，芹菜素，鼠李素等。

现代药理作用　所含挥发油能促进胃液分泌，增强消化力，对胃肠有解痉作用。本品有防腐和抗菌作用，能收敛止泻、扩张微血管而略有发汗作用。

药用部位　地上部分或根。

道地产区　广藿香主产于广东肇庆、高要及西江周边地区，土藿香主产于四川、江苏等地。

常见配伍

1. 藿香配伍半夏

藿香化湿醒脾，宽中快气，和胃止呕；半夏燥湿化痰，和胃降逆止呕。二者配伍，可除脾胃寒湿而止呕吐，用于治疗寒湿内阻引起的脘腹痞满、恶心、呕吐、腹泻等症。

2. 藿香配伍佩兰

藿香芳香温煦，散表邪，化里湿，醒脾开胃，和中止呕；佩兰气香、味辛、性平，醒脾化湿解暑。二者配伍，清热化湿解暑、和胃醒脾之功效更显著，用于治疗夏日伤暑、湿浊中阻、胃失和降而致的倦怠、胃脘痞闷、恶心、呕吐、口中黏腻等症。

3. 藿香配伍砂仁

藿香化浊止呕，砂仁温中行气、安胎。二药配伍，有温中理气、止呕安胎之效，用于治疗妊娠恶阻或气滞脘闷、胃纳不佳等症。

药膳[280]

1. 藿香砂仁煲猪肚

材料：藿香 20g，砂仁 10g，猪肚 1 个（约 500g），生姜 5 片。

制作：将猪肚用生粉、食盐搓洗干净后切成小条，连同藿香、砂仁、生姜一起加水 2000mL 同煮 2 小时后下盐调味即可。

功效：理气宽中止呕。比较适合妊娠呕吐的妇女服用。

2. 藿香叶粥

材料：鲜藿香叶 20g，粳米 100g，白糖适量。

制作：①藿香煎汤，加白糖，每日服 3 ～ 4 次。②用粳米 100g 煮粥，加藿香汁煮沸，即成藿香粥，适量服用。

功效：主治感冒。

古籍记载

《名医别录》：疗风水毒肿，去恶气，疗霍乱、心痛。

《本草图经》：治脾胃吐逆，为最要之药。

《珍珠囊》：补卫气，益胃气，进饮食，又治吐逆霍乱。

《汤液本草》：温中快气。肺虚有寒，上焦壅热，饮酒口臭，煎汤漱。

《本草述》：散寒湿、暑湿、郁热、湿热。治外感寒邪，内伤饮食，或饮食伤冷湿滞，山岚瘴气，不服水土，寒热作疟等证。

《本草再新》：解表散邪，利湿除风，清热止渴。治呕吐霍乱、疟、痢、疮疥。梗：可治喉痹，化痰，止咳嗽。

用药禁忌 阴虚火旺、邪实便秘者禁用。

砂 仁

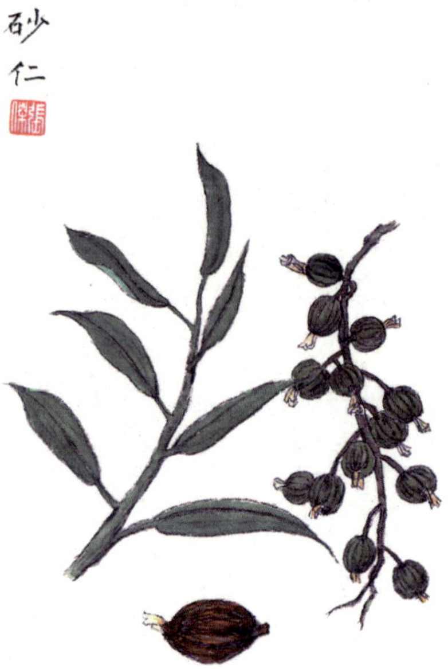

科属 姜科。

中药学名 砂仁[89—90]。别名：春砂仁、蜜砂仁。

性味归经 辛，温。归脾、胃、肾经。

功效 化湿开胃，温中止泻，理气安胎。

主治 湿浊中阻，脾胃气滞，脘痞不饥；脾胃虚寒，呕吐泄泻；妊娠恶阻，胎动不安。

用法用量 煎服，3～6g，后下。

化学成分 主要含挥发油，如乙酸龙脑酯、樟脑、樟烯、柠檬烯等。还含有黄酮类成分。

现代药理作用 本品煎剂可增强胃的功能，促进消化液分泌，促进肠道运动，排出消化管内的积气，帮助消化，消除肠胀气。

药用部位 成熟果实。

道地产区 广东、广西、云南、海南等地。

常见配伍

1. 砂仁配伍木香

砂仁性温，能化湿、行气温中；木香性温，能理气、调中止痛。二药配伍，化湿、理气、调中止痛之力胜，湿滞、食积或夹寒所致脘腹胀痛可使用。兼脾虚者，又当配伍健脾之品。

2. 砂仁配伍党参、白术、茯苓

可用于治疗脾胃气虚、痰阻气滞之证，如香砂六君子汤。

3. 砂仁配伍熟地黄

用于治疗阴血不足、需用熟地黄补益而胃纳不振之症。砂仁调中行气、和胃醒脾，和熟地黄同炒，则补而不腻。

药膳[280]

1. 枳壳砂仁牛肚汤

材料：炒枳壳 8g，砂仁 1g，牛肚 200g。

制作：将牛肚洗净，加入炒枳壳、砂仁，一起入锅煮 2 小时即可。

功效：补气健脾，消食除胀。适合脾胃虚弱所致的食后腹胀、胃下垂等症患者服用。

2. 砂仁粥

材料：砂仁 10g，大米 25g，小米 25g。

制作：将砂仁略洗去浮尘及杂质，装纱布袋封口，加水 2000mL，煮 30 分钟后将药袋取出，药水备用。小米、大米洗净入锅，加药水，煮粥约 500mL，分 2 次食用。

功效：健脾胃，助消化。适合慢性胃病属痰湿型体质者服用。

古籍记载

《药性论》：消食和中，下气，止心腹痛。

《日华子本草》：治一切气，霍乱，转筋，心腹痛。

《药类法象》：气温，味辛。治脾胃气结滞不散。主虚劳冷泻，心腹痛，下气，消食。

用药禁忌　阴虚有热者忌用。

草 果

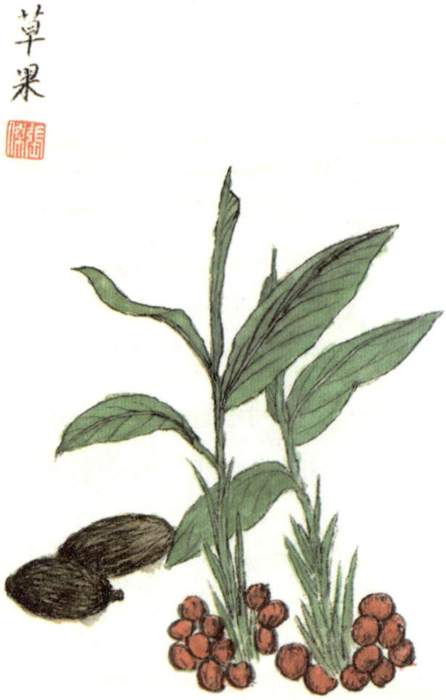

科属 姜科。

中药学名 草果[91—92]。别名：姜草果仁、草果仁、草果子、老蔻。

性味归经 辛，温。归脾、胃经。

功效 燥湿温中，截疟除痰。

主治 疟疾，痰饮痞满，脘腹冷痛，反胃，呕吐，泻痢，食积。

用法用量 煎服，3 ～ 6g。

化学成分 主要含挥发油：桉树脑、2- 癸烯醛、香叶醇、2- 异丙基苯甲醛、柠檬醛等。

现代药理作用 生品所含的α- 蒎烯、β- 蒎烯有镇咳祛痰的作用。β- 蒎烯有较强的抗炎作用，并有抗真菌的作用。桉树脑有镇痛、解热、平喘等作用。大鼠口服香叶醇能抑制胃肠运动，小剂量口服有轻度利尿作用。

药用部位 果实。

道地产区 云南、广西、贵州等地。

常见配伍

1. 草果配伍槟榔

草果醒脾化浊，宣达伏邪而辟疫；槟榔利水化湿而行气滞。二药配伍，化湿功效较好。用于治疗瘟疫或疟疾邪伏膜原所致的憎寒发热、胸闷呕恶、头痛烦躁等症。

2. 草果配伍常山

草果辛温祛寒，燥湿除痰截疟；常山苦寒清热，除痰截疟。二药配伍，苦温并用，既除寒热，又化湿浊。用于治疗疟疾反复发作、寒湿内阻、邪伏阴伤所致的胸胁痞满、食欲不振、神疲肢倦、苔浊腻等症。

3. 草果配伍知母

草果辛散温通，温中化浊，化浊截疟；知母清热泻火，滋阴润燥。二药配伍，一寒一热，相互制约，共奏调和表里、除寒热之功。用于治疗表里不和、乍寒乍热、寒热往来以及疟疾等症。

4. 草果配伍山楂

草果温脾燥湿，消食化积；山楂消食导滞，健脾和胃。二药配伍，有消食导滞之功。用于治疗饮食积滞所致的脘腹胀痛、嗳腐吞酸等症。

药膳[280]

1. 草果麦仁汤

材料：草果 5 个，羊肉 150g，大麦仁 100g，精盐适量。

制作：将羊肉切块，加草果，煮熟，捞出羊肉。将锅中汤滤去渣，加入大麦仁煮熟，再加羊肉、盐即可。佐餐食用。

功效：温中健脾，养血安神，对疝气疼痛、腹胀、畏寒肢冷有疗效。

2. 羊肉萝卜汤

材料：羊肉 1000g，草果 5g，豌豆 100g，萝卜 300g，生姜 10g，胡椒、盐、香菜、醋各适量。

制作：将羊肉洗净、切块，萝卜切成小块，香菜切段；将豌豆、草果、羊肉、生姜放入锅内，加水适量，置武火上烧沸，用文火煮 1 小时，再放入萝卜煮熟，加入香菜、盐，装碗即成，可佐餐食用。

功效：温中健脾，行气消胀，适合脾胃虚寒、腹中冷痛、腹胀肠鸣、矢气频频者服用。

古籍记载

《饮膳正要》：治心腹痛，止呕，补胃，下气。

《本草纲目》：草果，与知母同用，治瘴疟寒热，取其一阴一阳无偏胜之害，盖草果治太阴独胜之寒，知母治阳明独胜之火也。

《本草求真》：草果与草豆蔻，诸书皆载气味相同，功效无别，服之皆能温胃逐寒。然此气味浮散，凡冒巅雾不正瘴疟，服之直入病所而皆有效。

《本草正义》：草果，辛温燥烈，善除寒湿而温燥中宫，故为脾胃寒湿主药。按：岚瘴皆雾露阴湿之邪，最伤清阳之气，故辟瘴多用温燥芳香，以胜阴霾湿浊之蕴祟。草果之治瘴疟，意亦犹是。然凡是疟疾，多湿痰蒙蔽为患，故寒热往来，纠缠不已，治宜开泄为先。草果善涤湿痰，而振脾阳，更以知母辅之，酌量其分量，随时损益，治疟颇有妙义，固不必专为岚瘴立法。唯石顽所谓实邪不盛者，当在所禁耳。

用药禁忌 气虚或血虚、无寒湿实邪者忌服。

六、利水渗湿药

利水消肿药

茯　苓

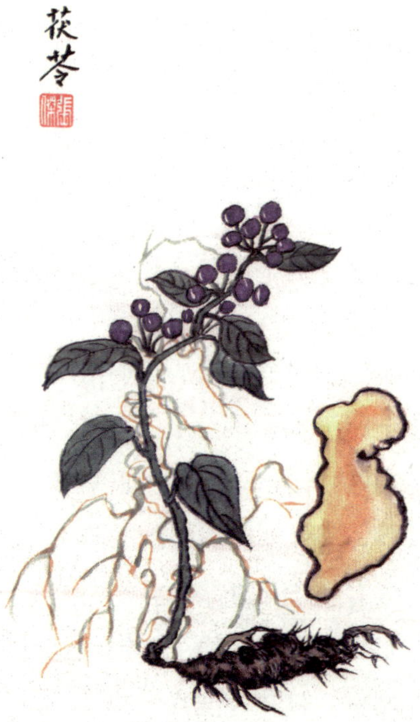

科属　多孔菌科。

中药学名　茯苓[93—94]。别名：茯菟、茯灵、伏苓、伏菟、松腴、不死面、松薯、松木薯、松苓等。

性味归经　甘、淡，平。归心、肺、脾、肾经。

功效　利水渗湿，健脾，宁心安神。

主治　水肿尿少，心神不安，惊悸失眠，痰饮眩悸，脾虚食少，便溏泄泻。

用法用量　煎服，10 ～ 15g。

化学成分　本品主要含多糖，其中β– 茯苓聚糖的含量最高；三萜类成分：茯苓酸、土莫酸、齿孔酸等；甾醇类成分：麦角甾醇等。本品还含有蛋白质、脂肪、卵磷脂、腺嘌呤等成分。

现代药理作用　茯苓煎剂、糖浆剂、醇提取物、乙醚提取物，分别具有利尿、镇静、抗肿瘤、增加心肌收缩力的作用。茯苓多糖有增强免疫功能的作用。

本品还有护肝、降血糖、延缓衰老、抗胃溃疡的作用。

药用部位 菌核。

道地产区 主要分布在云南、安徽、湖北、四川等地，其中云南产的茯苓（云苓）质量最优。

常见配伍

1. 茯苓配伍泽泻

增强利水渗湿的效果，用于治疗水肿，如五苓散。

2. 茯苓配伍白术

健脾益气，用于治疗脾胃虚弱。

3. 茯苓配伍酸枣仁

安神定志，用于治疗失眠。

药膳[280]

1. 茯苓天麻蒸鲤鱼

材料：茯苓、川芎各8g，天麻15g，鲤鱼1条，料酒10mL，葱、姜各8g，盐、鸡精各适量。

制作：将鲤鱼宰杀后，去鳞、鳃、内脏，洗净血水；茯苓、川芎洗净，切片；天麻用清水泡软，切片，放入鲤鱼腹内；葱、姜洗净，切末。将鲤鱼放入盆中，加姜、葱、适量清水，上笼蒸40分钟，取出盛盘。砂锅中加入适量水，放入茯苓、川芎，加盐、鸡精调味，用中火熬煮30分钟，捞去药渣，将汤汁浇于鱼上即可。

功效：活血止痛，平肝息风。适合虚火头痛、眼黑肢麻、神经衰弱、高血压头昏、因风寒湿引起的关节疼痛等症患者服用。

2. 柏子茯苓饼

材料：茯苓、柏子仁各10g，全麦粉40g，植物油20mL。

制作：将茯苓洗净、烘干；将柏子仁炒至香黄，与茯苓一起研成细末。将全麦粉与茯苓、柏子仁细末一起放入盆中，加温水揉制成面团，擀成薄饼。平底锅置火上烧热，放入植物油烧热，逐个放入饼坯，小火烙至饼坯熟透即可。

功效：用于近视的调理。

古籍记载

《本草衍义》：茯苓、茯神，行水之功多，益心脾不可阙也。

用药禁忌　阴虚无湿热、虚寒滑精者慎用。

薏苡仁

科属　禾本科。

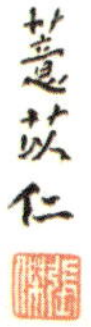

中药学名　薏苡仁[95—99]。别名：薏米、薏仁米、沟子米等。

性味归经　甘、淡，凉。归脾、胃、肺经。

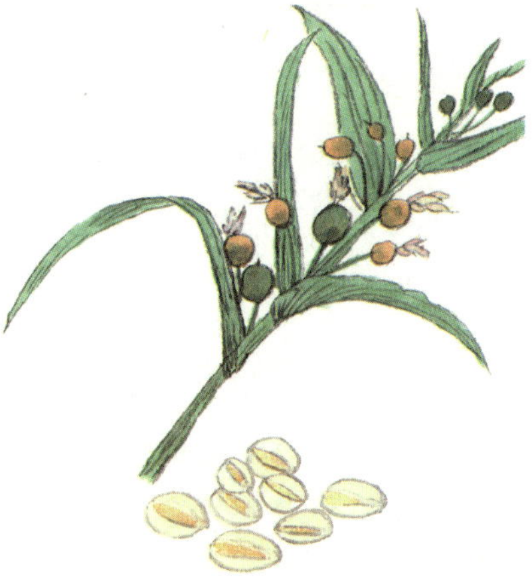

功效　利水渗湿，健脾止泻，除痹，排脓，解毒散结。

主治　水肿，脚气浮肿，小便不利，脾虚泄泻，湿痹拘挛，肺痈，肠痈，赘疣，癌肿。

用法用量　煎服，9～30g。清利湿热宜生用，健脾止泻宜炒用。

化学成分　甾醇类成分：顺式、反式阿魏酰豆甾醇等；苯并唑酮类成分：薏苡素等。还含有薏苡仁多糖等成分。

现代药理作用　薏苡仁煎剂、醇及丙酮提取物对癌细胞有明显的抑制作用。薏苡仁内酯对小肠有抑制作用。其脂肪油能使血清钙、血糖量下降，并有解热、镇静、镇痛、调节免疫等作用。

药用部位　成熟种仁。

道地产区　福建、河北、辽宁等地。

常见配伍

1. 薏苡仁配伍杏仁

薏苡仁甘、淡，补中渗利，升少降多，健脾渗湿，利水消肿，排脓消痈；

杏仁苦、辛而温，辛能横行而散，苦能直行而降，故有散邪降气之功。二药配伍，理气行水、排脓消痈肿甚效。用于治疗肺痿、肺痈（类似肺脓疡）、咯吐脓血样痰等症。

2. 薏苡仁配伍附子

薏苡仁味甘、淡，性凉，甘、淡利湿，凉能清热，既能利水渗湿，又能健脾止泻，利水而不伤正；附子味辛、甘，性热，能上助心阳以通脉，可用于治疗心脏阳气衰弱者。二药配伍，化湿逐饮，温阳散寒。用于治疗心阳不足、寒饮内停、胸痹疼痛、时缓时急、寒湿痹证、腰痛拘急等症。

3. 薏苡仁配伍白术

薏苡仁长于利水渗湿，白术长于益气健脾燥湿。二药配伍，可增强其健脾祛湿之功。用于治疗脾虚湿盛之大便溏泻、身倦乏力等症。

4. 薏苡仁配伍麻黄

薏苡仁长于除湿通痹，麻黄长于发汗解表利水。二药配伍，有祛风散寒、除湿之功。用于治疗风湿在表、一身尽痛、筋脉不伸之痹证。

药膳[280]

1. 薏仁山药粥

材料：薏苡仁 50g，山药 50g，蜂蜜适量。

制作：将薏苡仁、山药洗净后，置锅内，按常法煮粥，用蜂蜜适量调食，每日 1 次。

功效：主治脾胃虚弱。

2. 薏仁红豆山楂粥

材料：薏苡仁 100g，红豆 50g，山楂 30g。

制作：将材料洗净，浸泡半小时后一同倒入高压锅，加水适量。大火煮开后改小火，再煮 15 分钟即可。每日 1 次，连服数日。

功效：主治除湿减肥。

古籍记载

《名医别录》：除筋骨邪气不仁，利肠胃，消水肿，令人能食。

《本草衍义》：薏苡仁，凡用之，须倍于他药。此物力势和缓，须倍加用即见效。

《本草纲目》：薏苡仁，阳明药也，能健脾益胃。虚则补其母，故肺痿、肺痈用之。筋骨之病，以治阳明为本，故拘挛筋急、风痹者用之。土能生水除湿，故泄痢、水肿用之。

《本草正》：味甘淡，气微凉，性微降而渗，故能祛湿利水，以其祛湿，故能利关节，除脚气，治痿弱拘挛湿痹，消水肿疼痛，利小便热淋，亦杀蛔虫。

《药品化义》：薏米，味甘气和，清中浊品，能健脾阴，大益肠胃。主治脾虚泄泻，致成水肿，风湿筋缓，致成手足无力，不能屈伸。

《本草新编》：最善利水，不至损耗真阴之气，凡湿盛在下身者，最适用之。

用药禁忌 脾虚无湿、大便燥结者及孕妇慎 / 禁用。

枳椇子

科属 鼠李科。

中药学名 枳椇子[100—101]。别名：拐枣、枳枣、鸡爪梨、鸡爪果。

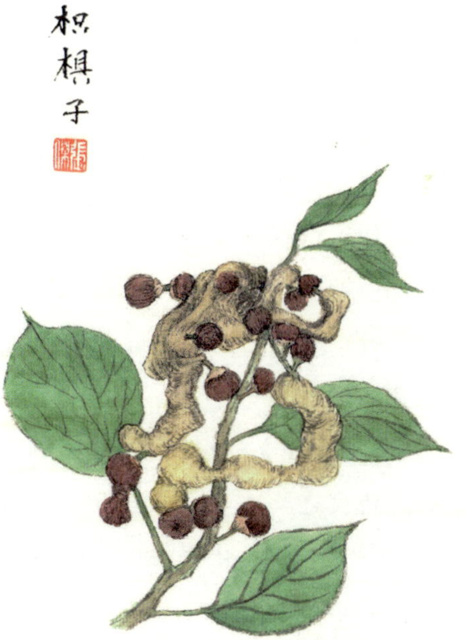

性味归经 甘，平。归胃经。

功效 利水消肿，解酒毒。

主治 水肿，醉酒。

用法用量 煎服，10 ～ 15g。

化学成分 含黑麦草碱、枳椇苷、葡萄糖及苹果酸钾等。

现代药理作用 枳椇子有显著的利尿作用，枳椇子皂苷有降压作用，枳椇子匀浆液有抗脂质过氧化作用及增强耐寒和耐热功能。

药用部位 干燥的成熟种子。

道地产区 陕西、广东、湖北等地。

常见配伍

1. 枳椇子配伍麝香

枳椇子善于解酒毒，可以清胸膈的热邪而止渴除烦；麝香善于通诸窍，解酒毒，消瓜果食积。二药配伍，可以增强解酒毒、消食积的功效，尤其适用于治疗酒醉、烦热、口渴等症。

2. 枳椇子配伍白茅根

用于治疗饮酒过度、成痨吐血等症。

3. 枳椇子配伍茯苓

用于治疗水湿停蓄所致的水肿、小便不利等症。

药膳[280]

1. 千盅酒丸

材料：枳椇子60g，白附子20g，砂仁20g，炮姜20g。

制作：将白附子、砂仁、炮姜分别研成细末；将枳椇子洗净，捣成膏状，加入白附子末，和成饼状，置阴凉处阴干作曲；将曲与砂仁、炮姜末加水搅拌成稀面糊，做成梧桐子大小的水丸。每服30丸，用温盐水送服。

功效：解酒毒。

2. 枳椇子粥

材料：枳椇子15g，粳米50g，白糖适量。

制作：将枳椇子捣碎，装入纱布袋内煎汤；粳米淘洗后放入汤中煮粥，粥熟后加白糖。

功效：除烦渴，解酒毒。用于治疗热病烦渴、醉酒、酒精中毒等症。

古籍记载

《新修本草》：其树径尺，木名白石，叶如桑柘，其子作房似珊瑚，核在其端，人皆食之。

《本草拾遗》：止渴除烦，去膈上热，润五脏，利大小便，功用如蜜。

《滇南本草》：治一切左瘫右痪，风湿麻木，能解酒毒；或泡酒服之，亦能舒筋络，久服轻身延年。化小儿疳虫，健胃养脾。

用药禁忌 脾胃虚寒者禁用。

七、温里药

肉 桂

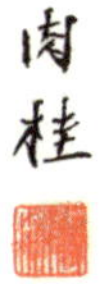

科属 樟科。

中药学名 肉桂[102—103]。别名：牡桂、紫桂、大桂、辣桂、玉桂。

性味归经 辛、甘，大热。归肾、脾、心、肝经。

功效 补火助阳，散寒止痛，温通经脉，引火归元。

主治 肾阳不足，命门火衰，阳痿宫冷，腰膝冷痛；心腹冷痛，虚寒吐泻，寒疝腹痛；冲任虚寒、寒凝血滞之痛经经闭，寒湿痹痛，阴疽流注。

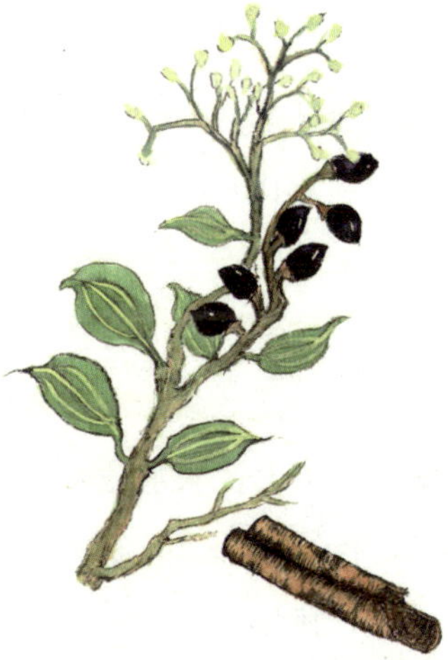

用法用量 煎服，1～5g，宜后下或焗服；研末冲服，每次1～2g。采自粗枝条或幼树干皮者，传统称为官桂，作用较弱，用量可适当增加。

化学成分 本品含挥发油（桂皮油），主要成分为桂皮醛。还含有肉桂醇、肉桂醇醋酸酯、肉桂酸、醋酸苯丙酯、香豆素等。

现代药理作用 肉桂有增强冠状动脉及脑血流量的作用。其甲醇提取物及桂皮醛有抗血小板聚集、抗凝血酶的作用。桂皮油、桂皮醛、肉桂酸钠具有镇静、镇痛、解热、抗惊厥等作用。桂皮油能缓解胃肠痉挛性疼痛，并可引起子宫充血。肉桂水提取物、醚提取物对动物实验性胃溃疡的形成有抑制作用。肇庆产的肉桂降糖作用明显。桂皮油对革兰氏阴性菌、革兰氏阳性菌有抑制作用。

药用部位 树皮。

道地产区 广西、广东等地。

常见配伍

1. 肉桂配伍黄连

肉桂温热，擅长和心血、补命火；黄连苦寒，善于清心热、泻心火。二药配伍，寒热并用，相辅相成，并有泻南补北、交通心肾之功。

2. 肉桂配伍白术

肉桂温肾助阳祛风，白术健脾益气燥湿。二药配伍，则脾胃健而精气足，风湿去而腰痛除。用于治疗房劳力役又感风湿，两腰沉重不能俯仰兼腰痛等症。

3. 肉桂配伍附子

肉桂与附子相须配伍补火助阳，可用于治疗下元虚冷证，如桂附八味丸治疗肾阳不足、命门火衰，桂附理中丸治疗脾肾阳虚、脘腹冷痛等。

药膳[280]

肉桂丁香炖鸭

材料：肉桂、丁香各3g，鸭子1只，姜、葱各10g，盐、冰糖、卤汁适量，香油3mL。

制作：将肉桂、丁香洗净后装入药袋里，扎好袋口；鸭子宰杀后，去毛、内脏、爪，剁成大块，入沸水中汆烫，去除血水；姜洗净，切片；葱洗净，切段。砂锅置小火上，入水适量，放入药袋，煎煮40分钟，捞去药袋，将药汁倒入碗中备用。汤煲置火上，放入鸭肉、葱、姜、盐、冰糖，倒入卤汁，大火煮沸后，撇去浮沫，转小火煲至鸭肉九成熟，倒入药汁，煲至鸭肉烂熟，加香油调味即可。

功效：补虚健脾，利水渗湿。适合性功能低下、慢性胃炎、消化不良及胃肠功能紊乱患者食用。

古籍记载

《神农本草经》：主上气咳逆，结气喉痹吐吸，利关节，补中益气。

《本草求真》：精亏血少、肝盛火起者切忌。

用药禁忌 孕妇、有出血倾向者慎用；婴幼儿及老年人不宜多服、久服；湿热体质者不宜服用。本品不宜与赤石脂同用。

小茴香

科属 伞形科。

中药学名 小茴香[104]。别名：茴香子、土茴香、野茴香、谷茴香、谷香、香子等。

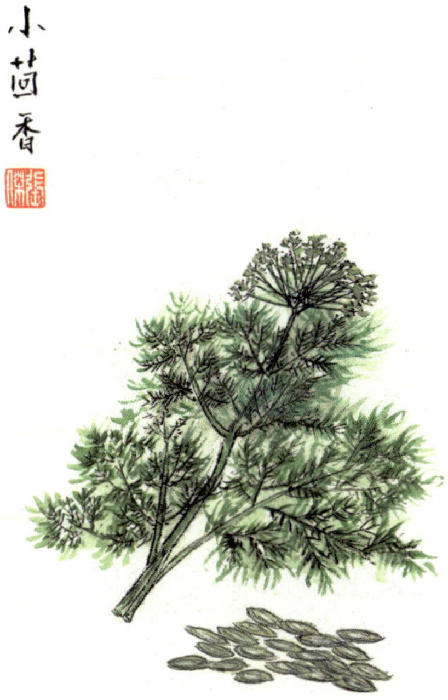

性味归经 辛，温。归肝、肾、脾、胃经。

功效 散寒止痛，理气和胃。

主治 寒疝腹痛，睾丸偏坠胀痛，痛经，少腹冷痛，脾胃虚寒气滞，脘腹胀痛，食少吐泻。

用法用量 煎服，3～6g。外用适量。

化学成分 主要含挥发油，成分为反式茴香脑、柠檬烯、艾草脑、γ-松油烯、α-蒎烯、月桂烯等。另含脂肪油，如岩芹酸等。

现代药理作用 本品能促进活体家兔的肠蠕动，通过十二指肠或口服给药，抑制大鼠胃液分泌及幽门结扎型溃疡和应激性溃疡的胃液分泌；能促进胆汁分泌并使胆汁固体成分增加；对豚鼠气管平滑肌有松弛作用，能促进肝组织再生。本品还具有镇痛作用。

药用部位 成熟果实。

道地产区 内蒙古、山西等地。

常见配伍

1. 小茴香配伍补骨脂

增强药力，下行则温肾散寒之功较著，用于治疗肾阳虚弱之证。女性腰酸腰痛，月经后期，经行腹痛，月经色黑挟血块等下焦虚寒证，也可用此药。中则具暖胃行气、温脾助运之功，可用于治疗脾肾阳虚、胃寒气滞之食欲不振、食后胃脘饱胀、嗳气、呕吐、腹痛、便溏等症。

2. 小茴香配伍牵牛子

专入下焦以泄阴邪，一长于泄水湿，一长于泄寒气，二者相辅相成，同奏散寒消肿、止痛疗疝之功。临床用于治疗下焦虚寒、气滞水停所致的阴囊肿胀坠痛、二便不利之寒湿水疝，疗效颇佳。

3. 小茴香配伍肉桂

小茴香温肝肾、暖胞宫、行气止痛，肉桂温阳助火、散寒止痛，二药配伍有散寒行气止痛的功效。常用于治疗虚寒腹痛及气滞寒凝引起的腰胯坠痛、小腹冷痛等症。若配干姜，疗脾胃虚寒腹痛，则效力更强。

药膳[280]

1. 茴香蛋

材料：茴香15g，食盐4.5g，鸡蛋2个。

制作：将茴香、食盐同炒焦，研成细末，打入鸡蛋，拌匀，煎成饼。用米酒送服，连续服用4天。

功效：治疗鞘膜积液。

2. 茴香茶

材料：小茴香5g，沸水120mL。

制作：小茴香加入沸水，待温度适宜时频服，泡水代茶饮。

功效：散寒止痛。

古籍记载

《新修本草》：叶似老胡荽极细，茎粗，高五六尺，丛生。

《本草述》：若小肠、膀胱并胃腑之证患于热者，投之反增其疾也。

用药禁忌　婴幼儿、孕妇及老年人慎用。阴虚火旺者忌用。不宜短期或大量食用。

八角茴香

科属 木兰科。

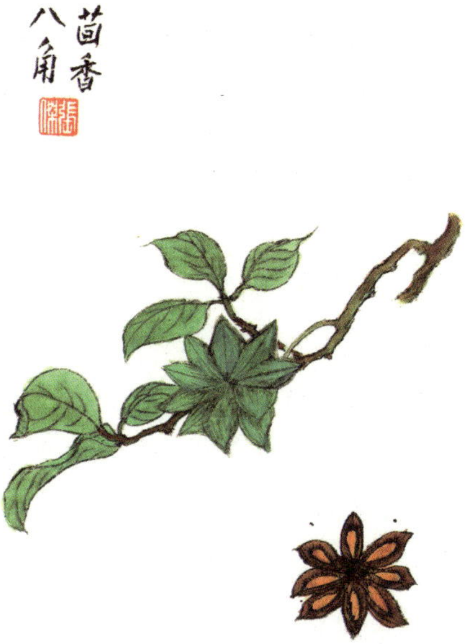

中药学名 八角茴香[105—107]。别名：八角等。

性味归经 辛，温。归肝、肾、脾、胃经。

功效 温阳散寒，理气止痛。

主治 寒疝腹痛，肾虚腰痛，胃寒呕吐，脘腹冷痛。

用法用量 煎服，3 ～ 6g。

化学成分 含有挥发油和非挥发性成分等，反式茴香脑是挥发油的主要成分，非挥发性成分包括有机酸类、黄酮类、萜类、苯丙素类、甾醇类物质等。

现代药理作用 本品含有许多抑菌成分，其抑菌活性与反式茴香脑以及少数萜类化合物有关。本品具有良好的抗炎、镇痛、抗氧化、抗病毒、抗糖化、抗焦虑、杀虫等作用，且具有广谱性。对动脉粥样硬化具有保护和治疗作用。

药用部位 成熟果实。

道地产区 广西是我国八角茴香的主产区，所产本品质量上乘，具有浓郁的香气和较高的药用价值。云南、广东、福建等地也有种植。从道地性和产量、质量等综合来看，广西的八角在市场上具有较高的声誉和地位。

常见配伍

1. 八角茴香配伍生姜

二者配伍，可增强温中散寒的功效，改善胃寒疼痛、呕吐清水等症状。

2. 八角茴香配伍乌药

八角茴香理气止痛，乌药行气散寒，二者配伍，对寒凝气滞引起的腹痛、痛经等有很好的治疗效果。

药膳[280]

1. 八角茴香水

材料：八角茴香油20mL，食用酒精570mL。

制作：取八角茴香油，加入食用酒精。搅拌溶解后，缓缓加入100mL水，随加随搅拌，加适量滑石粉，搅拌均匀，过滤后即得八角茴香水。口服，一次0.1～1.0mL，一日3次。

功效：温中祛寒，暖胃止呕。妊娠呕吐属脾胃虚寒者，症见妊娠期间恶心呕吐，口淡流涎，食少脘胀，舌淡红，苔薄白，可服用。

2. 决明茴香汤

材料：八角茴香10颗，决明子15g，黑芝麻10g。

制作：研烂，加水煎20分钟，略沉淀，取清汤即可服用。

功效：温胃理气，润肠通便。

古籍记载

《本草品汇精要》：主一切冷气及诸疝疗痛。

《本草正》：除齿牙口疾，下气，解毒。

《会约医镜》：阳旺及得热则呕者均戒。

《本草蒙筌》：主肾劳疝气，小肠吊气挛疼，理干、湿脚气，膀胱冷气肿痛。开胃止呕下食，补命门不足。

《医林纂要》：润肾补肾，舒肝木，达阴郁，舒筋，下除脚气。

《医学摘粹》：降气止呕，温胃下食，暖腰膝，消癀疝。

用药禁忌 婴幼儿、孕妇及老年人慎用，阴虚火旺者忌用。

丁　香

科属 桃金娘科。

中药学名 丁香[108—110]。别名：丁子香、瘦香娇、百里馨、公丁香。

性味归经 辛，温。归脾、胃、肺、肾经。

功效 温中降逆，散寒止痛，温肾助阳。

主治 脾胃虚寒，呃逆呕吐，食少吐泻，心腹冷痛，肾虚阳痿，宫寒。

用法用量　煎服，1 ～ 3g，或研末外敷。

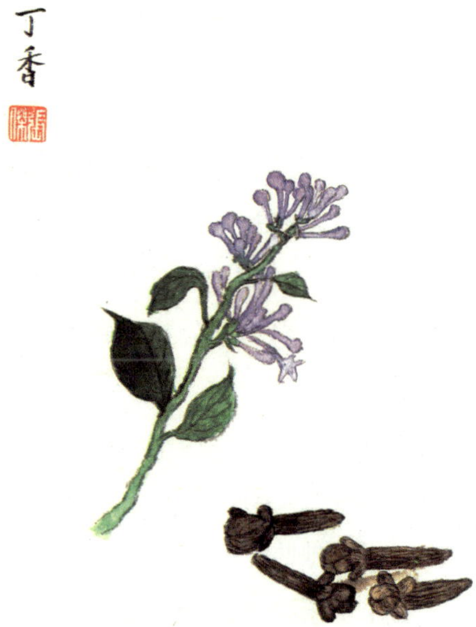

化学成分　主要含挥发油，如丁香酚、乙酰丁香酚、β- 丁香烯、甲基正戊基酮、水杨酸甲酯等，还含有齐墩果酸、鼠李素、山柰素等。

现代药理作用　内服能促进胃液分泌，增强消化力，减轻恶心呕吐，缓解腹部气胀，为芳香健胃剂；其水提取物、醚提取物均有镇痛抗炎的作用；丁香酚有抗惊厥的作用。其煎剂对葡萄球菌、链球菌及白喉、变形、绿脓、大肠、痢疾、伤寒等杆菌均有抑制作用，并有较好的杀螨作用。另有抗血小板聚集、抗凝、抗血栓形成、抗腹泻、利胆和抗缺氧等作用。

药用部位　花蕾。

道地产区　主要为马达加斯加、斯里兰卡、印度尼西亚等国，我国广东、海南也有产出。

常见配伍

1. 丁香配伍人参

丁香善于温中散寒，降逆止呕；人参善于补脾调中，鼓舞脾气，助生化之源，为补脾要药。二药配伍，可增强益气健脾、调中止呕的作用。用于治疗胃虚呃逆。

2. 丁香配伍砂仁

丁香善于温中散寒，降逆止呕；砂仁善于化湿行气，温中止泻。二药配伍，可增强温中行气、止呕止泻的作用。用于治疗脾胃虚寒、湿阻气滞所致的脘腹冷痛、食少吐泻等症。

3. 丁香配伍吴茱萸

丁香长于温中散寒，降逆止呕；吴茱萸善于疏肝解郁，温中下气。二药配伍，可增强温中散寒、降逆止呕的作用。用于治疗胃寒呃逆、脘腹冷痛等症。

药膳[280]

1. 丁香烧鸡腿

材料：丁香、陈皮各8g，党参、白术各10g，鸡腿2只，生姜3g，盐3g。

制作：将药材、鸡腿分别洗净，陈皮用清水泡发，鸡腿用沸水烫过。将药材放入砂锅，放入鸡腿，加水盖过食材，放入姜片，用保鲜膜密封后，上锅隔水蒸2小时，启封后放盐调味即可。

功效：健脾养胃，促进消化。适合肠胃虚寒所致的腹部冷痛、呕吐或腹泻等症患者服用。也可用于缓解孕妇早孕反应。

2. 神曲丁香茶

材料：神曲15g，丁香1.5g。

制作：用沸水冲泡，代茶饮。

功效：温中健脾，消食导滞。适合胃寒食滞而纳差纳呆、胃脘饱胀、呕吐呃逆等症患者服用。

古籍记载

《雷公炮炙论》：不可见火。畏郁金。

《日华子本草》：治口气，反胃，疗肾气，奔豚气，阴痛，壮阳，暖腰膝，杀酒毒，消痃癖，除冷劳。

《本草纲目》：治虚哕，小儿吐泻，痘疮胃虚，灰白不发。

用药禁忌　婴幼儿、孕妇及老年人慎用，阴虚火旺、热性病患者忌用。据“十九畏”的说法，丁香不可与郁金同用。

花　椒

科属　芸香科。

中药学名　花椒[111—113]。别名：香椒、秦椒、川椒。

性味归经　辛，温。归脾、胃、肾经。

功效　温中止痛，杀虫止痒。

主治　脘腹冷痛，呕吐泄泻；虫积腹痛；外治湿疹、阴痒。

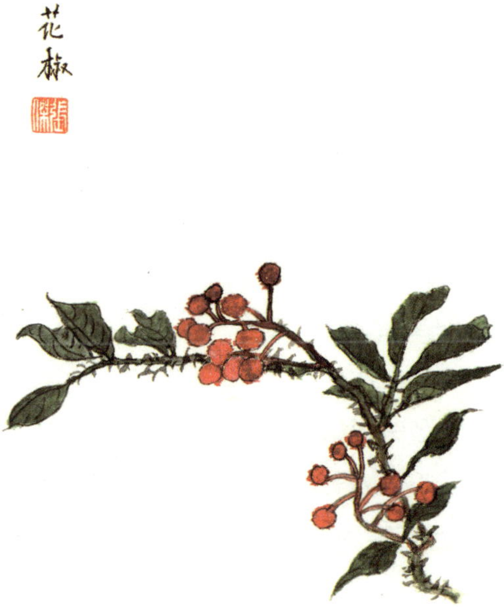

用法用量 煎服，3～6g。外用适量，煎汤熏洗。

化学成分 主要含挥发油，挥发油中的主要成分为柠檬烯、1,8-桉叶素、月桂烯；还含α-蒎烯、β-蒎烯、香草木宁碱等。

现代药理作用 本品具有抗动物实验性胃溃疡形成的作用；对动物离体小肠有双向调节作用，小剂量时兴奋，大剂量时抑制，并有镇痛、抗炎的作用；其挥发油对皮肤癣菌和深部真菌均有一定的抑制和杀死作用，其中对羊毛小孢子菌和红色毛癣菌最敏感，并能杀死疥螨等。

药用部位 成熟果实。

道地产区 主产于辽宁、河北、四川等地，传统以四川产者为佳，又名川椒、蜀椒。

常见配伍

1. 花椒配伍茯苓

治疗肾虚痰喘、腰痛足冷等症，如椒苓丸。

2. 花椒配伍乌梅、干姜、黄柏

治疗虫积腹痛、手足厥逆、烦闷吐蛔等症，如乌梅丸。

3. 花椒配伍干姜、人参

治疗脾胃虚寒所致脘腹冷痛、呕吐、不思饮食等症，如大建中汤。

药膳[280]

1. 花椒粥

材料：花椒5g，粳米50g。

制作：将花椒洗净，加水煎煮，取药汁；粳米淘洗干净。净锅置火上，入适量水，倒入药汁，下粳米，大火煮沸后转小火熬煮成粥即可。

功效：温通散寒，止痛。适合龋齿疼痛、怕冷恶风、牙痛以及半侧头痛等症患者服用。

2. 花椒浸醋

材料：花椒10粒，醋150mL。

制作：花椒用醋浸泡2天。含醋，每次3分钟，每日2次，连续5天。

功效：止牙龈出血。

古籍记载

《神农本草经》：主风邪气，温中，除寒痹，坚齿发，明目。

《名医别录》：多食令人乏气，口闭者杀人。

《千金方》：久食令人乏气、失明。

用药禁忌 本品有毒，不宜多服；孕妇、阴虚火旺者忌用。

高良姜

科属 姜科。

中药学名 高良姜[114—116]。别名：小良姜、蛮姜、良姜、佛手根等。

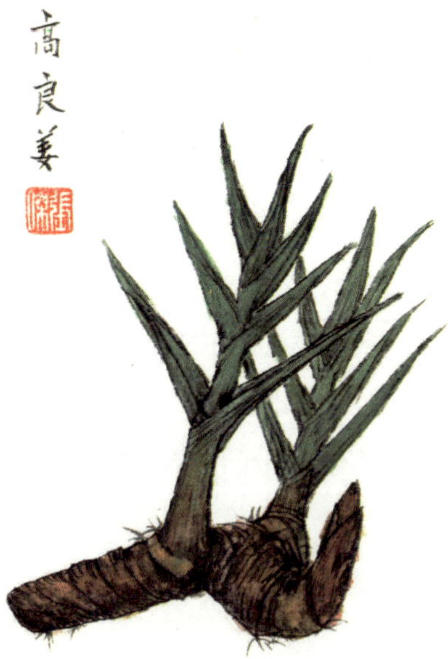

性味归经 辛，热。归脾、胃经。

功效 温中止呕，散寒止痛。

主治 胃寒脘腹冷痛，呕吐，嗳气吞酸。

用法用量 煎服，3～6g。

化学成分 本品主要含挥发油，成分为1,8-桉叶素、桂皮酸甲酯、丁香油酚、蒎烯、荜澄茄烯及高良姜酚等；黄酮类成分：高良姜素、槲皮素、山柰酚、异鼠李素、槲皮素-5-甲醚和高良姜素-3-甲醚等。

现代药理作用 本品水提取物具有镇痛、抗炎作用，醚提取物具有镇痛作用，二者均能抑制动物实验性胃溃疡的形成及蓖麻油引起的腹泻，水提取物或挥发油均有抗血栓形成的作用；100% 煎液对革兰阳性需氧菌有抗菌作用。

药用部位 根茎。

道地产区 广东、海南。湛江市徐闻县是我国高良姜的道地产区和主产区，高良姜产量占全国的 90% 以上。

常见配伍

1. 高良姜配伍香附

香附辛散苦降，乃理气之良药，能通行三焦、疏肝解郁，善行血中之气、调经止痛；高良姜辛温芳香，温热行散，功专温胃散寒、行气止痛。二药配伍，高良姜得香附，则可祛寒散郁；香附得高良姜，则气行寒散，寒散气通，气行痛止，通则不痛。用于治疗肝郁气滞、胃中寒滞之胃脘疼痛，口吐清涎，喜温喜按，胸闷胁痛等症。

2. 高良姜配伍干姜

胃有寒，则胃脘冷痛、呕吐、嗳气；脾有寒，则腹冷、腹痛、腹泻。脾胃皆寒，则上逆下泻。高良姜与干姜，均为辛热之品，同是温中散寒之要药，但高良姜以祛胃寒为长，干姜以散脾寒为要。二者同用，如《太平惠民和剂局方》二姜丸，脾胃寒邪并祛，上止逆，下止泻，温中阳，止疼痛。

3. 高良姜配伍大枣

脾气虚弱，寒邪内生，饮食不佳，呕吐不止，治宜和胃健脾、散寒止呕，取味辛气热之高良姜温中阳、祛寒邪，伍以味甘性温之大枣补中虚、健脾气，扶正兼以祛邪、祛邪勿伤正气，相辅相成，益气散寒，止呕力彰。

药膳[280]

1. 高良姜粥

材料：高良姜 3g，大枣 10g，大米 50g。

制作：先将大米淘洗干净，高良姜、大枣洗净。锅中加入适量水，放入高良姜、大枣，煮沸，然后下大米煮粥，煮熟即可食用。

功效：温中散寒。

2. 高良姜炖鸡

材料：公鸡1只，高良姜、草果各10g，陈皮、胡椒各5g，葱、酱油、盐、醋各适量。

制作：将公鸡宰杀，去毛及内脏，洗净，切块。锅中加适量水，放入鸡块、高良姜、草果、陈皮、胡椒、葱等佐料。用文火炖至肉烂脱骨即可食用。

功效：补虚散寒，理气止痛。

古籍记载

《名医别录》：主暴冷，胃中冷逆，霍乱腹痛。

《本草图经》：春生茎叶如姜苗而大，高一二尺许，花红紫色如山姜。

《本草汇言》：高良姜，祛寒湿、温脾胃之药也。若老人脾肾虚寒，泄泻自利，妇人心胃暴痛，因气怒、因寒痰者，此药辛热纯阳，除一切沉寒痼冷，功与桂、附同等。苟非客寒犯胃，胃冷呕逆，及伤生冷饮食，致成霍乱吐泻者，不可轻用。

《本草求真》：良姜，同姜、附则能入胃散寒，同香、附则能除寒祛郁。若伤暑泄泻，实热腹痛切忌。此虽与干姜性同，但干姜经炮经制，则能以去内寒，此则辛散之极，故能以辟外寒之气也。

用药禁忌　阴虚有热者忌服。

黑胡椒

科属　胡椒科。

中药学名　黑胡椒[117—118]。别名：黑川。

性味归经　辛，热。归胃、大肠经。

功效　温中散寒，下气，化痰。

主治　胃寒呕吐，腹痛泄泻，食欲不振，癫痫痰多。

用法用量　0.6～1.5g，研粉吞服。外用适量。

化学成分　含挥发油，油中主要成分为胡椒醛、二氢香芹醇、氧化石竹烯等。本品还含有胡椒碱、胡椒林碱、胡椒油、胡椒新碱等成分。

现代药理作用 胡椒碱能延长给戊巴比妥的大鼠的睡眠时间，有抗电或戊四氮致动物惊厥的作用；口服本品能促进大鼠胆汁分泌。本品具有抗炎作用。

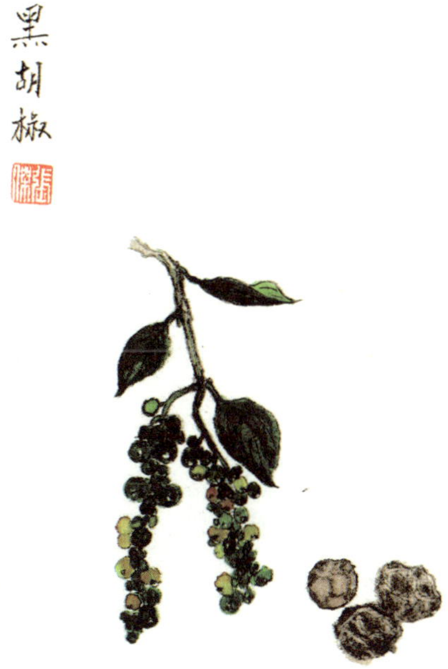

药用部位 近成熟或成熟的种子。

道地产区 广东、广西、云南等地。

常见配伍

1. 胡椒配伍半夏

胡椒味辛，有温中散寒、开胃止痛、消痰的功效；半夏味辛、苦，有燥湿化痰、降逆止呕、消痞散结的功效。二药配伍，既能祛除胃中的痰浊邪气，又能温暖中焦止住呕吐，可用于治疗寒邪与痰邪停滞在中焦引起的反胃和不欲饮食。

2. 胡椒配伍荜茇

胡椒擅长温中散寒，下气消痰；荜茇擅长温中散寒，下气止痛。二药配伍，既可增强温中散寒的作用，又具有使气下行以消除阻滞、消除痰邪以舒畅胸中气机的作用；既可用于治疗胃中寒冷引起的胃脘和腹部疼痛、呕吐、呃逆等症，又可用于治疗痰气郁滞、蒙蔽清窍引起的癫痫等症。

3. 胡椒配吴茱萸

胡椒温中散寒之力较弱，吴茱萸散寒止痛之力较强。二药配伍，可增强温中散寒、温胃止呕的功效，用于治疗脾胃虚寒引起的呕吐、泄泻等症。

4. 胡椒配白术

胡椒辛、热，长于温中散寒；白术甘、温，善于健脾燥湿。二药配伍，可增强健脾燥湿、温中散寒的作用，用于治疗脾气不足、运化失常所致的泄泻等症。

药膳[280]

1. 胡椒猪肚汤

材料：新鲜猪肚1个，白胡椒15g。

制作：将胡椒打碎，放入洗净的猪肚内，用线扎紧猪肚切口，放入砂锅内用慢火煮至烂软，汤中放入少许香菜调味，将猪肚捞起，弃肚内胡椒，食猪肚、饮汤。

功效：温中健脾，和胃止痛。主治胃寒，如经常因为吃凉的食物而腹泻的患者。

2. 鸡蛋煨胡椒

材料：胡椒7粒，鸡蛋1个。

制作：将鸡蛋打一小孔，放入研为细末的胡椒，再用湿纸封口，壳外用湿面团包裹2～5毫米厚，放入木炭中煨熟。服用时去壳，成人每天吃2个鸡蛋，儿童每天吃1个鸡蛋，10天为1个疗程。

功效：温脾补虚通阳，消炎解毒。慢性病毒性肝炎患者可服用。

古籍记载

《新修本草》：味辛，大温，无毒。主下气，温中，祛痰，除脏腑中风冷。

《千金翼方》：生西戎，形如鼠李子。调食用之，味甚辛辣，而芳香当不及蜀椒。

《日华子本草》：解一切鱼、肉、鳖、蕈毒。

《本草经疏》：胡椒禀天地纯阳之气以生，故其味辛，气大温。性虽无毒，然辛温太甚，过服未免有害。气味俱厚，阳中之阳也。入手足阳明经。其主下气，温中，祛痰，除脏腑中风冷者，总因肠胃为寒冷所乘，以致脏腑不调，痰气逆上，辛温暖肠胃而散风冷，则痰气降，脏腑和，诸证悉瘳矣。

用药禁忌　糖尿病、咳嗽、吐血、高血压、胃溃疡患者，阴虚有火者，痔疮、咽喉炎症、眼疾患者，皆慎食黑胡椒。

荜 茇

科属 胡椒科。

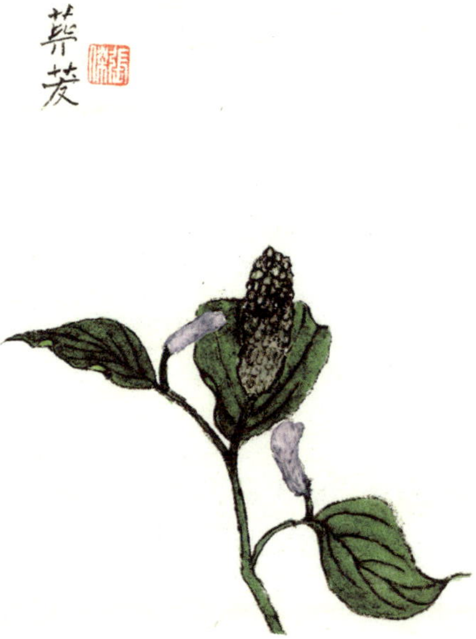

中药学名 荜茇[119]。别名：荜拔、荜拔梨等。

性味归经 辛，热。归胃、大肠经。

功效 温中散寒，下气止痛。

主治 脘腹冷痛，呕吐，泄泻，寒凝气滞，胸痹心痛，头痛，牙痛。

用法用量 煎服，1～3g。外用适量，研末塞龋齿孔中。

化学成分 果实含胡椒碱、棕榈酸、四氢胡椒酸、挥发油等。

现代药理作用 本品中的挥发油和非皂化物能降低动物外源性及内源性胆固醇。其挥发油能对抗多种条件所致的缺氧及心肌缺血，纠正动物实验性心律失常，并有镇静、镇痛、解热等作用。

药用部位 果实或成熟果穗。

道地产区 国内主产于云南、广东等地，国外主产于印度尼西亚、菲律宾、越南。

常见配伍

1. 荜茇配伍苏合香

荜茇味辛、性热，温暖脾胃，驱散寒邪；苏合香味辛、性温，芳香开窍，能化解秽浊邪气，是治疗寒闭神昏的重要药材。二者配伍，既可增强祛寒止痛、消散郁结的作用，又能增强温通经脉、开窍醒神的作用，多用于治疗寒闭神昏（寒邪引起的神志昏迷、不省人事）。

2. 荜茇配伍干姜

荜茇味辛，性热，能温暖脾胃，驱散寒邪；干姜味辛，性热，药性燥烈，不仅能暖脾胃，驱散寒邪，还能大补阳气，通畅脉络，温暖肺脏，促进体内停聚的水液运行，是温暖脾胃、振奋脾阳的重要药材。二者配伍，可增强其温暖脾胃、驱散寒邪的作用，用于治疗胃脘及腹部寒冷疼痛、呕吐、呃逆等症。

3. 荜茇配伍厚朴

荜茇味辛，性热，能温暖脾胃，驱散寒邪；厚朴味辛、苦，性温，能行气燥湿，消除胀满。二者配伍，具有温暖脾胃、健运脾胃、化解湿邪的作用，可增强祛除脾胃寒湿、行气消胀的药力，使脾胃运化功能恢复正常，用于治疗寒湿阻滞、脾胃失和引起的脘腹胀满、呕吐等症。

药膳[280]

1. 荜茇粥

材料：荜茇3g，白胡椒3g，肉桂3g，粳米300g。

制作：将荜茇、白胡椒、肉桂筛选干净，打成细末。将粳米淘净、入锅，加水2000mL，煮至米烂汤稠。把药末撒进粥里，边撒边搅。撒完、搅匀。

功效：温脾胃，通心阳，调气机，止疼痛。脾胃阳虚而致的阴寒内盛之胸闷心痛、脘腹冷痛、食少腹胀、呕吐清水、寒凝痛经等症患者可食用。

2. 荜茇鲫鱼汤

材料：荜茇、砂仁、陈皮、胡椒、泡辣椒各10g，大鲫鱼1000g，大蒜2头，葱、食盐、酱油、菜油各适量。

制作：将鲫鱼去鳞、鳃和内脏，洗净。在鱼腹内填入荜茇、砂仁、陈皮、胡椒、泡辣椒、大蒜、葱、食盐、酱油。在锅内倒入菜油，烧开，放入鲫鱼烧熟，再加入适量水，炖成羹即可。空腹随量食用。

功效：醒脾暖胃。

古籍记载

《海药本草》：主老冷心痛、水泻、虚痢、呕逆醋心、产后泄利。

《本草纲目》：荜茇，为头痛、鼻渊、牙痛要药，取其辛热能入阳明经散浮热也。

《雷公炮制药性解》：味辛，性大温，无毒，入肺、脾、胃、膀胱四经。主温中下气，消食开痰，治阴疝，止霍乱，除泻痢日久，疗心腹冷痛。醋浸一宿，刮去皮粟子令净方用。荜茇，辛走肺家，温宜脾、胃、膀胱、肺经，故咸入之。

《本草便读》：荜茇，大辛大热，味类胡椒，入胃与大肠，阳明药也。温中散寒，破滞气，开郁结，下气，除痰，又能散上焦之浮热，凡一切牙痛、头风、吞酸等证，属于阳明湿火者，皆可用此以治之。

用药禁忌 婴幼儿、孕妇、老年人慎用，实热郁火、阴虚火旺者禁用。

八、理气药

陈　皮

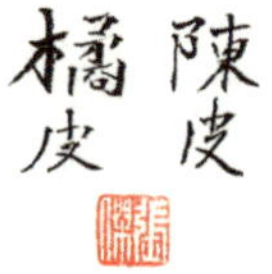

科属　芸香科。

中药学名　陈皮[120—122]。别名：橘皮、贵老、红皮、广皮、新会皮。

性味归经　苦、辛，温。归肺、脾经。

功效　理气健脾，燥湿化痰。

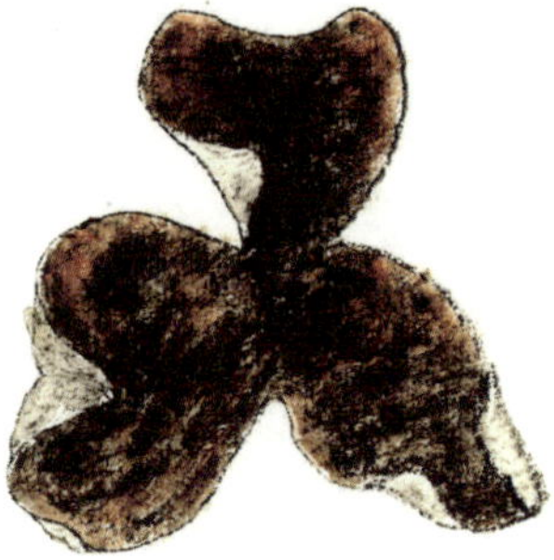

主治　脾胃气滞、湿阻之脘腹胀满、食少吐泻、呕吐、呃逆、湿痰寒痰、咳嗽痰多、胸痹。

用法用量　煎服，3 ～ 10g。

化学成分　挥发油主要为柠檬烯、γ- 松油烯等，黄酮类成分主要为橙皮苷、新橙皮苷、陈皮素、柚皮苷、新柚皮苷等。

现代药理作用　陈皮水煎液对唾液淀粉酶活性有明显的促进作用，能抑制家兔离体十二指肠的自发活动，使紧张性下降，收缩减弱；对离体、在体的胃及肠运动均有直接抑制作用。挥发油能松弛豚鼠离体支气管平滑肌，水提取物和挥发油均能阻断氯乙酰胆碱、磷酸组胺引起的支气管平滑肌收缩痉挛，有平喘、镇咳的作用。挥发油有刺激性祛痰的作用。本品还有升高血压、抗血小板聚集、抗氧化、抗衰老、强心、抗休克、抗过敏、抗肿瘤、抑菌、避孕、抗紫外线辐射、杀虫等作用。

药用部位　成熟的果皮。

道地产区　广东、广西、福建、四川、江西等地。药材分为陈皮和广陈皮，其中新会被认定为广陈皮的道地产区。

常见配伍

1. 陈皮配伍桃仁

桃仁活血化瘀、润肠通便、止咳平喘，用于治疗痛经闭经、跌打损伤、肠燥便秘等症；陈皮祛风下气、健胃化痰。二者配伍，其缓解效果甚好，有助于调理身体，用于治疗痰积、痛经、积食、便秘等症。

2. 陈皮配伍生姜

生姜中的姜油酮具有保护胃黏膜细胞、健胃消食的作用，有助于缓解胃胀气、胃绞痛、过敏等多种症状。陈皮与生姜配伍，有助于缓解形寒饮冷、反胃吐泻等症状，起到止呕止泻、健脾养胃、促进消化的作用。

3. 陈皮配伍半夏

半夏化痰祛湿、健胃止呕、和中降逆、消肿止痛。陈皮与半夏配伍，能起到化痰止咳、健胃消食的良好作用，用于治疗痰湿不化、胸膈满闷、咳喘痰多、痰白黏稠等症，对感冒后的咳嗽、急、慢性支气管炎的咳嗽痰多等症有效。

药膳[280]

1. 陈皮生姜汤

材料：陈皮、生姜各 10g。

制作：将陈皮洗净、切成丝，生姜洗净、切成片，一同放入锅中，加水适量，煎煮，滤渣，喝汤。

功效：行滞、止呕，可治干呕、手足厥冷等症。此方出自《金匮要略》的生姜橘皮汤。

2. 陈皮老鸭煲冬瓜

材料：老鸭 600g，冬瓜 750g，陈皮 10g，生姜 3 片，盐适量。

制作：将鸭子宰杀、洗净，切成小块；冬瓜切块，同鸭块大小，二者一起放入砂锅里，加适量清水，用大火烧开后，撇去浮沫，再加入陈皮、生姜，改用小火炖至鸭肉熟烂，调入适量盐即可。

功效：老鸭肉滋阴补虚，冬瓜清热利水化湿，合陈皮共奏健脾化湿、滋阴清热、滋补五脏之功。

古籍记载

《神农本草经》：味辛，温。主胸中瘕热逆气，利水谷。久服去臭，下气，通神。一名橘皮。生川谷。

《药性论》：治胸中膈间气，主气痢，消痰涎，治上气咳嗽，开胃。

《汤液本草》：益气，加青皮减半去滞气，推陈致新。若补脾胃不去白，若调理胸中肺气，须去白。

用药禁忌 阴虚火旺者禁用。

橘　红

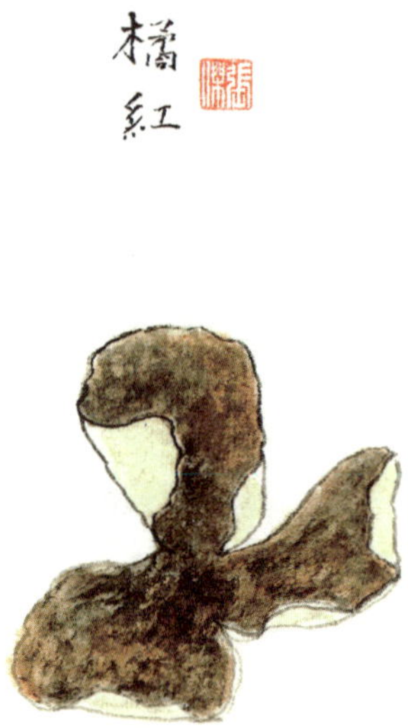

科属 芸香科。

中药学名 橘红[123]。别名：芸皮、芸红。

性味归经 辛、苦，温。归肺、脾经。

功效 理气宽中，燥湿化痰。

主治 咳嗽痰多，食积伤酒，呕恶痞闷。

用法用量 煎服，3 ～ 10g。

化学成分 黄酮类：柚皮苷、少量的野漆树苷、新橙皮苷、枳属苷等。挥发油：以单萜类及其衍生物为主。多糖：是一种由 D- 木糖、D- 葡萄糖、D- 半乳糖、D- 甘露糖、L- 阿拉伯糖和一个未知物等组成的杂多糖。

现代药理作用 具有止咳化痰、抗血栓、抗炎作用，能治疗慢性阻塞性肺疾病、PM2.5 所致肺损伤，防治糖尿病心肌病的心肌损伤，防治脂肪肝，还具有抗氧化、调节血脂、降血糖、免疫调节、抗疲劳等保健作用。

药用部位 外层果皮。

道地产区 广东。

常见配伍

1. 橘红配伍半夏

清肺，化痰，止咳。用于治疗咳嗽痰多、痰不易咳出、胸闷口干等症。如橘红丸。

2. 橘红配伍川贝母

二者配伍，理气化痰，宣肺止咳，能增强化痰作用。慢性支气管炎合并肺气肿患者，证属痰浊上扰，表现为痰白黏稠者，适宜食用。

药膳[280]

1. 橘红生姜蜂蜜水

材料：橘红 60g，生姜 30g，蜂蜜 250g。

制作：将橘红、生姜加水煎煮，15 分钟后取出，然后再加水煎煮，共煎煮 3 次。把取出的煎液合并，以小火煎熬浓缩，趁稠黏状态时加入蜂蜜，再煮沸即可。待凉后装瓶。每日服 3 次，每次 3 汤匙。

功效：主治小儿风寒咳嗽。

2. 橘红桔梗雪梨汤

材料：橘红 10g，桔梗 10g，雪梨 1 个，冰糖适量。

制作：将橘红、桔梗洗净，备用。雪梨洗净，去皮，去核，切成小块。将橘红、桔梗放入锅中，加入适量清水，大火煮沸后转小火煮 20 分钟。放入雪梨块，继续煮 10 ～ 15 分钟。加入适量冰糖，搅拌均匀，待冰糖溶化后即可食用。

功效：健脾化痰。

古籍记载

《本经逢原》：橘红专主肺寒咳嗽多痰，虚损方多用之，然久嗽气泄，又非所宜。

《本草纲目》：橘红佳品，其瓤内有红白之分，利气、化痰、止咳功倍于他药。其功愈陈愈良。

《药品化义》：橘红，辛能横行散结，苦能直行下降，为利气要药。盖治痰须理气，气利痰自愈，故用入肺脾，主一切痰病，功居诸痰药之上。佐竹茹以疗热呃，助青皮以导滞气，同苍术、厚朴平胃中之实，合葱白、麻黄表寒湿之邪，消谷气，解酒毒，止呕吐，开胸膈痞塞，能推陈致新，皆辛散苦降之力也。

用药禁忌　阴虚燥咳、久咳气虚者不宜，阴虚火旺者禁用。

化橘红

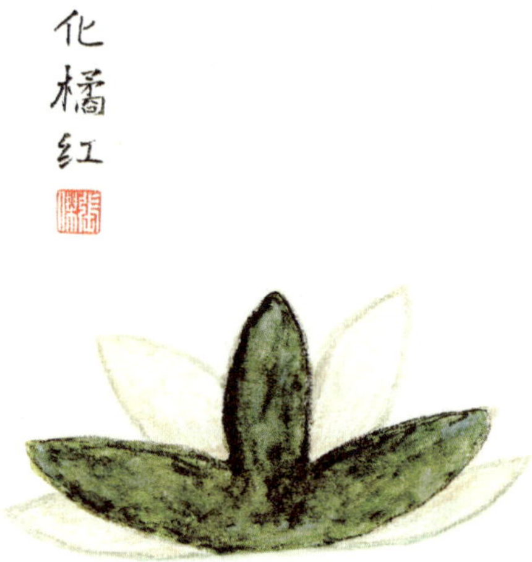

科属　芸香科。

中药学名　化橘红[124—125]。别名：化皮、化州橘红、柚皮橘红、毛化等。

性味归经　辛、苦，温。归肺、脾经。

功效　理气宽中，燥湿化痰。

主治　咳嗽痰多，食积伤酒，呕恶痞闷。

用法用量　煎服，3～6g。

化学成分　果实含柚皮苷、柚皮苷元，果皮含枸橼醛、香叶醇、芳樟醇等。

现代药理作用　抗炎作用：化橘红能够显著抑制促炎因子的释放，降低炎性细胞的浸润，抑制抗炎因子的降低，并提高促炎症消退介质的受体表达，促进炎症消退。

增强抗病毒免疫反应：化橘红的有效成分可以通过肠道微生物群分泌的葡萄糖苷酶水解，并进一步裂解生成对羟基苯丙酸。对羟基苯丙酸作为一种黄酮类化合物的代谢物，可通过增强Ⅰ型干扰素信号的传导，增强巨噬细胞的免疫反应，进而开启和增强整个机体的抗病毒免疫反应。

药用部位　未成熟或接近成熟果实的外层果皮。

道地产区　主产于广东，因化州市为其主要道地产区，所以在橘红的前面加上“化”字，用来区分普通的橘红。

常见配伍

1. 化橘红配伍金银花、罗汉果

化橘红性温，若要治疗热咳，需要凉性药材搭配降火，罗汉果性凉，有清肺热的作用，对咽喉肿痛有较好的疗效，金银花性寒，具有清热解毒、消炎退肿等功效。

2. 化橘红配伍黄芪、菊花

化橘红化痰理气，黄芪补气升阳，两者配伍可祛风散寒、燥湿化痰，但化橘红和黄芪皆性温，过量易上火，因此可搭配 5 ～ 6 朵菊花来疏风清热、平肝明目。

药膳[280]

1. 化橘红炖川贝母

材料：化橘红 10g，半夏 10g，川贝母 10g，甘草 3g，猪瘦肉 50g，盐适量。

制作：将猪瘦肉洗净、切块，所有药材清洗干净后与猪瘦肉一同放入锅内，加水 600mL，大火煮开后转中火炖 2 小时，加适量盐调味即可。

功效：止咳化痰平喘，适合慢性肺气肿表现为痰白黏稠者服用。

2. 化橘红猪肚鸡养胃汤

材料：化橘红 3 ～ 6g，党参 20g，茯苓 20g，白术 20g，砂仁 6g，猪肚 1 个，鸡 1 只，盐适量。

制作：将化橘红、党参、茯苓、白术、砂仁洗净、稍浸泡，猪肚洗净、切成小块，鸡肉去皮、切块，一同放入锅中，加 3.5L 热开水，大火煮开后转小火炖 2 小时即可，食用前下盐调味。

功效：理气宽中，燥湿化痰，适合胃痛、胃寒、胃胀气、便溏者服用。

古籍记载

《本草纲目拾遗》：治痰症，消油腻、谷食积，醒酒，宽中，解蟹毒。

《本草从新》：化州陈皮，消痰至灵，然消伐太峻，不宜轻用。

用药禁忌 气虚、阴虚有燥痰者不宜服用化橘红。

代代花

科属 芸香科。

中药学名 代代花[126]。别名：枳壳花、酸橙花。

性味归经 甘、微苦、酸，平。归肝、胃经。

功效 消食，和胃止呕，行气宽中，化痰解郁。

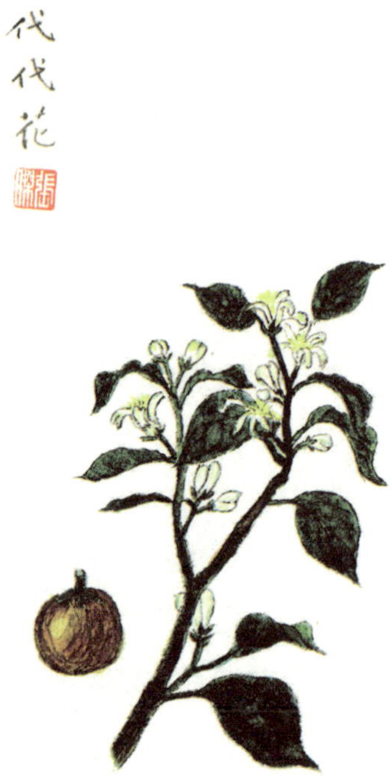

主治 胸闷，恶心，胃脘胀痛，不思饮食等症。

用法用量 煎服，1.5 ～ 6g。

化学成分 主要为黄酮类、挥发油类、香豆素类、多糖类等。

现代药理作用 代代花中的黄酮类化合物和香豆素类化合物具有较强的抗氧化能力，能调控炎症反应的刺激信号，从而发挥抗炎作用。同时，代代花在开发预防和治疗高脂血症的功能性食品和药物，以及抗肿瘤、保护细胞方面具有潜力。代代花油可用于治疗心血管疾病，缓解绝经期症状以及血管舒缩症状。

药用部位 花蕾。

道地产区 浙江、江苏、广东、贵州等地。

常见配伍

1. 代代花配伍小茴香

小茴香味辛、性温，入中、下焦，有祛寒止痛、理气和胃之功；代代花专走中焦，理气和胃。二者配伍，加强清热解毒的效果，用于治疗胃寒呕吐、脘腹胀痛等症。

2. 代代花配伍玫瑰花、白梅花

三药配伍，主要取其疏肝理气的作用。三药气味芳香，理气而不辛燥，和血而不破血，为和缓的理气药，尤其适合存在阴虚证的患者。

3. 代代花配伍木香

木香有行气止痛、解郁醒脾之功，代代花与之配伍，行气止痛之功相加，用于治疗心胃气痛、脘腹胀满、肝郁胁痛等症。

药膳[280]

1. 代代玫瑰花饮

材料：代代花 5g，玫瑰花 5g，蜂蜜适量。

制作：用开水冲泡二花，静置 5 分钟，加入适量蜂蜜调味，即可饮用。

功效：疏肝和胃，理气解郁，适合胸脘痞闷、不思饮食、心情低落、工作压力大者饮用。

2. 代代花莲子汤

材料：代代花20g，莲子（去心）100g，鲜橘瓣200g，青梅20g，红枣100g，白糖200g，白醋80g。

制作：将代代花蕾洗净，切成米粒状；莲子用温水泡3分钟后蒸熟；红枣洗净，加清水烧开，中火煮至枣熟，去核；将青梅切成丁，与莲子、橘瓣、红枣、白糖、白醋一同放入锅内，加清水烧开，撒入代代花。晾凉，即可服用。

功效：健脾消食，润肺生津。

古籍记载

《饮片新参》：理气宽胸，开胃止呕。

《动植物民间药》：治腹痛，胃痛。

《浙江中药手册》：调气疏肝。治胸膈及脘腹痞痛。

用药禁忌 孕妇慎用，妇女在月经期间忌用。

佛　手

科属 芸香科。

中药学名 佛手[127]。别名：佛手柑、手柑。

性味归经 辛、苦、酸，温。归肝、脾、胃、肺经。

功效 疏肝理气，和中止痛，燥湿化痰。

主治 肝胃气滞，胸胁胀痛，胃脘痞满，食少呕吐，咳嗽痰多。

用法用量 煎服，3～10g。

化学成分 本品主要含挥发油：柠檬烯，γ-松油烯等；黄酮类成分：橙皮苷，香叶木苷等；香豆素类成分：佛手内酯，柠檬内酯；萜类成分：柠檬苦素等。本品还含多糖、有机酸等成分。

现代药理作用 佛手醇提取物可以抑制肠道平滑肌的收缩。本品还具有一定的平喘、祛痰、抗应激、调节免疫、抗肿瘤、扩张冠状动脉、增加冠脉血流量的作用，高浓度时可以抑制心肌收缩力，减缓心率，降低血压，保护实验性心肌缺血。

药用部位　果实。

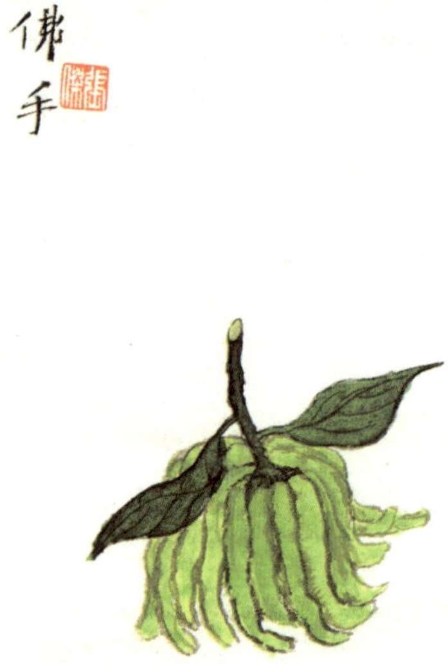

道地产区　根据产地的不同，佛手名称各异。产于浙江的称“金佛手”，以浙江金华佛手最为著名；产于福建的称“建佛手”；产于四川的称“川佛手”；产于广东、广西的称“广佛手”，是传统的名贵中药，是“十大广药”和“十大桂药”之一，其道地产区为以广东肇庆的德庆、广西桂林的灌阳为核心及其周边地区。

常见配伍

1. 佛手配伍青皮

佛手偏于宣通气机、和胃化痰，青皮偏于开降疏结。二者配伍，疏肝和胃，理气散结止痛，常用于治疗肝郁气滞、胃气不和的两胁胀痛、胸腹满闷等症。

2. 佛手配伍木香

佛手理气开胃，木香行气止痛，二者配伍能行气宽中、开胃止痛，常用于治疗脾胃气机呆滞之脘腹胀满、纳呆、吐泻等症。

3. 佛手配伍生姜

佛手健脾理气、化湿止呕，生姜温中降逆止呕。二者配伍，有健脾和胃、降逆止呕之功，常用于治疗胃气不和、气逆呕吐、嗳气等症。

药膳[280]

魔力佛手煮蛋

材料：佛手8g，茉莉花10g，鸡蛋2枚。

制作：佛手用清水浸泡，洗净。鸡蛋洗净外壳，煮熟，捞出后去掉蛋壳，与佛手、茉莉花用小火同煮20分钟即可。

功效：疏肝理气，醒脾固涩。适合胃及十二指肠溃疡患者食用。

古籍记载

《滇南本草》：补肝暖胃，止呕吐，消胃家寒痰，治胃气疼，止面寒疼，和中，行气。

《本草纲目》：煮酒饮，治痰气咳嗽。煎汤，治心下气痛。

《本经逢原》：专破滞气。治痢下后重，取陈年者用之。

《本草再新》：治气舒肝，和胃化痰，破积，治噎膈反胃，消癥瘕瘰疬。

用药禁忌 阴虚体热、体质虚热者慎用。

香 橼

科属 芸香科。

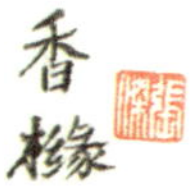

中药学名 香橼[128—129]。别名：香泡树、香橼柑、钩缘干、香圆等。

性味归经 辛、苦、酸，温。归肝、脾、肺经。

功效 疏肝解郁，理气宽中，燥湿化痰。

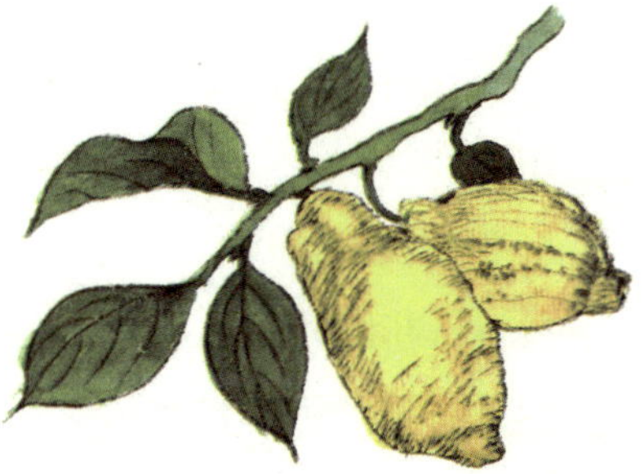

主治 肝胃气滞，胸胁胀痛；脾胃气滞，脘腹痞满，呕吐噫气；痰多咳嗽。

用法用量 煎服，3 ～ 10g。

化学成分 主要含挥发油：右旋柠檬烯、水芹烯、枸橼醛、乙酸香叶酯等；黄酮类成分：柚皮苷、橙皮苷等。本品还含有二萜内酯类及鞣质等成分。

现代药理作用 香橼的根、叶、果汁提取物均能展现不同程度的抗菌活性。香橼的种子提取物具有抗糖尿病、降低血脂的作用。香橼叶石油醚提取物具有显著的雌激素活性，可作为绝经后妇女雌激素活性的安全天然来源。本品有促进胃肠蠕动、健胃及祛痰的作用，还有抗炎、抗病毒的作用。未成熟的香橼果实中富含的黄酮类成分能够阻止乙二醇诱导的尿路结石的形成。本品还具有抗抑郁、抗焦虑、抗疲劳、解毒、护肝等功效。

药用部位 成熟果实。

道地产区 四川、云南、福建、江苏、浙江等地。

常见配伍

1. 香橼配伍厚朴

二药均能理气消痰。香橼偏于和中止痛，厚朴长于下气除胀满，二药配伍则下气止痛功效较好，用于治疗胃痛胸闷、消化不良、呕吐胀满等症，并常与香附、白蔻仁等芳香理气药相配用。

2. 香橼配伍半夏

二药均有燥湿化痰的功效。香橼偏于理气利膈，半夏长于和胃降逆，二药配伍，有健脾理气、化痰止呕的功效，常用于治疗胃气不和的胸腹满闷、恶心呕吐，以及湿痰壅滞的咳嗽痰多、胸闷等症。

3. 香橼配伍陈皮

香橼味辛、苦、酸，性温，疏肝解郁，燥湿化痰；陈皮味辛、苦，性温，燥湿化痰，理气和中。香橼药性平和，善理肝胃气滞；陈皮药力较强，善理脾胃气滞。二药配伍，使得理气燥湿化痰之功增强，用于治疗脾胃或肝胃气滞、痰湿咳嗽等症。

药膳[280]

1. 香橼蜂蜜酒

材料：新鲜香橼 100g，蜂蜜 50mL，白酒 200mL。

制作：将鲜香橼洗净、切碎，加水 200mL 放锅内煮烂后，加蜂蜜及白酒，煮沸时停火，待凉后装入瓶中，密闭贮存，1 个月后即可饮用。

功效：理气，化痰，止咳。

2. 香橼陈杞排骨汤

材料：香橼 9g，陈皮 15g，枸杞子 15g，山药 2 根，生姜 3 片，排骨 300g。

制作：将排骨斩段，冷水下锅，煮沸后捞去浮沫，倒去血水，洗净备用。将所有药材冲洗干净，砂锅内加入清水 2000mL，将香橼、陈皮、生姜连同排骨一同放入砂锅，武火滚沸后改文火煲 1 小时左右，加入山药段，煲 20 分钟。放入枸杞子，再煲 5 分钟，下盐，便可食用。

功效：疏肝解郁，理气和胃。

古籍记载

《本草拾遗》：去气，除心头痰水。

《饮膳正要》：下气，开胸膈。

《医林纂要》：治胃脘痛，宽中顺气，开郁。

《本草便读》：下气消痰，宽中快膈。

用药禁忌 孕妇、气虚、阴虚血燥者慎用。

薤　白

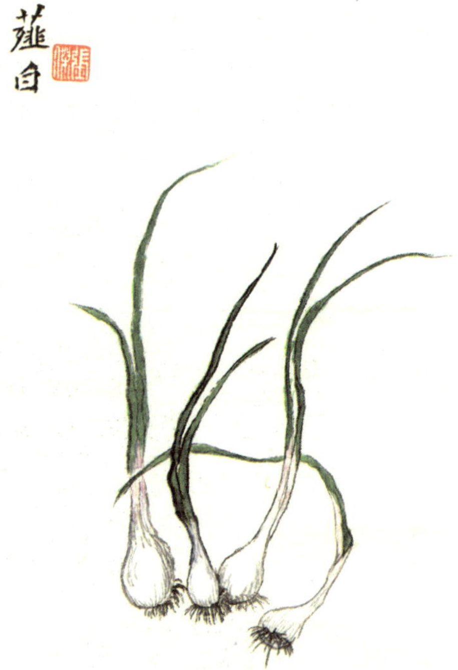

科属 百合科。

中药学名 薤白[130—133]。别名：野薤、野葱、薤白头、野白头、薤根、藠子、野蒜、小独蒜等。

性味归经 辛、苦，温。归心、肺、胃、大肠经。

功效 通阳散结，行气导滞。

主治 胸痹心痛，脘腹痞满胀痛，泻痢后重。

用法用量 煎服，5～10g。

化学成分 主要含甾体皂苷类成分：薤白苷A～K等；还含有前列腺素、生物碱及含氮化合物等。

现代药理作用 薤白乙醇浸膏能明显促进肠管碳末输送，有一定的止泻作用。本品还有抗血小板聚集、降低血脂、抗动脉粥样硬化、抗氧化及镇痛、抑菌、抗炎等作用。

药用部位 鳞茎。

道地产区 东北、河北、江苏、湖北等地。

常见配伍

1. 薤白配伍黄柏

薤白辛散通降，擅长通阳化滞，上开胸痹，下泄大肠气滞；黄柏苦寒降泄，清热燥湿，且擅长泻肾火、清下焦湿热。二药配伍，辛开苦降，寒温并用，清热通阳，理气燥湿，可用于治疗湿热疫毒导致的泻痢、感觉排便不尽、肛门重坠等症。

2. 薤白配伍瓜蒌

薤白通阳散结，行气止痛，能散阴寒、缓解胸区憋闷；瓜蒌清肺化痰，宽胸散结，润燥滑肠，能够利胸膈、通痹止痛。二药配伍，一通一降，通阳行气，清肺化痰，散结止痛，是治疗胸痹的常用药对，可用于治疗胸痛胸闷、气短咳喘、疼痛间歇发作、严重时胸痛牵扯背部、疼痛没有休止等症。

3. 薤白配伍枳实

薤白辛散苦降、温通滑利；枳实破气，消积滞，化痰除痞。二药配伍，增强了通阳消痞、破气导滞、化痰除浊的功效，可用于治疗胸痹（胸闷疼痛）、咳吐涎沫、腹痛闷胀、大便排出不爽或腹泻时有肛门重坠感等症。

药膳[280]

1. 枳壳丝瓜络汤

材料：薤白 15g，枳壳 4.5g，丝瓜络 9g，瓜蒌 12g。

制作：水煎服。

功效：治疗胸膜炎吸收后的胸肋痛、胁痛。

2. 薤白散

材料：鳖甲（炙）、阿胶（炒）各 60g，鹿角胶 23g，薤白适量。

制作：前 3 味研为散。每服 9g，用水 300mL，入薤白 1 茎，煎至 240mL，去滓，食后服。先嚼薤白，后服药，每日 3 次。

功效：治疗久患咳嗽，肺虚及吐血、咯血等症。

古籍记载

《神农本草经》：薤，味辛，温。主金疮疮败，轻身不饥，耐老。生平泽。

《名医别录》：味苦，无毒。除寒热，去水气，温中，散结，利患者。诸疮、中风、寒水肿以涂之。

《本草拾遗》：调中，主久痢不差，腹内常恶者，但多煮食之。赤痢取薤致黄柏煮服之，差。

《日华子本草》：轻身，耐寒，调中，补不足。食之能止久痢、冷泻，肥健人。

《本草图经》：凡用葱、薤，皆去青留白，云白冷而青热也，故断赤下方取薤白同黄柏煮服之，言其性冷而解毒也。

《开宝本草》：味辛、苦，温，无毒。除寒热，去水气，温中，散结，利病人者。诸疮中风寒水肿以涂之。

用药禁忌 孕妇、气阴不足者慎用。

刀 豆

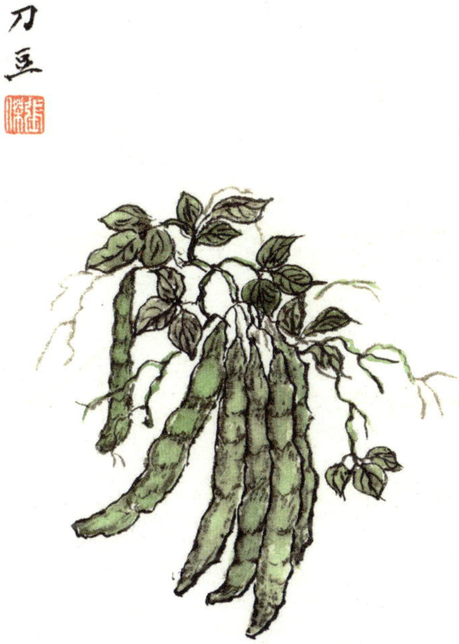

科属 豆科。

中药学名 刀豆[134—135]。别名：挟剑豆、刀豆子、大戈豆、大刀豆。

性味归经 甘，温。归胃、肾经。

功效 温中下气止呃，温肾助阳。

主治 虚寒呃逆、呕吐，肾虚腰痛。

用法用量 煎服，6～9g。

化学成分 主要含有胺类成分，如刀豆四胺、γ-胍氧基丙胺等；还含有赤霉素 A_{21}（刀豆赤霉素Ⅰ）、赤霉素 A_{22}（刀豆赤霉素Ⅱ）及蛋白质等。刀豆中含有的L-刀豆氨酸的结构与L-精氨酸的结构类似。

现代药理作用 这些含有L-刀豆氨酸的蛋白质在结构和作用方面存在缺陷，使形态和生长出现异常，用于抗代谢和抗肿瘤。

药用部位 成熟种子。

道地产区 江苏、湖北、安徽等地。

常见配伍

1. 刀豆配伍丁香

刀豆降逆止呕，温肾助阳；丁香温中降逆，散寒止痛，温肾助阳。二药配伍，增强降气止呕、温肾助阳之功，用于治疗胃寒呃逆、肾阳虚证。

2. 刀豆配伍柿蒂

刀豆温中下气，益肾补元；柿蒂降逆止呃，止咳下气。二药配伍，共奏降逆止呃之功，用于治疗胃寒呃逆、气逆上冲等症。

药膳[280]

1. 刀豆壳酒

材料：老刀豆壳，黄酒。

制作：将刀豆壳焙干，研末，用黄酒调服，每次10g，连服3～5日。

功效：治疗鼻炎。

2. 刀豆炖猪肾

材料：猪肾1个，刀豆10g，白菜叶若干，盐适量。

制作：将猪肾洗净、剖开，刀豆切成细末，放入猪肾中，外面裹上白菜叶，放入锅中煨煮至熟。去除包裹物，把煮熟的猪肾切块，加盐拌匀，即可食用。

功效：补肾壮阳，养肝明目，健脾养胃，提高免疫力，肾虚腰痛者可食用。

古籍记载

《本草纲目》：温中下气，利肠胃，止呃逆，益肾补元。

《医林纂要》：和胃，升清，降浊。

《食物考》：烧灰，利肠，止虚呃逆。

《重庆草药》：行气活血。治肾虚腰痛、疝气、心气痛。

《滇南本草》：治风寒湿气，利肠胃，烧灰，酒送下。子，能健脾。

用药禁忌　婴幼儿、孕妇及老年人慎用。湿热、痰湿患者忌服。生食刀豆会引起中毒，故食用时须将其煮熟。

九、消食药

山　楂

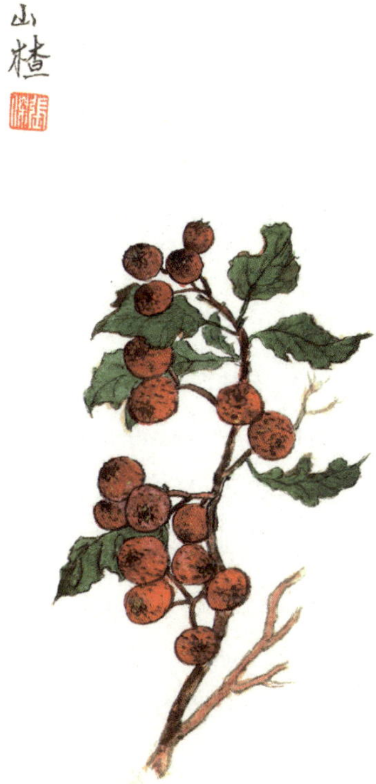

科属　蔷薇科。

中药学名　山楂[136—138]。别名：山里红果、酸枣、鼻涕团、山里果子、茅楂、猴楂、映山红果、海红、酸梅子、山梨、酸楂等。

性味归经　酸、甘，微温。归脾、胃、肝经。

功效　消食健胃，行气散瘀，化浊降脂。

主治　肉食积滞，胃脘胀满，腹痛泄泻；泻痢腹痛，疝气疼痛；血瘀经闭痛经，产后瘀阻腹痛，心腹刺痛，胸痹心痛；高脂血症。

用法用量　煎服，9～12g。生山楂、炒山楂偏于消食散瘀；焦山楂消食导滞作用增强，用于治疗肉食积滞、泻痢不爽等症。

化学成分　主要含有机酸类成分：枸橼酸（柠檬酸）、绿原酸、枸橼酸单甲酯、枸橼酸二甲酯、枸橼酸三甲酯等；黄酮类成分：槲皮素、金丝桃苷、牡荆素等；三萜类成分：熊果酸、白桦脂醇等。本品还含胡萝卜素、维生素C、维生素B_1。

现代药理作用　本品中，脂肪酸能促进脂肪消化，增加胃消化酶的分泌，对胃肠功能有一定的调节作用；山楂酸等可提高蛋白酶的活性；解脂酶可促进脂肪分解，其提取物能扩张冠状动脉，增加冠状动脉血流量，保护缺血、缺氧的心肌，并可强心、降血压、抗心律失常、降血脂、抗动脉粥样硬化，降低血清胆固醇及甘油三酯的含量。另外，本品能抗血小板聚集、抗氧化、增强免疫力、收缩子宫、抑菌等。

药用部位 成熟果实。

道地产区 山东、河南、河北、辽宁等地。

常见配伍

1. 山楂配伍红枣

红枣补中益气，养血安神。山楂与红枣配伍，能增强脾胃运化能力，助力山楂消食化积，对因气血不畅引起的结节等问题有一定的改善作用，同时滋养肝脏。

2. 山楂配伍陈皮

陈皮理气健脾，燥湿化痰。山楂配伍陈皮，能强化消食化积之力，对脾胃气滞所致食积胀满效果显著；化痰之功叠加，可有效清除体内痰湿，减轻肝脏解毒负担，对降压降脂、清肝毒有帮助，有助于消散体内结节。

3. 山楂配伍枸杞子

枸杞子滋补肝肾，益精明目。山楂配伍枸杞子，可滋养肝肾之阴，山楂的活血降脂功效可清除肝脏瘀血和痰浊，对肝肾阴虚兼夹瘀血、痰浊的情况有调理作用，有利于降压降脂和肝脏健康，缓解因肝肾不足引起的症状。

药膳[280]

1. 山楂调经粥

材料：山楂20g，血藤、益母草各10g，当归、川芎各5g，大米100g，红糖5g。

制作：将大米淘洗干净，所有药材均用清水冲洗干净。砂锅置小火上，入适量水，放入所有药材，煎煮1小时，捞去药渣，加适量水，下入大米，大火煮沸后转小火熬煮至粥黏稠，加红糖调味即可。

功效：活血化瘀，调经止痛。适合血瘀痛经、月经有血块、经期延后者食用。

禁忌：该药膳活血效果显著，故有严重出血倾向者及孕妇禁用。

2. 山楂益母膏

材料：山楂、益母草各 50g，红糖 100g。

制作：将山楂切片，与益母草加水煎煮，去渣，加红糖收膏。

功效：活血行瘀，缓解痛经，适合产后受寒、寒凝血瘀、恶露不尽、量少色紫、腹痛拒按等症患者食用。

古籍记载

《新修本草》：汁服主利，洗头及身上疮痒。

《本草经疏》：脾胃虚，兼有积滞者，当与补药同施，亦不宜过用。

用药禁忌　孕妇慎用。儿童不宜多食，糖尿病患者不宜服用。

麦　芽

科属　禾本科。

中药学名　麦芽[139—141]。别名：大麦蘖、麦蘖、大麦毛、大麦芽。

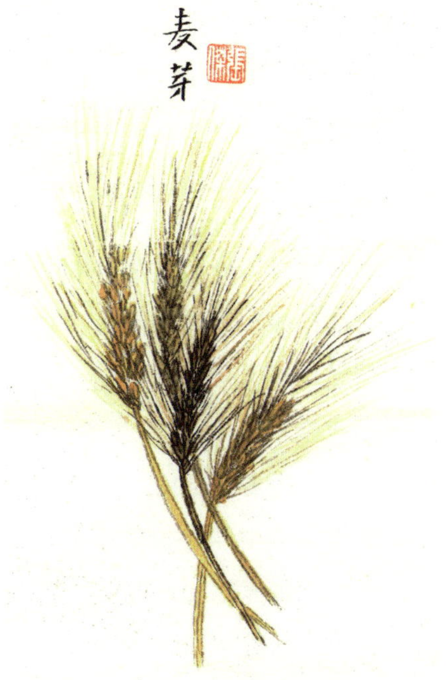

性味归经　甘，平。归脾、胃经。

功效　行气消食，健脾开胃，回乳消胀。

主治　食积不化，脘腹胀满，脾虚食少；乳汁郁积，乳房胀痛，妇女断乳；肝郁胁痛，肝胃气痛。

用法用量　煎服，10 ～ 15g，回乳炒用 60g。生麦芽健脾和胃、疏肝行气，用于脾虚食少、乳汁郁积；炒麦芽行气消食回乳，用于食积不消、妇女断乳；焦麦芽消食化滞，用于食积不消、脘腹胀痛等症。哺乳期妇女禁用。

化学成分　主要含 α– 及 β– 淀粉酶、麦芽糖及大麦芽碱、大麦芽胍碱，还含腺嘌呤、胆碱、蛋白质、氨基酸、维生素 B、维生素 D、维生素 E、细胞色素C等。

现代药理作用 麦芽煎剂能轻度促进胃酸及胃蛋白酶的分泌，水煎提取的淀粉酶可助消化。生麦芽可扩张母鼠乳腺泡及增加乳汁充盈度，炮制后作用减弱；麦芽具有回乳和催乳的双向作用，其作用的关键不在于生用或炒用，而在于剂量的大小，即小剂量催乳，大剂量回乳。麦芽有类似溴隐亭的作用，能抑制泌乳素的分泌。本品还有降血糖、抗真菌等作用。

药用部位 成熟果实经发芽干燥后的炮制品。

道地产区 全国大部分地区。

常见配伍

1. 麦芽配伍山楂

麦芽长于健脾开胃，消食和中，尤善消化米、面、诸果等食积；山楂消食化积力强，尤善消油腻、肉食积滞。二药合用，开胃消食之功增强，用于治疗诸食积内停所致的食欲不振、消化不良、脘腹胀闷等症。

2. 麦芽配伍白术

麦芽善于健脾开胃、消食化积；白术长于补中益气、燥湿健脾。二药配伍，消食化积、健脾开胃的作用增强，用于治疗脾胃虚弱、饮食积滞所致的脘腹胀满、食少便溏等症。

3. 麦芽配伍干姜

麦芽味甘，性平，善于健脾消食；干姜辛热燥烈，善于温胃散寒。二药相伍，温补相兼，消和相助，宿食消，脾胃健。

药膳[280]

青皮饮

材料：生麦芽20g，青皮15g。

制作：将生麦芽择洗干净，青皮洗净。锅置小火上，入水适量，放入生麦芽、青皮，沸煮20分钟后去渣，将汤汁倒入碗中，待凉后饮用。

功效：疏肝解郁，理气止痛。用于治疗嗳气等症。

禁忌：生麦芽有回乳功效，故哺乳期妇女忌用。

古籍记载

《药性论》：消化宿食，破冷气，去心腹胀满。

《食性本草》：久食消肾，不可多食。

《汤液本草》：豆蔻、缩砂、木瓜、芍药、五味子、乌梅为之使。

《本草经疏》：无积滞，脾胃虚者不宜用。

用药禁忌 孕妇、哺乳期妇女、痰火哮喘者禁用。

莱菔子

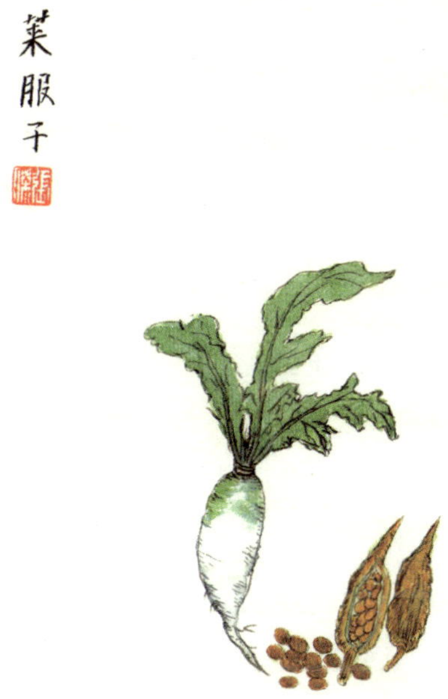

科属 十字花科。

中药学名 莱菔子[142—144]。别名：萝卜子、萝白子、芦菔子、菜头子。

性味归经 辛、甘，平。归脾、胃、肺经。

功效 消食除胀，降气化痰。

主治 饮食停滞，脘腹胀痛，大便秘结，积滞泻痢、痰壅气逆，喘咳痰多，胸闷食少。

用法用量 煎服，5～12g。生用吐风痰，炒用消食、下气、化痰。

化学成分 含莱菔素、芥子碱、脂肪油（油中含大量芥酸、亚油酸、亚麻酸）、β- 谷甾醇、糖类及多种氨基酸、维生素等。

现代药理作用 能增强离体兔回肠节律性收缩和抑制小鼠胃排空，还有祛痰、镇咳、平喘、改善排尿功能及降低胆固醇、防止动脉硬化等作用。

药用部位 成熟种子。

道地产区 全国各地。

常见配伍

1. 莱菔子配伍木香

莱菔子味辛、甘，性平，能消食化积，行气除胀；木香性辛，善于行散，味苦善于降泄，擅长通行脾、胃、大肠郁滞的气机，既擅长行气止痛、治疗泻痢里急后重，又善于健脾消食。二药配伍，入脾、胃、大肠经，增强消食化积、行气除胀止痛的功效，用于治疗食积气滞引起的胃脘痞满胀痛、反酸、嗳气、腹胀肠鸣、频繁放屁等症。

2. 莱菔子配伍半夏

莱菔子味辛、甘，性平，入脾、胃、肺经，善于利气消食除胀、降气化痰；半夏味辛、苦，性温，入脾、胃经，善于燥湿化痰、和胃消痞、降逆止呕。二药配伍，能消食化痰、降气除痞，用于治疗饮食积滞引起的腹胀、食欲减退、嗳气、反酸、胸腹部胀满、憋闷、疼痛及痰浊壅塞、气机上逆、咳嗽气喘等症。

3. 莱菔子配伍紫苏子、芥子

莱菔子性平，能消食除胀、降气化痰；紫苏子性温，能止咳平喘、降气消痰、润肠通便；芥子性温，能温肺化痰、利气散结。三药配伍，既温肺化痰，又降气止咳平喘，且消食除胀通便，治疗寒痰喘咳有效，兼食积便秘者尤佳。

药膳[280]

1. 炒莱菔子粥

材料：粳米100g，炒莱菔子20g。

制作：将粳米淘洗干净，用清水浸泡30分钟。莱菔子洗净，入锅炒至表面微鼓，与粳米一同煮沸，小火煮至粥黏稠。

功效：消食除胀，降气化痰，适合糖尿病等症患者服用。产妇及小儿均可服用，加适量冰糖后口感更好。

2. 莱菔子萝卜汤

材料：玉米1根，萝卜1个，猪尾骨半根，莱菔子15g，盐适量。

制作：将猪尾骨洗净后以开水汆烫，莱菔子、萝卜、玉米均洗净，萝卜、玉米切块。锅中加清水煮沸，放入莱菔子再煮开，加入猪尾骨同煮15分钟，加入萝卜块、玉米块，继续煮至熟，加盐调味即可。

功效：增进食欲，消食化痰，适合消化不良、胃胀、痰多、失眠者服用。

古籍记载

《日华子本草》：水研服吐风痰，醋研消肿毒。

《宝庆本草折衷》：味辛，微寒，无毒。

《本草衍义补遗》：俗呼为萝卜，亦治肺痿吐血。又，其子水研服，吐风痰甚验。

《本草纲目》：下气定喘，治痰，消食，除胀，利大小便，止气痛，下痢后重，发疮疹。

《滇南本草》：下气宽中，消膨胀，消痰涎，消宿食，消面积滞，降痰，定吼喘，攻肠胃积滞，治痞块，单腹痛。

《医林纂要》：生用，吐风痰，宽胸膈，托疮疹；熟用，下气消痰，攻坚积，疗后重。

《药性切用》：服参作胀，非此不消。

《本草再新》：化痰除风，散邪发汗。

用药禁忌 莱菔子辛散耗气，故气虚无食积、痰滞者慎用。不宜与人参同用。气血虚弱者禁用。孕妇忌用。儿童慎用。偶见口干、头痛、声嘶、神志恍惚、四肢抽搐等不良反应，如与熟地黄、何首乌同煎服，更易导致此类反应。

鸡内金

科属 雉科。

中药学名 鸡内金[145—148]。别名：鸡肫皮、鸡黄皮、鸡食皮、鸡合子、鸡中金、化石胆、化骨胆等。

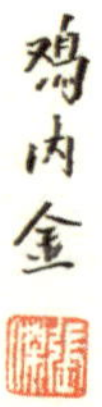

性味归经 甘，平。归脾、胃、小肠、膀胱经。

功效 健胃消食，涩精止遗，通淋化石。

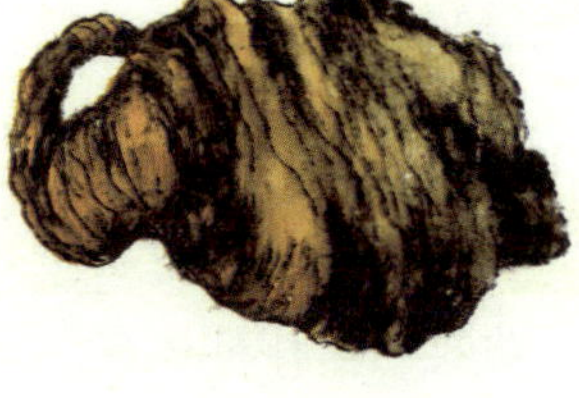

主治 食积不消，呕吐泻痢，小儿疳积，遗精，遗尿，石淋涩痛，胆胀胁痛。

用法用量 煎服，3～10g；研末服，每次 1.5～3g。研末服的效果优于煎剂。

化学成分 含胃激素、角蛋白、微量胃蛋白酶、淀粉酶、多种维生素与微量元素、氨基酸等。

现代药理作用 口服鸡内金粉剂后，胃液分泌量、酸度和消化力均见提高，胃运动功能明显增强，胃排空速率加快。体外试验表明，本品能增强胃蛋白酶、胰脂肪酶活性。动物试验证明，本品可加强膀胱括约肌收缩能力，减少尿量，提高觉醒度。

药用部位 沙囊内壁。

道地产区 全国各地。

常见配伍

1. 鸡内金配伍白术

鸡内金味甘，性平，善消米、面、薯、芋、乳、肉等各种食积，兼能健运脾胃；白术味甘、苦，性温，善健脾、燥湿。二药配伍，健脾化湿、开胃消食效果好。

2. 鸡内金配伍使君子

鸡内金味甘，性平，善消诸食积滞，兼能健脾，为治疗食积不化、小儿疳积之要药；使君子味甘，性温，气香，长于杀虫消积、健脾消疳。二药配伍，健脾消积、杀虫疗疳效果好。

3. 鸡内金配伍金钱草、海金沙

鸡内金味甘，性平，善化坚消石而无伤脾胃之弊；金钱草味甘、咸，性微寒，清热利尿、通淋消石；海金沙味甘、咸，性寒，利尿通淋之中尤善止尿道疼痛。三药配伍，清热利尿、化坚消石、通淋止痛之功增强，用于治疗湿热蕴结下焦所致的石淋涩痛。

药膳[280]

1. 鸡内金粉菠菜汤

材料：鸡内金 15g，菠菜适量。

制作：将鸡内金焙干、研末后用菠菜汤冲服。每日 2 次，连服 2 周。

功效：治疗糖尿病。

2. 鸡内金白糖白面饼

材料：生鸡内金 90g，面粉 250g，白糖适量。

制作：将鸡内金烘干，研成极细末，与白面、白糖混合，做成极薄小饼，烙至黄熟，如饼干样，当饼干予小儿食之。

功效：主治小儿疳积，症见面黄肌瘦、食少。

古籍记载

《神农本草经》：主泄利。

《名医别录》：主小便利。

《本草纲目》：治小儿食疟，疗大人淋沥、反胃、消酒积，主喉闭、乳蛾、一切口疮、牙疳诸疮。

《本草经疏》：肶是鸡之脾，乃消化水谷之所。其气通达大肠、膀胱二经，有热则泄痢遗溺，得微寒之气则热除，而泄痢遗溺自愈矣。烦因热而生，热去故烦自止也。今世又以之治诸疳疮，多效。

《医学衷中参西录》：鸡内金，鸡之脾胃也。中有瓷石、铜、铁皆能消化，其善化瘀积可知。

《要药分剂》：小儿疳积病，乃肝脾二经受伤，以致积热为患。鸡肶皮能入肝而除肝热，入脾而消脾积，故后世以此治疳病也。

用药禁忌　脾虚无积滞者慎用。

十、驱虫药

榧 子

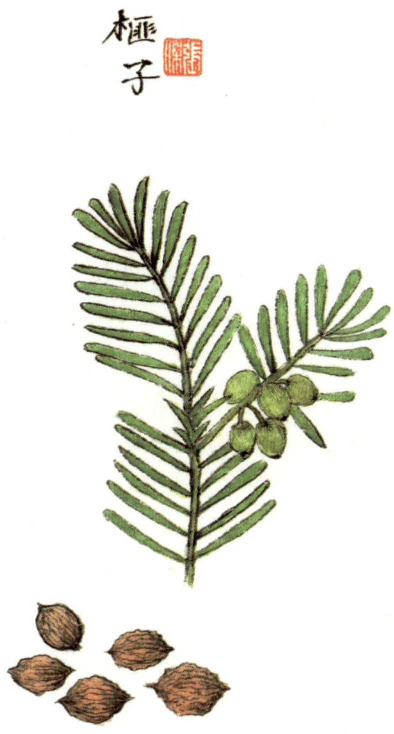

科属 红豆杉科。

中药学名 榧 子[149—151]。别 名：彼子、榧实、柀子、玉山果、赤果、玉榧、香榧、野杉子。

性味归经 甘，平。归肺、胃、大肠经。

功效 杀虫消积，润肺止咳，润燥通便。

主治 钩虫病，蛔虫病，绦虫病，虫积腹痛，小儿疳积，肺燥咳嗽，肠燥便秘。

用法用量 煎服，9 ～ 15g。

化学成分 本品种子含丰富的脂肪油，其不饱和脂肪酸含量高，油中主要成分为亚油酸、硬脂酸、油酸。本品还含有麦朊、甾醇、草酸、葡萄糖、多糖、挥发油、鞣质等成分。

现代药理作用 榧子有驱除猫绦虫的有效成分，浸膏体外对猪蛔虫、蚯蚓、蚂蟥有杀虫作用，5% 的煎剂 2 小时可杀死血吸虫尾蚴，榧子油有驱钩虫的作用。

药用部位 成熟种子。

道地产区 浙江、福建等地。

常见配伍

1. 榧子配伍火麻仁

榧子味甘，质润，入大肠经，能润肠通便；火麻仁味甘，性平，质润多脂，能润肠通便，兼有滋养补虚之功。二药配伍，标本兼顾，用于治疗肠燥便秘。

2. 榧子配伍川贝母

榧子味甘，质润，入大肠经，能润肠通便；川贝母味甘，质润，能润肺止咳。二药配伍，甘润平和，使润肺止咳之功益增，用于治疗肺燥咳嗽。

3. 榧子配伍槟榔

槟榔质重而实，味厚而沉，为杀绦虫之要药；榧子味甘，性平，作用缓和，无毒，既能杀虫，又不伤胃，是比较安全而有效的杀虫药，又兼有缓泻作用。二药配伍，可促进虫体排出，多用于治疗钩虫、蛔虫、绦虫、蛲虫等多种虫症。

4. 榧子配伍使君子

二药均味甘、毒小，既不伤脾胃，又能驱杀肠道寄生虫，且多含油脂，性润而滑肠，驱虫不需另加泻药。二药配伍，可加强驱虫作用，可治疗绦虫、钩虫、蛔虫、蛲虫等多种虫症。

药膳[280]

1. 独脚金榧子鹌鹑瘦肉汤

材料：独脚金 40g，榧子 30g，鹌鹑肉 300g，猪瘦肉 120g，蜜枣 40g，陈皮 10g，盐 3g。

制作：将独脚金用水洗净，晾干；榧子去壳，取仁，用水洗净；蜜枣、陈皮和猪瘦肉用水洗净；将鹌鹑刮洗干净，去毛，去内脏，斩去爪子。锅中加水适量，烧开，放入独脚金、榧子、蜜枣、陈皮、鹌鹑肉、猪瘦肉，水开后用中火煲 3 小时，以盐调味。

功效：动脉硬化者、小儿虫积等均可服用。

2. 百部榧子蜜膏

材料：百部 30g，榧子 30g，蜂蜜适量。

制作：将榧子去壳，研成粉；将百部加水 300mL，煎取 150mL，去渣加蜂蜜收膏，再将榧子粉放入膏内，加温调匀，装瓶。空腹，温服，每次 20mL，每日 3 次。

功效：治疗蛲虫病。

古籍记载

《新修本草》：榧实，此物是虫部中彼子也。

《本草衍义》：榧实，大如橄榄，壳色紫褐而脆，其中子有一重粗黑衣，其仁黄白色，嚼久，渐甘美。过多则滑肠。

《日用本草》：杀腹间大小虫，小儿黄瘦，腹中有虫积者食之即愈。又带壳细嚼食下，消痰。

《本草备要》：润肺，杀虫。

《本草新编》：榧子杀虫最胜，但从未有用入汤药者，切片用之至妙，余用入汤剂，虫痛者立时安定，亲试屡验，故敢告人共用也。凡杀虫之物，多伤气血，唯榧子不然。

用药禁忌　大便溏薄者不宜食用。

十一、止血药

凉血止血药

小　蓟

科属　菊科。

中药学名　小蓟[152—153]。别名：刺儿菜、刺菜、曲曲菜、荠荠菜、刺角菜、小鸡角刺、小牛扎口、野红花等。

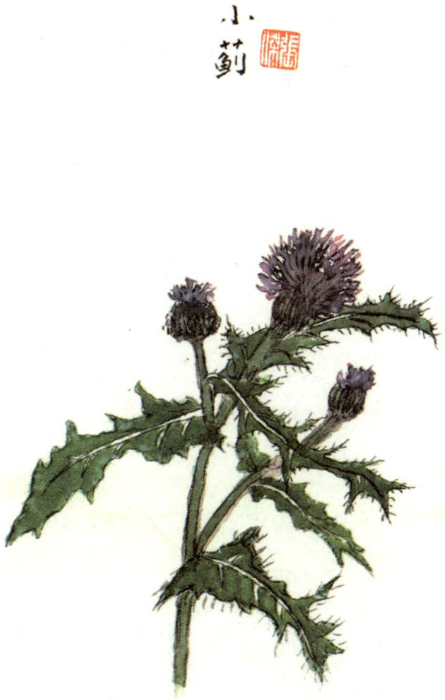

性味归经　甘、苦，凉。归心、肝经。

功效　凉血止血，散瘀解毒消痈。

主治　血热吐血，衄血，尿血，血淋，便血，崩漏，外伤出血，痈肿疮毒。

用法用量　煎服，5～12g，鲜品加倍；外用适量，捣敷患处。

化学成分　主要含蒙花苷、原儿茶酸、绿原酸、咖啡酸、芹菜素及蒲公英甾醇等。本品不同提取物灌胃给药，均对小鼠有凝血和止血作用。其水煎剂体外对白喉杆菌、肺炎球菌、金黄色葡萄球菌等均有不同程度的抑制作用。

现代药理作用 本品有降脂、利胆、利尿的作用。

药用部位 地上部分。

道地产区 全国大部分地区。

常见配伍

1. 小蓟配伍白茅根

小蓟凉血止血，为常用的凉血止血药；白茅根味甘，性寒，为清热凉血的良药，用于血热妄行的多种出血证，兼具清热凉血利尿之功。二药配伍，用于治疗尿血、血淋等症。

2. 小蓟配伍地黄、栀子、淡竹叶

四药配伍，利尿通淋，入心经而清心火，故尤善治尿血、血淋等症。方中，小蓟、地黄凉血止血、清下焦实热，为君药。

3. 小蓟配伍钩藤

钩藤味甘，微寒，能清肝热、平肝风、降血压、除眩晕；小蓟味微苦，入心、肝经。二药配伍，用于治疗肝经有热、头胀头痛及肝阳上亢、头晕目眩，以及风热头胀头晕等症。

药膳[280]

1. 小蓟炖肉

材料：小蓟100g，猪瘦肉250g。

制作：将猪瘦肉切块，与小蓟共放锅内，加水及适量盐、酒等，一起炖煮至肉熟烂即成。

功效：散瘀解毒，消痈。

2. 小蓟锅巴汤

材料：小蓟炭30g，糯米锅巴50g。

制作：水煎服，每日1剂。

功效：凉血止血，肝郁血热型功能性子宫出血患者可服用。

古籍记载

《本草拾遗》：破宿血，止新血，暴下血，血痢（“痢”一作“崩”），金疮出血，呕吐等，绞取汁温服；作煎和糖，合金疮及蜘蛛、蛇、蝎毒，服之亦佳。

《本草经疏》：不利于胃弱泄泻及血虚极、脾胃弱不思饮食之证。

用药禁忌 婴幼儿、孕妇及老年人慎用。气虚者不宜食用，过敏者以及脾胃虚寒无瘀滞者忌用。

槐 花

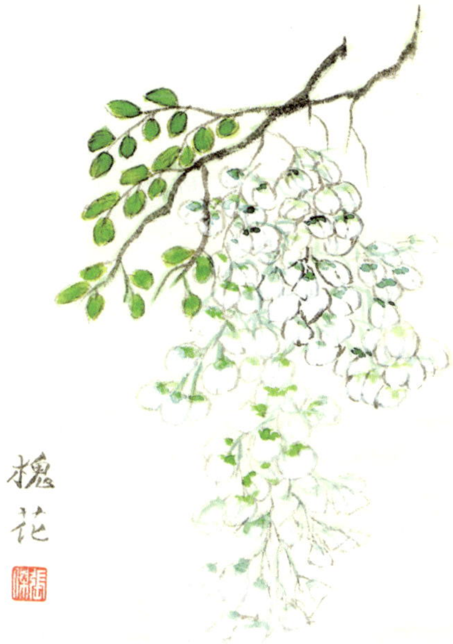

科属 豆科。

中药学名 槐花[154—158]。别名：金药树、护房树、豆槐、槐米等。

性味归经 苦，微寒。归肝、大肠经。

功效 凉血止血，清肝泻火。

主治 血热便血，痔血，血痢，崩漏，吐血，肝热目赤，头痛眩晕。

用法用量 煎服，5～10g；外用适量。止血宜炒炭用，清热泻火宜生用。

化学成分 主要含黄酮类成分：槲皮素、芦丁、异鼠李素等；三萜皂苷类成分：赤豆皂苷Ⅰ～Ⅴ，大豆皂苷Ⅰ、Ⅲ，槐花皂苷Ⅰ、Ⅱ、Ⅲ等。

现代药理作用 本品具有止血、抗炎、抗菌等作用。槐花含有红细胞凝集素，对红细胞有凝集作用，能缩短凝血时间，其所含芦丁能增加毛细血管稳定性，降低其通透性和脆性，预防出血。制炭后，其促进凝血的作用更强。槐花煎液能降低心肌收缩力，减慢心率。槐花中的芸香苷及槲皮素对组胺、蛋清、5-羟色胺、甲醛等引起的大鼠脚肿胀，以及透明质酸酶引起的足踝部水肿有抑制作用。槲皮素能抑制病毒的复制。本品还有降血糖、抗氧化等作用。

药用部位 花及花蕾。

道地产区 全国大部分地区。

常见配伍

1. 槐花配伍荆芥穗

槐花味苦，性微寒，泻热清肠、凉血止血；荆芥穗辛散疏风，炒黑入血，能止血。二药配伍，共奏清肠凉血、疏风止血之效，用于治疗痔疮出血及其他大便出血属血热者等症。

2. 槐花配伍黄连

槐花味苦，性微寒，凉血止血；黄连味苦，性寒，清热燥湿。二药配伍，共奏凉大肠血热、清湿热之功，用于治疗湿热蕴结大肠、络伤血溢之痔血、便血、血色鲜红等症。

3. 槐花配伍夏枯草

二药均为苦寒之品，归肝经，善清泻肝火。二药配伍，相须为用，用于治疗肝火上炎之头痛、眩晕、目赤肿痛等症。

药膳[280]

1. 槐茅饮

材料：槐花、白茅根各10～15g。

制作：加水煮30分钟，代茶饮。

功效：清热凉血止血，可用于防治便血、尿血、痔血等症。

2. 马齿苋槐花粥

材料：槐花15g，鲜马齿苋50g，粳米100g，红糖20g。

制作：将食材共煮成粥。

功效：止血，主要用于治疗痔疮出血。

3. 槐花清蒸鱼

材料：槐花15g，鲫鱼或鲤鱼500g，姜、葱、盐适量。

制作：将鱼洗净，放上调料共蒸，将熟时放入洗净的槐花，待鱼熟透后即可食用。

功效：治疗口干、口苦、口臭、便秘等湿热证。

古籍记载

《日华子本草》：治五痔、心痛、眼赤，杀腹藏虫及热，治皮肤风，并肠风泻血，赤白痢。

《本草正》：凉大肠，杀疳虫。治痈疽疮毒，阴疮湿痒，痔漏，解杨梅恶疮，下疳伏毒。

《本草纲目》：炒香频嚼，治失音及喉痹。又疗吐血、衄、崩中漏下。

《医林纂要》：泄肺逆，泻心火，清肝火，坚肾水。

用药禁忌 脾胃虚寒、阴虚发热而无实火者慎用。

鲜白茅根（白茅根）

科属 禾本科。

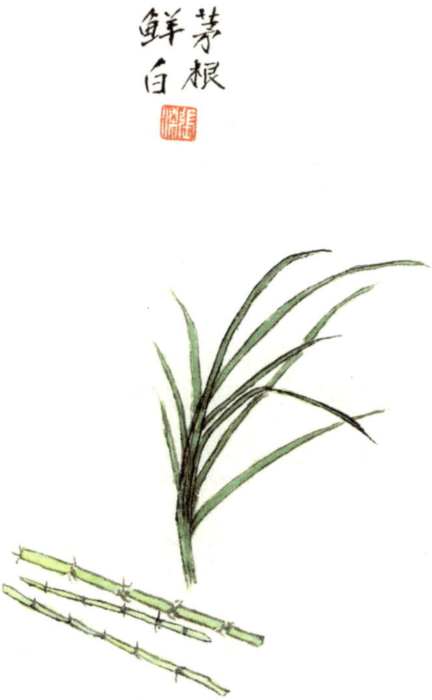

中药学名 白茅根[159—161]。别名：茅根、地菅、茹根、兰根等。

性味归经 甘，寒。归肺、胃、膀胱经。

功效 凉血止血，清热利尿。

主治 血热，咯血，吐血，尿血，热病烦渴，肺热咳嗽，胃热呕吐，湿热黄疸，水肿尿少，热淋涩痛。

用法用量 煎服，9～30g，鲜品加倍。止血宜炒炭用，清热利尿宜生用。

化学成分 主要含白茅素、芦竹素、异白茅素及白头翁素等，还含有机酸、甾醇及糖类等。

现代药理作用 本品具有止血、利尿、抗炎等作用。其水煎剂能显著缩短出血和凝血时间，增加负荷小鼠的尿量，且能抑制醋酸所致小鼠毛细血管通透性增高，提高小鼠吞噬细胞的吞噬率和吞噬指数。本品还有降血糖、降血压、抗肿瘤等功效。

药用部位 根茎。

道地产区 全国大部分地区。

常见配伍

1. 白茅根配伍车前子

白茅根凉血止血，清热利尿；车前子利尿通淋，清膀胱热结。二药配伍，协同增效，具有较好的凉血止血、清热利尿之功，用于治疗湿热内停或水热互结之尿少、尿痛及血尿等症。

2. 白茅根配伍石膏

白茅根清热生津，清肺胃热；石膏清肺胃热，除烦止渴。二药配伍，清热而不伤阴，生津而不碍胃，共奏清热除烦、生津止渴之效，用于治疗胃热烦渴、肺热咳喘等症。

3. 白茅根配伍黄芪

白茅根甘寒渗泄，利尿通淋；黄芪为补气要药，善补气行水而治气虚不运引起的小便不利、肢体浮肿等症。二药配伍，有补气、行水、消肿之功，用于治疗气虚水肿。

药膳[280]

1. 茅根藕节茶

材料：鲜白茅根30g，藕节15g。

制作：将二者放入锅内，加冷水500mL，煎沸后，去渣，代茶饮。

功效：清热，凉血，止血。

2. 白茅根瘦肉汤

材料：猪瘦肉250g，白茅根60g，盐3g。

制作：将白茅根洗净、切段，猪瘦肉洗净、切块，都放入锅内，加适量清水，武火煮沸后，改文火煮1小时，调味即可。

功效：清热生津，利湿退黄。

古籍记载

《神农本草经》：主治劳伤虚羸，补中益气，除瘀血，血闭寒热，利小便。

《本草经集注》：茅根，生楚地山谷田野，六月采根。

《本草蒙筌》：旷野平原，无处不生。

《本草纲目》：止吐衄诸血，伤寒哕逆，肺热喘急，水肿黄疸，解酒毒。

《本草正义》：白茅根，寒凉而味甚甘，能清血分之热而不伤于燥，又不粘腻，故凉血而不虑其积瘀，以主吐衄呕血。泄降火逆，其效甚捷。

用药禁忌　脾胃虚寒者慎用。

十二、活血化瘀药

活血止痛药

姜　黄

科属　姜科。

中药学名　姜黄[162—164]。别名：黄姜、毛黄姜等。

性味归经　辛、苦，温。归肝、脾经。

功效　活血行气，通经止痛。

主治　胸胁刺痛，胸痹心痛，痛经，经闭，癥瘕，风湿肩臂疼痛，跌扑肿痛。

用法用量　煎服，3 ～ 10g，外用适量。

化学成分　主要含挥发油成分：姜黄酮、莪术酮、莪术醇等；姜黄素类成分：姜黄素、去甲氧基姜黄素、双去甲氧基姜黄素等。本品还含有黄酮类、有机酸类、糖类等成分。

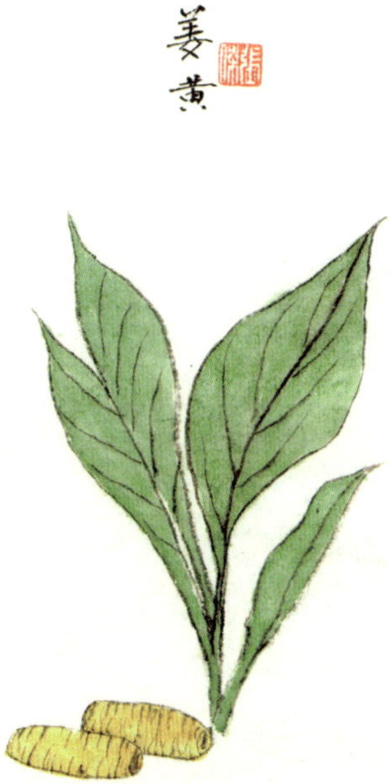

现代药理作用　姜黄素类成分能抑制血小板聚集，降低血浆黏度和全血黏度；具有抗炎、抗氧化、降血脂、降压的作用；保护胃黏膜，保护肝细胞，并有神经保护作用。姜黄提取物、姜黄素、挥发油等都能利胆。姜黄粉及提取物有抗早孕、抗肿瘤的作用。

药用部位 根茎。

道地产区 主产于四川、云南、贵州、广西、台湾、福建等地，其中四川为道地产区。

常见配伍

1. 姜黄配伍桂枝

姜黄活血化瘀行气，温通经脉止痛；桂枝温通经脉，散寒止痛。二药配伍，可以增强温通经脉、散寒止痛的效果，用于治疗气滞血瘀或寒邪凝聚于经脉导致的痛经、闭经，以及风寒湿邪引起的肢体麻木、酸痛或关节活动不利等症。

2. 姜黄配伍羌活

姜黄能温通经脉、祛寒除湿，擅长治疗风寒湿邪侵犯引起的肢体、肩臂疼痛；羌活擅长祛风寒湿邪。二药配伍，可以增强祛风散寒、除湿止痛的效果，用于治疗风寒湿邪所引起的肩臂疼痛、关节不利、肌肤麻木等症。

3. 姜黄配伍枳壳

姜黄活血化瘀，行气止痛；枳壳理气宽中，行滞消胀。二药配伍，能增强活血化瘀、行气止痛、消除积滞胀满的效果，用于治疗气滞血瘀所导致的胃脘部及腹部胀满疼痛。

药膳[280]

1. 姜黄瘦肉汤

材料：鲜姜黄20g，猪瘦肉100g，盐适量。

制作：将新鲜姜黄洗净，切成小片；猪瘦肉洗净，切成小块，与姜黄片一起放入锅中，加适量水，用大火烧开，改用小火煮至肉熟烂，加少许盐调味即可。吃肉，喝汤。

功效：适合经闭或产后腹痛，尿毒症气机逆乱，恶心头晕，腹胀便秘等症患者服用。

2. 姜黄炒海鲜饭

材料：鲜虾100g，干贝6粒，青鱼肉100g，洋葱半个，米饭500g，姜黄粉6～8g，盐适量。

制作：将干贝用温水泡软、切丁，青鱼肉洗净、切片，洋葱切丝，鲜虾去皮、去肠泥，留尾。锅中放入底油（约 15g），先爆香洋葱丝，再放入青鱼片、干贝丁、鲜虾，翻炒，至虾变色后盛出。重新置锅，加入底油（约 20g），放入米饭，小火炒至米饭没有硬块、颗粒均匀后加入姜黄粉，翻炒均匀，再将炒好的海鲜和洋葱丝一起放入米饭中，继续翻炒均匀后加入适量的盐即可。

功效：活血行气，补虚，适合跌打损伤、瘀血等症患者服用。

古籍记载

《本草纲目》：治风痹臂痛有奇功。

《雷公炮制药性解》：味辛、苦，性温，无毒。经络、主治与郁金同，功更烈。

《本草经解》：气大寒，味辛苦，无毒。主心腹结积，疰忤，下气，破血，除风热，消痈肿。功力烈于郁金。

用药禁忌 孕妇禁用，阴虚火旺者不宜服用。

活血调经药

西红花

科属 鸢尾科。

中药学名 西红花[165—166]。别名：藏红花、番红花等。

性味归经 甘，平。归心、肝经。

功效 活血化瘀，凉血解毒，解郁安神。

主治 经闭癥瘕，产后瘀阻，温毒发斑，忧郁痞闷，惊悸发狂。

用法用量 1 ～ 3g，煎服或沸水泡服。孕妇慎用。

化学成分 主要包括萜类、酚酸类、黄酮类、生物碱类和多糖类等。

现代药理作用 药理学实验证实，番红花具有多种药理作用，如抗肿瘤、抗氧化、抗炎症、免疫调节、抗抑郁及抗糖尿病等。

药用部位 干燥的柱头。

道地产区 主产于西班牙，我国上海已引种成功。

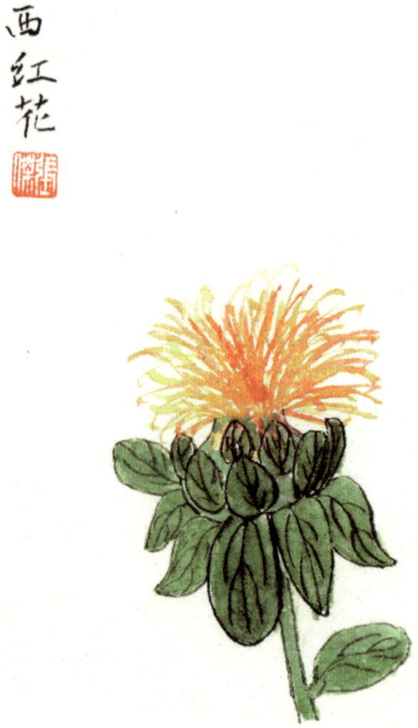

常见配伍

1. 西红花配伍益母草、丹参

治疗痛经、闭经。

2. 西红花配伍当归、赤芍

治疗产后恶露不尽。

3. 西红花配伍紫草、赤芍

治疗麻疹热盛血瘀、疹透不快，或疹出过密、疹色晦暗不鲜等症。

药膳[280]

1. 西红花茶

材料：西红花花丝5～10根。

制作：用开水浸泡后饮用，冲泡3～4次后连同花丝一起服用。

功效：用于预防和保健，能起到很好的美容作用。

2. 西红花补血酒

材料：熟地黄500g，当归250g，西红花25g，枸杞子250g，佛手25g，桂圆肉250g，松仁250g，茯神100g，陈皮500g，玉泉白酒5000mL。

制作：浸泡1个月后饮用，每日2次，每次50mL，饭后饮用。

功效：补肾生精，健脾益气，养血活络。

古籍记载

《饮膳正要》：主心忧郁积，气闷不散，久食令人心喜。

《品汇精要》：主散郁调血，宽胸膈，开胃进饮食，久服滋下元，悦颜色，及治伤寒发狂。

《本草纲目》：心忧郁积，气闷不散，活血。久服令人心喜。又治惊悸。

用药禁忌 月经过多者及孕妇禁用。

桃仁

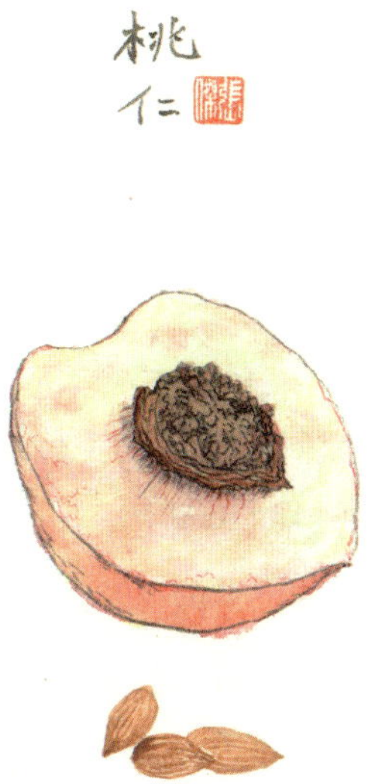

科属 蔷薇科。

中药学名 桃仁[167—168]。别名：毛桃仁、扁桃仁、大桃仁。

性味归经 苦、甘，平。归心、肝、大肠、肺经。

功效 活血祛瘀，润肠通便，止咳平喘。

主治 瘀血阻滞之经闭痛经，产后腹痛，癥瘕痞块，跌仆损伤，肺痈，肠痈，肠燥便秘，咳嗽气喘。

用法用量 煎服，5～10g。

化学成分 主要含脂肪酸类、苷类（如苦杏仁苷、野樱苷等氰苷），还含多糖、蛋白质、氨基酸等。

现代药理作用 桃仁及其活性成分可改善血流动力学、抗凝血、抑制血小板聚集、抗血栓，并可抗组织纤维化、镇咳平喘。本品还具有调节子宫、抗炎、抗菌、抗氧化、镇痛、调节免疫、抗肿瘤、保护神经、促进黑色素合成等作用。

药用部位 成熟种子。

道地产区 北京、山东、陕西、河南、辽宁等地。

常见配伍

1. 桃仁配伍大黄

二者配伍，共奏泻热解毒、破积下瘀之功效。用于治疗下焦蓄血证，少腹急结，小便自利，其人如狂，甚则烦躁谵语，至夜发热者，常配伍芒硝、桂枝等，如桃核承气汤。

2. 桃仁配伍火麻仁

二者均有润肠通便之功效。用于治疗肠燥便秘，常配伍当归等，如润肠丸。

3. 桃仁配伍红花

桃仁质重入里，善破瘀；红花质轻走外，善行血。二者配伍，破瘀而利血行，行血则利瘀去，被广泛运用于妇人月经病中。

药膳[280]

1. 桃仁莲藕汤

材料：桃仁10g，莲藕250g，盐2g。

制作：将莲藕洗净，切块；桃仁用清水洗净，浸泡。砂锅中加入适量水，下入莲藕、桃仁，大火煮沸后转小火煮至莲藕熟透，加盐调味即可。

功效：活血祛瘀，适合血瘀型恶露不止等症患者食用。

禁忌：桃仁活血祛瘀，月经过多者及孕妇禁用。

2. 桃仁枣泥饼

材料：枣泥250g，桃仁50g，砂仁粉6g，面粉500g，植物油适量。

制作：将桃仁捣烂，加入枣泥、砂仁粉，制成馅备用。取面粉200g，放在案板上，加入植物油，拌匀成油酥面备用。把剩下的面粉倒在案板上，加入适量油、水，和成水油面团。将油酥面放入水油面里，将两者揉匀，分成小块，再一个个擀成圆形的皮，把枣泥馅包于面皮内收口，搓成圆形的小饼生坯。锅内倒入少量植物油加热，放入面饼生坯，煎至表面呈金黄色，出锅后稍晾即可食用。

功效：活血化瘀，通经。适合血瘀所致的气血不足症患者食用。

古籍记载

《神农本草经》：味苦，平。主治瘀血、血闭、瘕、邪气，杀小虫。

《名医别录》：味甘，无毒。主咳逆上气，消心下坚，除卒暴击血，破瘕癥，通月水，止痛。

《药性赋》：味苦、甘，平，性寒，无毒。降也，阴也。其用有二：润大肠血闭之便难，破大肠久蓄之血结。

用药禁忌 婴幼儿、老年人、血燥者慎用，孕妇忌用。

十三、化痰止咳药

温化寒痰药

黄芥子

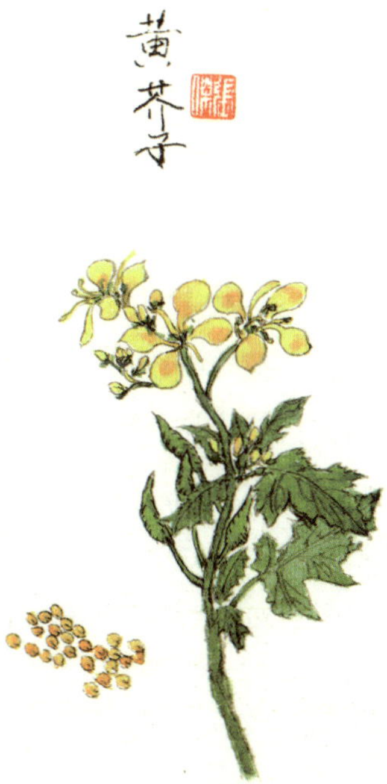

科属 十字花科。

中药学名 黄芥子[169]。别名：芥菜子、青菜子。

性味归经 辛，温。归肺经。

功效 温肺豁痰利气，散结通络止痛。

主治 寒痰咳喘，悬饮胸胁胀痛，痰滞经络，关节麻木疼痛，痰湿流注，阴疽肿毒。

用法用量 煎服，3 ～ 9g，外用适量。

化学成分 主要含氮类成分，如芥子碱、白芥子苷、4- 羟基 -3- 吲哚甲基芥子油苷等，还含脂肪油、蛋白质及黏液质、多种氨基酸等。

现代药理作用 白芥子苷遇水后，经芥子酶的作用生成挥发油，为强有力的皮肤刺激剂、催吐剂，并有起疱作用。芥子粉能增加唾液分泌及淀粉酶活性，小剂量能刺激胃黏膜，增加胃液及胰液的分泌，大剂量可迅速引起呕吐。本品有祛痰作用。水溶剂体外对堇色毛癣菌、许兰毛癣菌等皮肤真菌有不同程度的抑制作用，黄芥子苷水解产生的苷元有杀菌作用。白芥子具有抗辐射及抗衰老的作用。白芥子醇提取物有抗炎、镇痛及抗前列腺增生的作用。芥子为十字花科植物白芥或芥的干燥成熟种子，前者习称白芥子，后者习称黄芥子。

药用部位 成熟种子。

道地产区 河南、安徽。

常用配伍

1. 黄芥子配伍苏子

二者皆能祛痰，然一者偏温经散寒，一者偏下气定喘，二者皆可用于治疗寒痰壅肺之咳喘证。

2. 黄芥子配伍肉桂

二者配伍，活血通络、散寒止痛功效显著，常用于治疗肾虚作喘、寒痰壅肺、复感风寒等症。

3. 黄芥子配伍没药

二者配伍，理气活血、通经止痛及消肿功效增强，凡寒凝血瘀、痹痛拘挛、跌打损伤及疮疡久溃不敛者，均可应用。

药膳[280]

1. 黄芥子蜂蜜水

材料：黄芥子粉 110g，蜂蜜 100g。

制作：将黄芥子粉和蜂蜜按 11∶10 的比例混合，加水搅拌均匀后即可饮用。

功效：润肺化痰，止咳平喘。

2. 黄芥子姜汤

材料：黄芥子粉 100g，生姜片 500g。

制作：将黄芥子粉和生姜片按 1∶5 的比例放入锅中，加水适量，煮沸后小火煮 15 分钟，过滤后即可饮用。

功效：散寒止痛，活血通络。

古籍记载

《名医别录》：主射工及疰气发无常处，丸服之；或捣为末，醋和涂之。

《日华子本草》：治风毒肿及麻痹，醋研敷之；扑损瘀血，腰痛肾冷，和生姜研微暖涂贴；心痛，酒醋服之。

《太平圣惠方》：治咽喉闭塞不通甚者：芥子三两，捣，细罗为散，以水蜜调为膏，涂于外喉下，干即易之。

《本草纲目》：利气豁痰，除寒暖中，散肿止痛，治咳嗽反胃，痹木脚气，筋骨腰节诸痛。

《简便单方俗论》：治感寒无汗。水调芥子末填脐内，以热物隔衣熨之，取汗出妙。

《本草求真》：书载能治胁下及皮里膜外之痰，非此不达，古方控涎丹用之，正是此义。

用药禁忌　肺虚咳嗽及阴虚火旺者忌服。

清化热痰药

桔　梗

科属　桔梗科。

中药学名　桔梗[170—173]。别名：包袱花、铃铛花、僧帽花等。

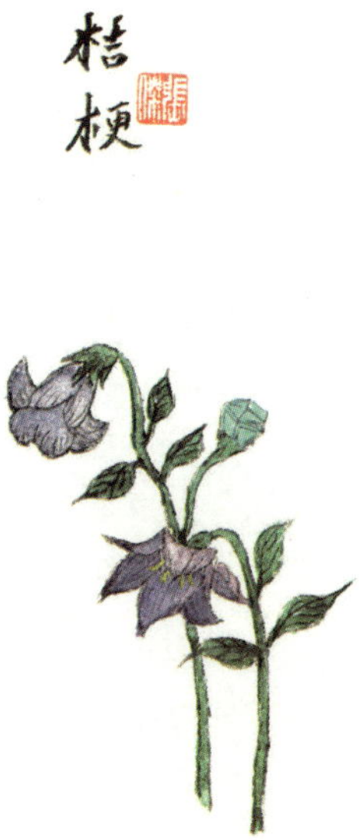

性味归经　苦、辛，平。归肺经。

功效　宣肺，利咽，祛痰，排脓。

主治　咳嗽痰多，咳痰不爽，胸闷不畅，咽痛音哑，肺痈吐脓，开宣肺气而通利二便。

用法用量　煎服，3～10g。

化学成分　主要为三萜皂苷类，如桔梗皂苷A、D，远志皂苷等；还含有由果糖组成的桔梗多糖。

现代药理作用 桔梗及其所含皂苷能促进呼吸道黏蛋白的释放，具有较强的祛痰作用。煎剂、水提取物均有良好的止咳效果，单用无明显平喘作用，但配伍成复方则作用明显。其药理活性还包括抗菌、抗炎、免疫增强、抗溃疡、抑制胃液分泌、降低血压、降低胆固醇、镇静、镇痛、解热、抗过敏等。桔梗的水提取物有明显的保肝作用，水提取物与醇提取物均可降血糖，石油醚提取物有抗癌、抗氧化的效果。

药用部位 根。

道地产区 全国大部分地区。

常见配伍

1. 桔梗配伍桑叶

桔梗辛散苦泄，开宣肺气，祛痰利咽；桑叶味甘、苦，性寒，既能疏散风热，又能清肺润燥。二药配伍，能增强宣肺化痰止咳之功，用于治疗外感风热、咳嗽痰黄之证。

2. 桔梗配伍杏仁

桔梗辛散苦泄，开宣肺气，祛痰利气；杏仁味苦降泄，长于止咳平喘。二药配伍，一宣一降，相得益彰，共奏宣降肺气、止咳平喘之功，用于治疗肺气壅滞、咳喘痰盛者，无论寒热虚实，皆可随证配伍。

3. 桔梗配伍枳壳

桔梗辛散苦泄，开宣肺气，祛痰利咽；枳壳辛行苦降，长于行气，宽中除胀。二药配伍，共奏升降气机、宽胸利膈、止咳祛痰之功，用于治疗胸膈痞满、肠鸣腹痛及胸闷咳痰等症。

药膳[280]

1. 百合桔梗鸡蛋清

材料：百合20g，桔梗8g，五味子4g，鸡蛋清2个。

制作：将百合、桔梗、五味子煮沸后用文火煎30分钟，去渣，取汁200mL，加鸡蛋清2个搅匀。徐徐含咽下。

功效：主治肺阴不足、虚火上炎引起的声音嘶哑。

2. 桔梗杏仁煎

材料：桔梗、杏仁、甘草各3g，阿胶、金银花、麦冬、百合、夏枯草、连翘各6g，贝母9g，枳壳4.5g，红藤9g。

制作：用水400mL，煎至320mL，空腹时服。

功效：治咳嗽吐脓，痰中带血，或胸膈隐痛，将成肺痈者。

古籍记载

《神农本草经》：主胸胁痛如刀刺，腹满，肠鸣幽幽，惊恐悸气。

《名医别录》：利五脏肠胃，补血气，除寒热、风痹，温中消谷，疗喉咽痛。

《药性论》：治下痢，破血，去积气，消积聚，痰涎，主肺气气促嗽逆，除腹中冷痛，主中恶及小儿惊痫。

《日华子本草》：下一切气，止霍乱转筋，心腹胀痛，补五劳，养气，除邪辟瘟，补虚消痰，破癥瘕，养血排脓，补内漏及喉痹。

《本草衍义》：治肺痈。

《珍珠囊》：疗咽喉痛，利肺气，治鼻塞。

《本草纲目》：主口舌生疮，赤目肿痛。

用药禁忌 应注意其配伍禁忌，如桔梗配伍远志致吐，桔梗畏白及、龙眼、龙胆，桔梗忌猪肉等；凡气机上逆、呕吐、呛咳、眩晕、阴虚火旺、咯血等症者不宜用；胃及十二指肠溃疡者慎用。临床有报道称，桔梗口服能刺激胃黏膜，释放过敏原而致过敏反应，用量过大可致恶心、呕吐，并具有溶血作用。

胖大海

科属 梧桐科。

中药学名 胖大海[174—175]。别名：大海、大海子、大洞果。

性味归经 甘，寒。归肺、大肠经。

功效 清热润肺，利咽开音，润肠通便。

主治 肺热声哑，咽喉干痛，干咳无痰；热结便秘，头痛目赤。

用法用量 2～3枚，沸水泡服或煎服。

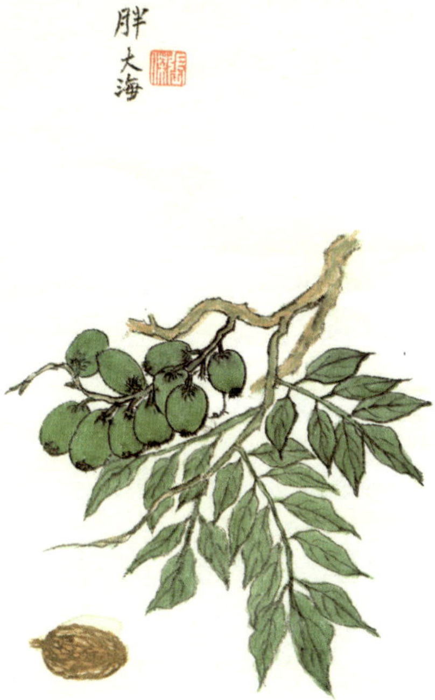

化学成分 主要含多糖类成分：由D–半乳糖、L–鼠李糖、蔗糖组成的多糖；有机酸类成分：2,4–二羟基苯甲酸等。本品还含胡萝卜苷等成分。

现代药理作用 胖大海素对血管平滑肌有收缩作用，能改善黏膜炎症，减轻痉挛性疼痛。水浸液能促进肠蠕动，有缓泻作用，其中种仁的作用最强。种仁的提取液有降血压的作用。此外，浸剂有抗病毒、抗菌及抗炎的作用。本品对特异性免疫功能有一定的促进作用，外皮、软壳、种仁的水浸液提取物皆有一定的利尿和镇痛作用，其中种仁的作用最强。

药用部位 成熟种子。

道地产区 泰国、越南、柬埔寨。

常见配伍

1. 胖大海配伍地黄

胖大海味甘、性寒、质轻，善清宣肺气，化痰利咽；地黄能清热凉血，养阴生津。二药配伍，可增强清肺热、利咽喉之功效，用于治疗体内阴精亏虚，出现虚火旺盛所致的咽喉肿痛、声音嘶哑等症。

2. 胖大海配伍北沙参

胖大海善清宣肺气、利咽；北沙参既能补肺阴，又能清肺热。二药配伍，清补相兼，有滋阴润肺、化痰利咽之功，用于治疗阴虚肺燥之干咳少痰、咯血或咽干音哑等症。

3. 胖大海配伍桑白皮

胖大海善清宣肺气，润燥利咽；桑白皮甘寒性降，主入肺经，以泻肺热、平喘咳为专长。二药配伍，可增强清泄肺热、化痰止咳之功效，用于治疗肺热壅盛、咳喘痰黄等症。

药膳[280]

1. 大海甘桔饮

材料：胖大海2个，桔梗10g，甘草6g。

制作：煎汤代茶饮。

功效：治疗肺热咳嗽、咽痛喑哑等症。

2. 胖大海麦冬茶

材料：胖大海6g，麦冬10g，甘草3g。

制作：泡水代茶饮。

功效：主治老年人口干。

古籍记载

《本草纲目拾遗》：治火闭痘，并治一切热证劳伤，吐衄下血，消毒祛暑，时行赤眼，风火牙疼，虫积下食，痔疮漏管，干咳无痰，骨蒸内热，三焦火证。

用药禁忌 不宜久服。

罗汉果

科属 葫芦科。

中药学名 罗汉果[176]。别名：拉汗果、假苦瓜、光果木鳖、金不换、罗汉表、裸龟巴等。

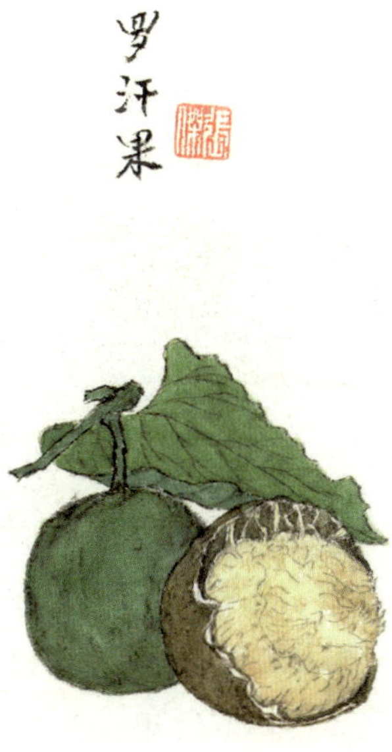

性味归经 甘，凉。归肺、大肠经。

功效 清热润肺，利咽开音，润肠通便。

主治 肺热咳嗽，咽痛失音，肠燥便秘。

用法用量 煎服，9～15g。

化学成分 含三萜皂苷类、黄酮类、多糖类、蛋白质氨基酸、挥发性成分等，其中主要有效成分为罗汉果苷。

现代药理作用 有抗高血糖的作用，机制可能与肠道菌群有关，具有抗氧化应激作用。罗汉果苷具有较强的清除自由基和抗脂质过氧化作用，在运动时补充罗汉果苷，可以起到缓解运动疲劳的作用。具有保肝、护肝、抗肝纤维化的作用。具有抗炎的生物活性，其对多种炎症具有较好的疗效，可改善肺功能，应用罗汉果苷不只是发挥其平喘、祛痰、镇咳等改善肺功能的功效，也应将其与多种药物组合以实现其功效的最大化。保护神经，抗癌，促进生殖健康。

药用部位 果实。

道地产区 主产于广东、广西、贵州、湖南、江西等地，其中尤以广西盛产，是当地特色道地药材“桂十味”之一。

常见配伍

1. 罗汉果配伍桑白皮

罗汉果甘凉质轻，长于清肺利咽开音；桑白皮甘寒性降，尤善泻肺平喘、利水消肿。二药配伍，有清泻肺热、止咳化痰之功，用于治疗肺热咳喘、痰黄黏稠等症。

2. 罗汉果配伍黄芩

罗汉果既能清肺又能润肺，可用于治疗风热犯肺，或肺热咳嗽，咳痰不畅，色黄质黏，口渴喜饮等症。

3. 罗汉果配伍知母

用于治疗肺热伤阴，或阴虚燥咳，秋燥咳嗽，干咳无痰，口干咽燥等症。

药膳[280]

1. 煎罗汉果山楂

材料：罗汉果1/4个，山楂15g。

制作：将罗汉果稍弄碎，和山楂一起放入锅内，加适量清水，煮30分钟，去渣留汁。

功效：缓解夏季炎热引起的口渴多饮。

2. 罗汉果白菜干汤

材料：罗汉果半个，白菜干50g，猪瘦肉100g。

制作：将罗汉果、白菜干洗净，猪瘦肉洗净，切成小块，都放进汤煲内。先用武火后用文火煲汤，使白菜干变软烂即可。

功效：养阴清肺，润燥化痰。

古籍记载

《广西临桂县志》：罗汉果大如柿，椭圆中空，性甜凉，治咳嗽。

《岭南采药录》：理痰火咳嗽，和猪精肉煎汤服之。

用药禁忌 婴幼儿、孕妇及老年人慎用，脾胃虚寒者忌用。

昆 布

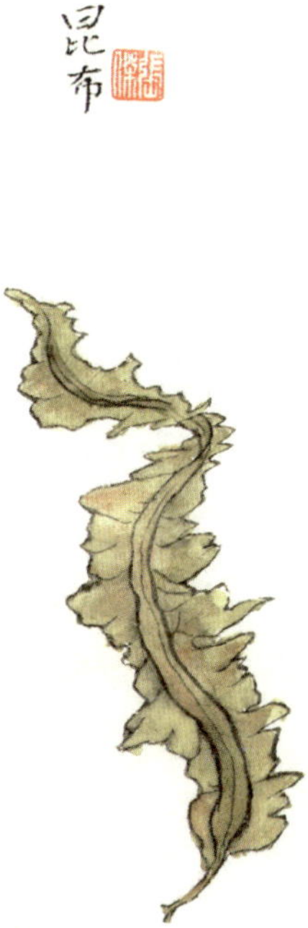

科属 海带科 / 翅藻科。

中药学名 昆布[177]。别名：海带、海白菜、江白菜、纶布、海昆布。

性味归经 咸，寒。归肝、胃、肾经。

功效 消痰，软坚散结，利水消肿。

主治 瘿瘤，瘰疬，睾丸肿痛，痰饮水肿。

用法用量 煎服，6 ～ 12g。

化学成分 主要含多糖、氨基酸、挥发油及碘等多种微量元素。

现代药理作用 昆布内含有丰富的碘，可纠正因缺碘引起的甲状腺功能减退，暂时抑制甲状腺功能亢进症患者的基础代谢率，使症状减轻；能温和、有效地降低高血压患者的收缩压和舒张压。昆布多糖具有明显增强体液免疫功能的作用，能提高外周血细胞的数量。本品还有降血糖、镇咳、抗辐射、抗肿瘤、抗氧化等作用。

药用部位 叶状体。

道地产区 辽宁、山东、浙江、福建等地。

常见配伍

1. 昆布配伍海藻

昆布咸寒，消痰软坚，利水消肿；海藻咸寒，消痰软坚，利水消肿。二药配伍，相须为用，其功益彰，增强消瘰化瘤之力，用于治疗瘿瘤、瘰疬等症。

2. 昆布配伍杏仁

昆布咸寒，消痰软坚，利水消肿；杏仁味苦降泄，长于肃降肺气而止咳平喘。二药配伍，可增强降气止咳平喘之功，用于治疗外感风热或痰热壅肺之咳嗽痰黄、喘息不止等症。

3. 昆布配伍桑叶

昆布咸寒，消痰软坚，利水消肿；桑叶甘苦寒，既能疏散风热，又能清肺润燥。二药相合，清肺化痰之力增强，用于治疗外感风热、咳嗽痰多等症。

药膳[280]

1. 黄药子海带生牡蛎汤

材料：黄药子25g，海带25g，昆布25g，海浮石25g，海藻25g，海蛤粉15g，广木香7.5g，醋三棱15g，醋白术15g，陈皮10g，大黄7.5g，牡蛎25g，夏枯草25g，漏芦25g。

制作：水煎。每日1剂，分早、晚2次温服。宜与治疗甲状腺功能亢进症的西药同时服用。

功效：清肝泻火，散结消瘿。

2. 昆布决明汤

材料：昆布20g，决明子20g。

制作：昆布洗净，浸泡2小时，连汤放入锅中。加入决明子，煎1小时以上，调味后即可。饮汤，食昆布。

功效：清肝泻火。

古籍记载

《名医别录》：主十二种水肿，瘿瘤聚结气，瘘疮。

《本草汇》：昆布之性，雄于海藻，噎症恒用之，盖取其祛老痰也。

《玉楸药解》：味咸，性寒，入足太阳膀胱经。泻水祛湿，破积软坚。昆布咸寒清利，治气臌水胀，瘿瘤瘰疬，溃疝恶疮，与海带、海藻同功。

用药禁忌 孕妇、脾胃虚寒者禁用。

止咳平喘药

杏 仁

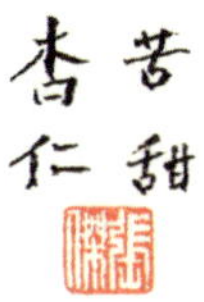

科属 蔷薇科。

中药学名 杏仁[178—179]。别名：杏核仁、杏子、木落子、苦杏仁、杏梅仁、甜梅等。

性味归经 苦，微温，有小毒。归肺、大肠经。

功效 降气，止咳平喘，润肠通便。

主治 咳嗽气喘，胸满痰多，肠燥便秘。

用法用量 煎服，5 ～ 10g。生品入煎剂宜后下。

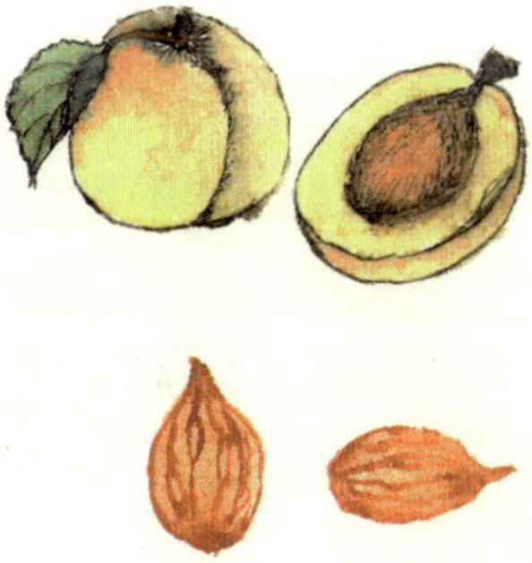

化学成分 含氰苷类成分：苦杏仁苷；苦杏仁酶：苦杏仁苷酶、樱叶酶、醇腈酶等；脂肪酸类成分：油酸、亚油酸、棕榈酸等。本品还含雌酮、α- 雌二醇及蛋白质等成分。

现代药理作用 苦杏仁生品及各种炮制品所含的有效成分苦杏仁苷，在体内分解产生的氢氰酸能抑制呼吸中枢而起到镇咳、平喘作用，使呼吸加深，咳嗽减轻，痰易咳出。苦杏仁分解的苯甲醛可抑制胃蛋白酶活性，从而影响消化功能。苦杏仁油体外试验对蛔虫、钩虫、蛲虫及伤寒杆菌、副伤寒杆菌有抑制作用。苦杏仁还有抗炎、镇痛、增强机体细胞免疫、抗消化性溃疡、抗肿瘤、抗脑缺血、降血糖等作用。

药用部位 成熟种子。

道地产区 山西、河北、内蒙古、辽宁等地。

常见配伍

1. 杏仁配伍麻黄

宣降肺气，如麻黄汤、麻杏甘石汤。麻黄宣肺解表，杏仁降气平喘，二药一宣一降，常相须为用。如治疗风寒咳喘，鼻塞胸闷，杏仁常与麻黄、甘草同用，如三拗汤。

2. 杏仁配伍桃仁

如麻子仁丸。杏仁体润多脂，味苦能降，偏行于气，既可宣肺降气，又能润肠通便；桃仁质润多油，偏行于血，散而无收，泻而无补，为活血化瘀要药、润燥通便良品。二者配伍，气血同治，既可活血化瘀，又能润肠通便。

3. 杏仁配伍五味子

如苓甘五味姜辛夏杏汤。杏仁止咳平喘而降气，五味子敛肺滋肾而定喘，二者配伍，有敛肺滋肾、止咳平喘的功效，多用于治疗肺虚咳喘、自汗盗汗等症。

药膳[280]

杏仁粥

材料：杏仁8g，大米80g。

制作：大米淘洗干净，杏仁洗净，研成泥状；砂锅置火上，入水适量，下入大米、杏仁，大火煮沸后，转小火熬煮至粥黏稠，即可食用。

功效：止咳平喘，适合咳嗽、气喘等症患者食用。

古籍记载

《神农本草经》：主咳逆上气雷鸣，喉痹，下气，产乳金疮，寒心奔豚。

《名医别录》：味苦，冷利，有毒。主治惊痫，心下烦热，风气去来，时行头痛，解肌，消心下急，杀狗毒。

《药性赋》：味苦、甘，性温，有毒。可升可降，阴中阳也。其用有二：利胸中气逆而喘促，润大肠气闭而难便。

用药禁忌 本品有小毒，不宜多服；婴幼儿及便溏者慎用。

紫苏子

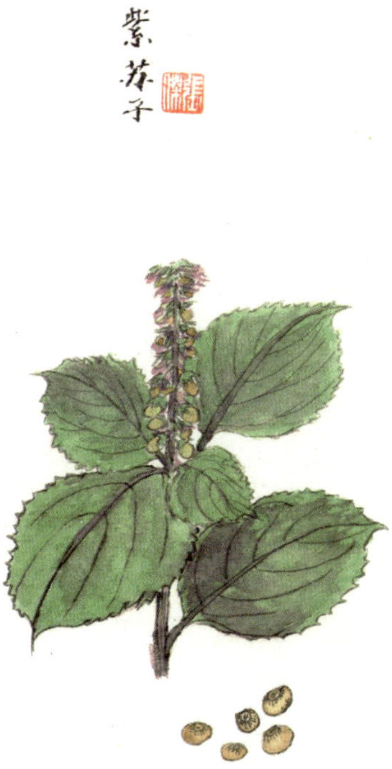

科属 唇形科。

中药学名 紫苏子[180—182]。别名：苏子、黑苏子、铁苏子、荏子。

性味归经 辛，温。归肺、大肠经。

功效 降气化痰，止咳平喘，润肠通便。

主治 痰壅气逆，咳嗽气喘，肠燥便秘。

用法用量 煎服，3 ～ 10g。

化学成分 主要含脂肪酸类成分：油酸、亚油酸、亚麻酸等；酚酸类成分：迷迭香酸等。本品还含氨基酸、维生素和微量元素等。

现代药理作用 紫苏子及其炮制品的多种提取物有不同程度的镇咳、祛痰、平喘作用。炒紫苏子醇提取物有抗炎、抗过敏、增强免疫作用。紫苏子的脂肪油提取物有降血脂作用。紫苏子还有抗氧化作用。

药用部位 成熟果实。

道地产区 湖北、江苏、河南、浙江、河北等地。

常见配伍

1. 紫苏子配伍白芥子

紫苏子辛温性降，长于降肺气、化痰涎；白芥子辛温走散，善温肺化痰、利气散结。二药配伍，一散一降，共奏温肺散寒、降气化痰之功，用于治疗寒痰壅肺、咳喘胸闷、痰多难咯等症。

2. 紫苏子配伍莱菔子

紫苏子辛温性降，长于降肺气、化痰涎；莱菔子味辛性散，既能消食化积，又能降气化痰。二药配伍，可增强降气化痰之功，用于治疗痰涎壅盛、胸闷气喘、痰多质稠等症。

3. 紫苏子配伍葶苈子

紫苏子辛温性降，长于降肺气、化痰涎；葶苈子苦辛大寒，下气利饮，专泻肺中水饮及痰火而平喘咳。二药配伍，降气化痰平喘之力增强，共奏泻饮降逆之功，则喘停而肿消，用于治疗饮停上焦攻肺、喘满不得卧、面身水肿、小便不利等症。

4. 紫苏子配伍肉桂

紫苏子辛温性降，长于降肺气、化痰涎；肉桂辛甘大热，能补火助阳、散寒止痛。二药配伍，一上一下，共奏温肾化痰、纳气平喘之功，用于治疗上盛下虚之久咳痰喘证。

5. 紫苏子配伍桑白皮

紫苏子降气消痰，利膈平喘；桑白皮泻肺火，降肺气而清肺止咳，利水消肿，偏于利水之上源。二药配伍，入肺经气分，降气，利水消肿，用于治疗肺热咳嗽、水肿腹胀等症。

药膳[280]

1. 苏子陈皮粥

材料：紫苏子30g（捣成泥），陈皮10g（切碎），粳米50g，红糖适量。

制作：加水煮成粥。早、晚温服。

功效：适合急性加重期及慢性迁延性的咳嗽气喘、痰多纳呆、便秘的患者食用。

2. 苏子粥

材料：紫苏子20g，粳米100g，冰糖适量。

制作：将紫苏子捣碎成泥，加水煎成汁，加粳米、冰糖适量，煮粥温食。每日2次。

功效：降气定喘，消痰润肺。

古籍记载

《名医别录》：苏，味辛，温。主下气，除寒中，其子尤良。

《本草经集注》：苏子，主下气，与橘皮相宜同疗。

《本草经解》：同良姜、广皮丸，治风湿脚气；同粳米，治上气咳逆。

《得配本草》：得川贝，降气止嗽；配萝卜子、桑白皮，治消渴变水。

《医学衷中参西录》：苏子与人参同用，又能降逆气之因虚而逆。

用药禁忌 气虚久嗽、阴虚喘逆、脾虚气弱、大便稀溏者皆不可用。脾胃虚弱者服用后可能有腹泻等反应。孕妇、儿童慎用。

白 果

科属 银杏科。

中药学名 白果[183—185]。别名：灵眼、佛指甲、佛指柑。

性味归经 甘、苦、涩，平；有毒。归肺、肾经。

功效 敛肺定喘，止带缩尿。

主治 喘咳痰多，带下白浊，遗尿尿频。

用法用量 煎服，5～10g。

化学成分 主要含黄酮类成分：山柰黄素、槲皮素、芦丁、银杏素等；银杏萜内酯类成分：银杏内酯A、C等；酚酸类成分：银杏毒素、白果酸、氢化白果酸等。

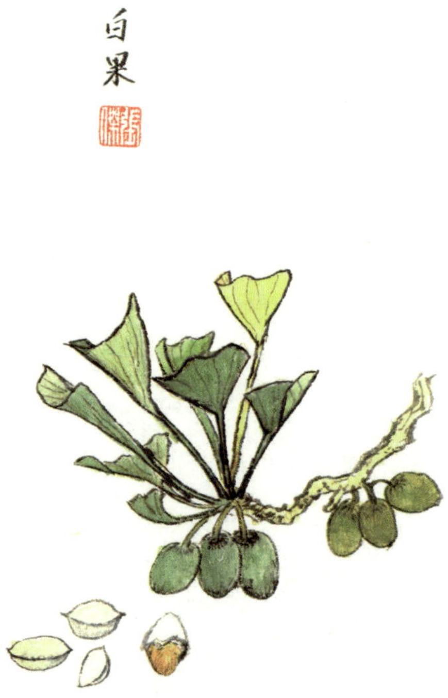

现代药理作用 白果注射液可平喘，其乙醇提取物可祛痰。白果对金黄色葡萄球菌、链球菌、白喉杆菌、炭疽杆菌、枯草杆菌、大肠杆菌、伤寒杆菌等有不同程度的抑制作用。另有抗过敏、抗衰老、抗寄生虫、抗炎、抗肿瘤以及治疗脑缺血、阿尔茨海默病和帕金森病等作用。

药用部位 成熟种子。

道地产区 主产于江苏、广西、四川、河南、山东、湖北、辽宁等地。以江苏邳州最多，广西的产品为最佳。

常见配伍

1. 白果配伍麻黄

白果性涩而收，长于敛肺化痰定喘；麻黄辛温宣散，尤善发散风寒、宣肺平喘。二药配伍，一散一收，宣肺而不耗气，敛肺而不留邪，用于治疗哮喘咳嗽实证。若外感风寒而内有蕴热之喘咳痰黄，常与麻黄、黄芩、桑白皮等同用，如定喘汤。

2. 白果配伍五味子

白果性涩而收，长于敛肺化痰定喘；五味子味酸性收敛，善敛肺止咳、补肾宁心。二药配伍，可增强敛肺止咳之功，用于治疗肺虚久咳及肺肾两虚喘咳等症。

药膳[280]

白果鸡丁

材料：白果80g，鸡肉400g，青椒1个，鸡蛋2枚，水淀粉10mL，葱、姜各5g，盐2g，料酒5mL，白砂糖5g，味精1g，香油2mL，老抽5mL。

制作：白果去壳，洗净，捣碎；鸡肉洗净，切丁，放入蛋清，加老抽、水淀粉拌匀，腌制30分钟，备用；青椒择洗干净，切块；葱洗净，切段；姜洗净，切片。炒锅置小火上，入油烧至五成热，放入白果，炸成金黄色后捞出，放入鸡丁，沥油；净锅烧热后加入葱、姜、青椒，下入鸡丁、白果，大火翻炒均匀，加盐、白砂糖、味精、香油、料酒，翻炒片刻即可。

功效：补气养血，止咳平喘。适合老年体虚湿重的久咳、痰多、气喘、小便频数，以及妇女浊湿下注、带下量多、清稀等症患者食用。

古籍记载

《日用本草》：多食壅气动风。小儿多食昏霍，发惊引疳。同鳗鲡鱼食患软风。

《滇南本草》：大疮不出头者，白果肉同糯米蒸合蜜丸：与核桃捣烂为膏服之，治噎食反胃、白浊、冷淋；捣烂敷太阳穴，止头风眼疼，又敷无名肿毒。

用药禁忌 本品有小毒，不宜生食、多食；有实邪者慎用。

十四、安神药

养心安神药

酸枣（酸枣仁）

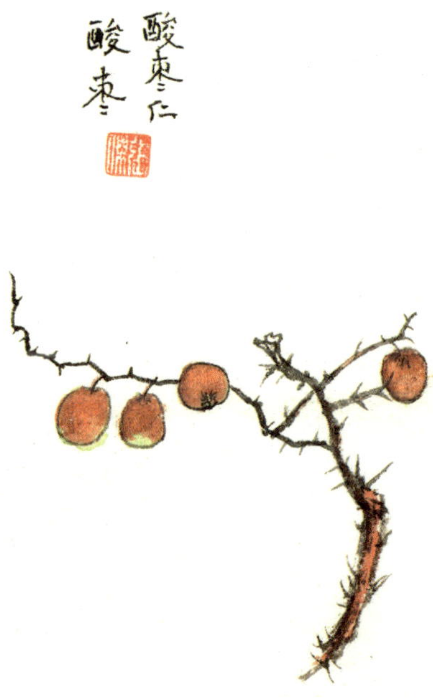

科属　鼠李科。

中药学名　酸枣[186—189]。别名：枣仁、山枣仁、酸枣核。

性味归经　甘、酸，平。归肝、胆、心经。

功效　养心补肝，宁心安神，敛汗，生津。

主治　虚烦不眠，惊悸多梦，体虚多汗，津伤口渴。

用法用量　煎服，10～15g。

化学成分　本品主要含三萜皂苷类成分：酸枣仁皂苷 A、B 等；生物碱类成分：荷叶碱、欧鼠李叶碱、原荷叶碱、去甲异紫堇定碱；黄酮类成分：斯皮诺素、当药素等。本品还含有挥发油、糖类、蛋白质及有机酸等。

现代药理作用　酸枣仁总皂苷、总黄酮、总生物碱、不饱和脂肪酸部分有催眠、镇静作用；酸枣仁煎剂有镇痛、退热作用。此外，酸枣仁还有改善心肌缺血、提高耐缺氧能力、降血压、降血脂、增强免疫功能、抗血小板聚集、抗肿瘤等作用。

药用部位 果肉、成熟种子。

道地产区 主产于河北、山东、辽宁、河南、山西、陕西等地，其中河北、山东产量大，故以河北、山东为道地产区。山东产者习称“东枣仁”，河北产者称为“邢枣仁”（邢台所产）。

常见配伍

1. 酸枣仁配伍茯苓

二者配伍，可加强养心安神的作用，同时茯苓的利水渗湿作用可以帮助排出体内多余的水分，改善水肿、小便不利等症状，对心神不宁、水肿、小便不利等症状的患者有很好的治疗效果。

2. 酸枣仁配伍知母

二者配伍，可在养心安神的同时，清除体内热邪，滋润阴液，改善口干、口渴、烦躁等症状，对心火亢盛、阴虚火旺的患者有很好的治疗效果。

3. 酸枣仁配伍五味子

二者配伍，可加强收敛止汗、生津止渴的作用，同时五味子的益气生津作用可以帮助改善气虚、津亏的症状，对自汗、盗汗、口渴等症状有很好的治疗效果。

4. 酸枣仁配伍川芎

川芎味辛、性温，归肝、胆、心包经，有活血行气、祛风止痛的功效。二者配伍，可以在养心安神的同时，改善血液循环，缓解头痛、胸痛等症状，对心神不宁、血液循环不畅的患者有很好的治疗效果。

药膳[280]

1. 酸枣仁大米粥

材料：炒酸枣仁 60g，大米 200g。

制作：将炒酸枣仁加水煎煮，取汁去渣，再加入大米煮粥食用。

功效：适合失眠患者食用。

2. 酸枣仁茶

材料：酸枣仁 15g。

制作：焙焦为末，顿服。每日 1 次，睡前服。

功效：补肝益胆，宁心安神，治疗失眠、心悸等症。

古籍记载

《神农本草经》：主心腹寒热，邪结气聚，四肢酸疼，湿痹。

《名医别录》：无毒，主烦心不得眠，脐上下痛，血转久泄，虚汗烦渴，补中，益肝气，坚筋骨，助阴气，令人肥健。

《药性论》：主筋骨风，炒末作汤服之。

《本草拾遗》：睡多生使，不得睡炒熟。

《本草经疏》：酸枣仁，实酸平，仁则兼甘。专补肝胆，亦复醒脾。熟则芳香，香气入脾，故能归脾。能补胆气，故可温胆。母子之气相通，故亦主虚烦、烦心不得眠。其主心腹寒热、邪结气聚，及四肢酸疼湿痹者，皆脾虚受邪之病，脾主四肢故也。胆为诸脏之首，十一脏皆取决于胆，五脏之精气，皆禀于脾，故久服之，功能安五脏。

用药禁忌　实邪郁火、大便滑泄者不宜服用。

灵　芝

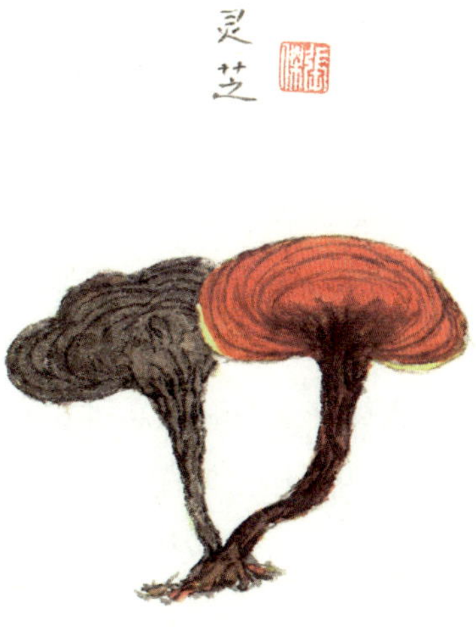

科属　多孔菌科。

中药学名　灵芝[190—192]。别名：赤芝、红芝、木灵芝、菌灵芝、万年蕈等。

性味归经　甘，平。归心、肺、肝、肾经。

功效　补气安神，止咳平喘。

主治　心神不宁，失眠心悸，肺虚咳喘，虚劳短气，不思饮食。

用法用量　煎服，6～12g。

化学成分　主要含多糖：葡聚糖 A～G，灵芝多糖；三萜类成分：灵芝酸 A、B、C、C_2、D、E、F、K、M，齐墩果酸等；生物碱类成分：甜菜碱，灵芝碱甲，灵芝碱乙；甾醇类成分：麦角甾醇，麦角甾醇棕榈酸酯，麦角甾4，6，8，(14)22-四烯-3-酮等；核苷类成分：腺苷，腺嘌呤。本品还含多种氨基酸、多肽及有机酸等。

现代药理作用 灵芝多糖能提高机体的免疫活性。从灵芝子实体、灵芝多糖、灵芝孢子中分离出来的三萜类化合物均有抗肿瘤的作用。灵芝中的蛋白多糖有抗病毒活性，酸结合的灵芝多糖有抗疱疹病毒的活性，灵芝三萜类化合物还能抗HIV。用甲醇萃取灵芝得到的酚类化合物及灵芝氨基多糖G009具有抗氧化、抗衰老的作用。灵芝多糖有保肝、提高耐缺氧能力的作用。另外，灵芝能降低血液黏度，增强心肌收缩力，增加冠状动脉血流量和心输出量，改善心律；还可以抗放射线和有毒化学物质对机体的损害，并具有镇静、镇痛作用，延长睡眠时间，改善睡眠质量，以及平喘、止咳、祛痰等功效。

药用部位 子实体。

道地产区 全国大部分地区。其中安徽大别山地区、东北长白山、山东泰山、福建武夷山、浙江丽水龙泉和浙江大盘山这六大灵芝产区最为著名。

常见配伍

1. 灵芝配伍人参

人参大补元气，复脉固脱，补脾益肺，生津，安神；灵芝对于增强人体免疫力、调节血糖、控制血压有效。二者配伍，能补益强壮，用于治疗神经衰弱及其他慢性虚证引起的头昏耳鸣、心悸失眠、食欲不振等症，尤其适于大病初愈及术后患者。

2. 灵芝配伍刺五加、淫羊藿

刺五加为中药上品，久服可以轻身、延年益寿而无害；淫羊藿归肝、肾经，可补肾阳，强筋骨，祛风湿。二者与灵芝配伍，具有壮筋骨、强心力的作用，对老年人体衰乏力和健忘等症有疗效。

3. 灵芝配伍五味子

五味子具有收敛固涩、益气生津、补肾宁心的作用，主要用于久咳虚喘、梦遗滑精、遗尿、尿频、久泻不止、自汗、盗汗等。灵芝有显著的镇咳祛痰及平喘作用，与五味子煎液合用，能补虚强身，对头晕头痛、咳嗽哮喘、体虚乏力等症有疗效。

药膳[280]

1. 灵芝茶

材料：灵芝 10g。

制作：将灵芝切薄片，用沸水冲泡。不拘时间，代茶频饮。

功效：护肝降脂，调节机体平衡。适合脂肪肝患者饮用。

2. 首乌灵芝粥

材料：何首乌、灵芝各 15g，糯米 50g。

制作：将何首乌、灵芝水煎、取汁、去渣后，加入糯米共煨粥。每日 2 次。

功效：补心安神。适合心血不足所致的头晕失眠者食用。

古籍记载

《神农本草经》：山川云雨、四时五行、阴阳昼夜之精，以生五色神芝，为圣王休祥。言其能够主耳聋，利关节，保神，益精气，坚筋骨，好颜色。久食，轻身不老。

《本草纲目》：青芝，又名龙芝，酸平无毒，主治明目、补肝气、安精魂，久食轻身不老，延年神仙，不忘强志。赤芝，又名丹芝，甘平无毒，主治胸中结，益心气，补中，增智慧，不忘，久食轻身不老，延年神仙。黄芝，又名金芝，甘平无毒，主治心腹五邪，安神，忠信，和乐，久食轻身不老，延年神仙。白芝，又名玉芝，辛平无毒，主治逆上气，益肺气，通利口鼻，强志意，勇捍，安魂，久食轻身不老，延年神仙。黑芝，又名玄芝，平无毒，主治疗利水道，益肾气，通九窍聪察，久食轻身不老，延年神仙。紫芝，又名木芝，甘温无毒，主治耳聋，利关节，保神，益精气，坚筋骨，好颜色。久服轻身不老延年。疗虚劳，治痔。

用药禁忌　阴虚火旺、大出血者禁用，与柠檬同食会降低药效。

十五、平肝息风药

平抑肝阳药

牡 蛎

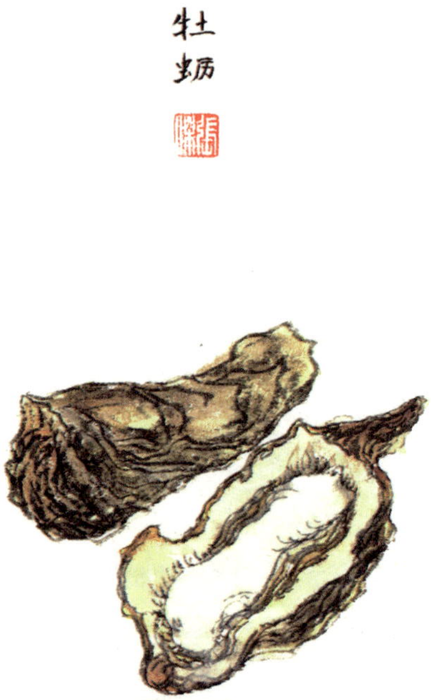

科属 牡蛎科。

中药学名 牡蛎[193—194]。别名：牡蛤、左壳、蛎蛤、海蛎子壳、左牡蛎。

性味归经 咸，微寒。归肝、胆、肾经。

功效 潜阳补阴，重镇安神，软坚散结，收敛固涩，制酸止痛。

主治 肝阳上亢，眩晕耳鸣、心神不宁，惊悸失眠、瘰疬痰核，癥瘕痞块、自汗盗汗，遗精滑精，崩漏带下，胃痛吞酸。

用法用量 煎服，9～30g，先煎。潜阳补阴、重镇安神、软坚散结，宜生用；收敛固涩、制酸止痛，宜煅用。

化学成分 本品主要含碳酸钙、磷酸钙及硫酸钙，还含有铜、铁、锌、锰、锶、铬等微量元素及多种氨基酸。

现代药理作用 本品有镇静、抗惊厥、抗癫痫、镇痛、抗肝损伤、增强免疫、抗肿瘤、抗氧化、抗衰老、抗胃溃疡等作用。牡蛎多糖具有降血脂、抗凝血、抗血栓的作用。

药用部位 贝壳。

道地产区 广东、福建、浙江、江苏、山东。

常见配伍

1. 牡蛎配伍山茱萸

山茱萸补益肝肾，敛汗固脱，固精缩尿；牡蛎重镇安神，平肝潜阳，收敛固涩，软坚散结，制酸止痛。山茱萸酸涩收敛，微温而不热，以涩精气、止脱汗为主；牡蛎味咸而能软坚，气寒而能除热，质重能潜阳，性涩能收敛。二药配伍，相互促进，敛阴止汗、涩精固脱的力量增强。

2. 牡蛎配伍黄芪

黄芪补气升阳，固表止汗，利水消肿；牡蛎重镇安神，平肝潜阳，收敛固涩，制酸止痛。黄芪甘温补中，升阳补气，实腠理，止汗；牡蛎质地重坠，味咸而涩，长于益阴潜阳，收敛止汗。二药配伍，益气敛阴、固表止汗的力量增强。

3. 牡蛎配伍葛根

牡蛎咸寒，重镇安神，平肝潜阳，收敛固涩，软坚散结，制酸止痛；葛根甘润，解肌退热，生津止渴，透发麻疹，升阳止泻。葛根升散解肌，扩张心、脑血管，改善血液循环，活血散瘀降压；牡蛎质重潜降，可引气血下行，以降低血压。二药配伍，活血散瘀、镇静降压的功效增强。

药膳[280]

1. 紫薇花牡蛎火腿汤

材料：紫薇花 4 朵，牡蛎净肉 500g，火腿肉 50g，水发冬菇 10g，玉兰片 10g，胡椒粉、食盐、料酒、酱油、味精、鸡汤、姜片各适量。

制作：将紫薇花去萼及杂质，洗净，切成细丝；牡蛎肉洗净，沥干水分，切碎。火腿、玉兰片、冬菇分别洗净，切片；将牡蛎、冬菇、玉兰片分别用开水焯一下。锅烧热，放入鸡汤、料酒、酱油、姜片、食盐，大火煮沸，下入火腿、冬菇、玉兰片、牡蛎，烧沸，加入味精、紫薇花细丝，调好口味，撒上胡椒粉即成。

功效：适合虚损、烦热、产后血崩、带下、疮毒、失眠、心悸、健忘等症患者食用。

2. 丝瓜牡蛎汤

材料：丝瓜450g，牡蛎肉150g，味精、五香粉、湿淀粉、植物油、料酒、清汤、葱花、姜末、香油、食盐各适量。

制作：丝瓜去皮，洗净，切片；牡蛎肉入沸水锅中焯5分钟，剖成薄片。炒锅上火，油烧到六成热，下牡蛎片煸炒，烹入料酒、清汤，中火煮开，下丝瓜片、葱花、姜末，煮沸，加食盐、味精、五香粉，用湿淀粉勾芡，淋上香油，拌匀即可。

功效：清热解毒，凉血和血，止渴降糖。

古籍记载

《神农本草经》：味咸平。主伤寒寒热，温疟洒洒，惊恚怒气，除拘缓鼠瘘，女子带下赤白，久服，强骨节，杀邪气，延年。一名蛎蛤。生池泽。

《名医别录》：主虚热去来不定，烦满心痛，气结，止汗，止渴，除老血，疗泄精，涩大小肠。

《本草拾遗》：粉身，止大人小儿盗汗；同麻黄根、蛇床子、干姜为粉，去阴汗。

用药禁忌　体虚而多寒者忌用。

息风止痉药

天　麻

科属　兰科。

中药学名　天麻[195—198]。别名：赤箭、鬼督邮、神草、定风草、白龙皮、水洋芋、明天麻。

性味归经　甘，平。归肝经。

功效　息风止痉，平抑肝阳，祛风通络。

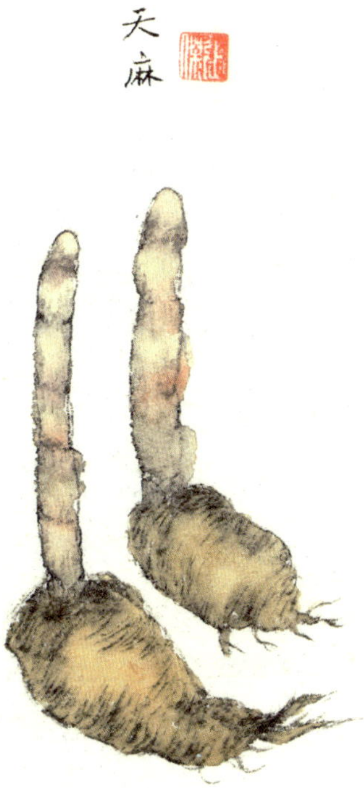

主治　小儿惊风，癫痫抽搐，破伤风，肝阳上亢，头痛眩晕，手足不遂，肢体麻木，风湿痹痛。

用法用量　煎服，3 ～ 10g。

化学成分　主要含酚类成分：天麻素、对羟基苯甲醇（天麻苷元）、4- 羟苄基甲醚、4-（4- 羟苄氧基）苄基甲醚；脂肪酸类成分：棕榈酸、十七烷酸；多糖：天麻多糖，杂多糖 GE- Ⅰ、Ⅱ、Ⅲ。本品还含有胡萝卜苷、多种氨基酸、多种微量元素（如铬、锰、铁、钴、镍、铜、锌）等。

现代药理作用　本品具有镇静、催眠、抗惊厥、改善学习记忆、保护神经元、抗焦虑、抗抑郁、降血压、扩张血管、保护心肌细胞、抗凝血、抗血栓、抗血小板聚集、抗炎、镇痛等作用，并能抗衰老、抗氧化、抗缺氧、抗辐射、保肝、保护胃黏膜、兴奋肠管。天麻多糖还有增强机体非特异性免疫和细胞免疫的作用。

药用部位　块茎。

道地产区　湖北、四川、云南、贵州、陕西等地。

常见配伍

1. 天麻配伍当归

天麻有安神的作用，当归能活血化瘀、缓解疼痛。天麻和当归是经典的药物组合，对调理血液循环不畅引起的头痛、眩晕、失眠等症状特别有效。

2. 天麻配伍三七

天麻可以舒张血管，增加血流量；三七有活血化瘀的作用，可以改善心绞痛、脑供血不足引起的头晕、记忆力减退等症状。天麻和三七配伍可以促进血液循环，改善心脑供血不足导致的症状。

3. 天麻配伍酸枣仁

天麻能镇静安神，酸枣仁能舒缓焦虑，安定情绪。此配伍被广泛用于治疗神经衰弱、失眠等症状。

4. 天麻配伍丹参

天麻有舒张血管、增加血流量的作用；丹参能活血化瘀，降低血液黏稠度，减少血栓形成的风险。天麻和丹参配伍可以预防和治疗中风。

药膳[280]

1. 天麻蒸鸡蛋

材料：天麻粉 6g，鸡蛋 1 个。

制作：将鸡蛋一头开一小孔，灌入天麻粉，用浸湿的白纸粘贴住鸡蛋上的小孔，孔朝上放入蒸笼内蒸熟。去壳，食用鸡蛋和天麻粉，早晚各服 1 次，10 天为 1 个疗程。停服 2 天再服，连服 3 个疗程。

功效：对子宫脱垂有一定的辅助治疗作用。

2. 天麻、枸杞煮猪脑

材料：天麻片 25g，枸杞子 15g，猪脑 2 副。

制作：将天麻片、枸杞子加水用文火煎 1 小时，再放入洗净的猪脑煮熟。

功效：对脑震荡后遗症导致的头昏头痛有一定的辅助治疗作用。

古籍记载

《神农本草经》：味辛，温。主杀鬼精气、蛊毒、恶气。久服益气力、长阴、肥健。

《名医别录》：消痈肿，下支满，寒疝，下血。

《本草拾遗》：主热毒、痈肿，捣茎、叶傅之。亦取子作饮，去热气。

《药性论》：又名定风草。味甘，平。能治冷气瘆痹，瘫缓不遂，语多恍惚，多惊失志。

《新修本草》：五母麻，味苦，有毒。疗痿痹，不便，下痢。

用药禁忌 津液衰少、血虚、阴虚者慎用。

十六、补虚药

补气药

西洋参

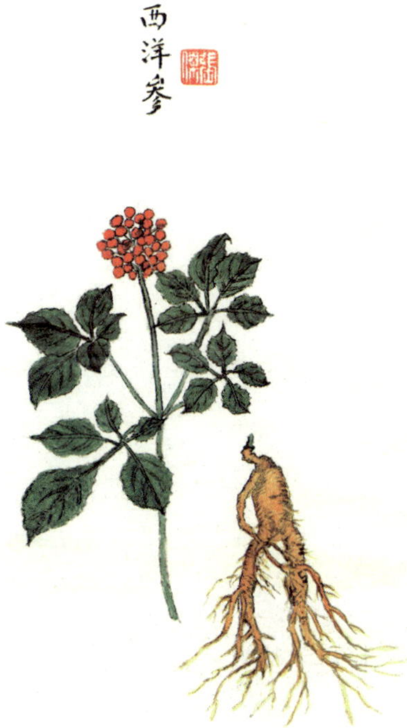

科属 五加科。

中药学名 西洋参[199—202]。别名：花旗参、洋参、西洋人参。

性味归经 甘、微苦，凉。归心、肺、肾经。

功效 补气养阴，清热生津。

主治 气虚阴亏，虚热烦倦，咳喘痰血，内热消渴，口燥咽干。

用法用量 煎服，3 ～ 6g，另煎兑服；入丸散剂，每次 0.5 ～ 1g。

化学成分 主要含多种三萜皂苷类成分，以及多糖、黄酮类、挥发油、蛋白质、氨基酸、核酸、肽类、甾醇类、淀粉、维生素、脂肪酸、有机酸、矿物质等。

现代药理作用 西洋参含片、胶囊、水煎液及皂苷均具有抗缺氧、抗疲劳、改善和增强记忆力的作用。西洋参多糖能升高白细胞、提高免疫力、抗肿瘤。西洋参皂苷具有中枢抑制、抗心律失常、抗应激、降血脂、降血糖和镇静等作用。

药用部位 根。

道地产区 美国、加拿大，我国亦有引种栽培。

常见配伍

1. 西洋参配伍冬虫草花

冬虫夏草能增强免疫力、强精补肾。二药配伍，可消除疲劳、提神补气，同时对增强和调节人体免疫功能、提高人体抗病能力有一定的作用。

2. 西洋参配伍黄芪

黄芪能补气血，增强抵抗力。西洋参和黄芪都有补气的功效。二药配伍，适合气阴两虚及抵抗力低下者，能增强人体各项机能，减少病毒侵犯，预防感冒。

3. 西洋参配伍三七

三七止血强心，散瘀生新，消肿定痛。二药配伍，通脉养心，能有效治疗心脏经脉瘀阻。

4. 西洋参配伍麦冬

西洋参益气，养阴生津，配伍麦冬，增强养阴生津之功，用于治疗热病气阴两伤，烦热口渴；或老人气阴两虚，咽干口燥，津液不足，舌干少苔。

药膳[280]

1. 西洋参滇三七鸡内金末冲服

材料：西洋参、滇三七各30g，鸡内金60g。

制作：共研细末，充分拌匀后，分为60包。每日1包（2g），温水冲服。

功效：益气养阴，活血化瘀。适合肝硬化患者服用。

2. 西洋参泡水服

材料：西洋参片。

制作：将西洋参片3～5g，放置于杯内，冲入刚烧开的水，盖上杯盖，泡15～20分钟，然后慢慢饮用。可重复冲泡2次，连续饮用2天。

功效：主治精神不振，身倦发热。

古籍记载

《本草从新》：补肺降火，生津液，除烦倦。虚而有火者相宜。

《药性考》：补阴退热。姜制益气，扶正气。

《本草再新》：治肺火旺，咳嗽痰多，气虚呵喘，失血，劳伤，固精安神，生产诸虚。

《医学衷中参西录》：西洋参，性凉而补，凡欲用人参而不受人参之温补者，皆可以此代之。唯白虎加人参汤中之人参，仍宜用党参，而不可代以西洋参，以其不若党参具有升发之力，能助石膏逐邪外出也。且《本经》谓人参味甘，未尝言苦，适与党参之味相符，是以古之人参，即今之党参（古之人参出自上党，但并非党参）。若西洋参与高丽参，其味皆甘而兼苦，故用于古方不宜也。

用药禁忌 痰多水肿者禁用，虚寒体质者禁用，高血压患者禁用，女性经期慎用。

党 参

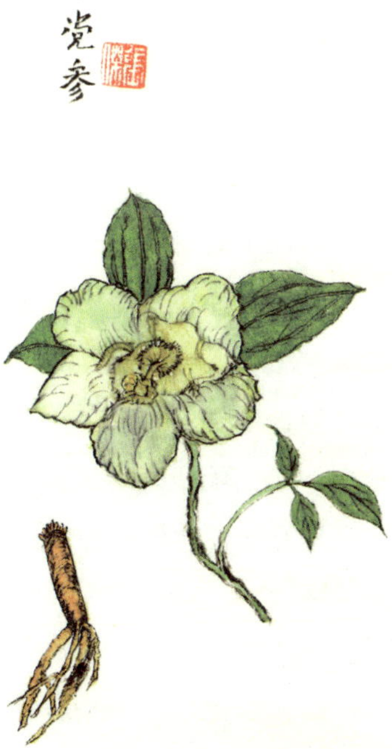

科属 桔梗科。

中药学名 党参[203—205]。别名：东党、台党、潞党、口党、上党人参、黄参、狮头参等。

性味归经 甘，平。归脾、肺经。

功效 补脾益肺，养血生津。

主治 脾胃虚弱、食少便溏、四肢乏力、肺虚喘咳、气短自汗、气阴两亏等证。

用法用量 煎服，9 ～ 30g。

化学成分 主要含党参多糖、党参苷、植物甾醇、党参内酯、黄酮类、酚酸类、生物碱、香豆素类、无机元素、氨基酸等。

现代药理作用 党参水煎醇沉液能调节胃肠运动、抗溃疡。党参水煎液能促进胃泌素的释放。党参多糖能促进双歧杆菌的生长，调节肠道菌群比例失调；能升高外周血血红蛋白，促进脾脏代偿性造血功能；还能增强免疫功能。党参皂苷能兴奋呼吸中枢。党参水、醇提取液和党参多糖均能改善学习记忆能力，具有益智、抗痴呆的作用。此外，党参有延缓衰老、抗缺氧、抗辐射、降低血糖、调节血脂和抗心肌缺血等作用。

药用部位 根。

道地产区 主产于山西、陕西、甘肃、四川等省及东北各地。潞党参（栽培品）产于山西平顺、长治、壶关等地。素花党参又称西党参，主产于甘肃文县及四川南坪、松潘等地。川党参主产于四川、湖北及陕西接壤的地区。

常见配伍

1. 党参配伍白术

白术味甘苦，性温燥，善于补脾和胃、燥湿化浊，健脾力更优。党参与白术配伍，可增强补气健脾燥湿的作用，用于治疗脾气虚弱所致的食少、大便不成形、呕吐、泄泻等症。

2. 党参配伍当归

当归善于养血活血。党参与当归配伍，可增强补气养血的作用，用于治疗气血不足引起的头晕、乏力、少气懒言等症。

3. 党参配伍黄芪

党参长于健脾益气，黄芪善于益气升阳。二药配伍，可增强补脾益肺的作用，用于治疗肺脾气虚、气短乏力、食少便溏等症。

4. 党参配伍熟地黄

党参长于补益脾胃、生化精血；熟地黄善于补血滋阴，补充精气，促进骨髓发育。二药配伍，可增强补气生血的功效，用于治疗气血双亏所致的面色萎黄、头晕心悸、体弱乏力等脾胃虚弱症。

药膳[280]

1. 黄芪党参粥

材料：黄芪40g，党参30g，山药30g，半夏10g，白糖10g，粳米150g。

制作：黄芪、党参、半夏煎汁去渣代水，与山药、粳米同煮为粥，加入适量白糖调味。

功效：连服数月，有补益脾肺之功，适合稳定期肺脾气虚者服用。

2. 党参橘皮汤

材料：党参 15g，橘皮 10g，紫苏叶 10g。

制作：煎药取汁，加入少许砂糖。代茶饮。

功效：顺气开胸，补肺缩尿，适合肺气虚弱、咳而遗溺者饮用。

古籍记载

《本草从新》：参须上党者佳。今真党参久已难得，肆中所卖党参，种类甚多，皆不堪用，唯防风党参，性味和平足贵。根有狮子盘头者真，硬纹者伪也。

《得配本草》：甘，平。入手足太阴经气分。补养中气，调和脾胃。

《植物名实图考》：党参，蔓生，叶不对，节大如手指，野生者根有白汁，秋开花如沙参，花色青白。

《本经逢原》：上党人参，虽无甘温峻补之功，却有甘平清补之力，亦不似沙参之性寒专泄肺气也。

用药禁忌　有实邪者忌服。不可与藜芦同用。

黄　芪

科属　豆科。

中药学名　黄芪[206—208]。别名：黄耆、绵黄芪、北芪、独椹、蜀脂、百本、黄参、血参、人衔、箭芪等。

性味归经　甘，微温。归脾、肺经。

功效　补气升阳，益卫固表，利水消肿，生津养血，行滞通痹，托毒排脓，敛疮生肌。

主治　气虚乏力，食少便溏，水肿尿少，中气下陷，久泻脱肛，便血崩漏、肺气虚弱，咳喘气短、表虚自汗、内热消渴、血虚萎黄，气血两虚、气虚血滞，半身不遂，痹痛麻木、气血亏虚，痈疽难溃，久溃不敛等症。

用法用量　煎服，9 ～ 30g。益气补中宜蜜炙用，其他方面多生用。

化学成分　主要含三萜皂苷类成分：黄芪皂苷Ⅰ、Ⅱ、Ⅲ、Ⅳ（黄芪甲苷），荚膜黄芪苷Ⅰ、Ⅱ等；黄酮类成分：芒柄花素，毛蕊异黄酮葡萄糖苷等；还含有多糖、氨基酸等。

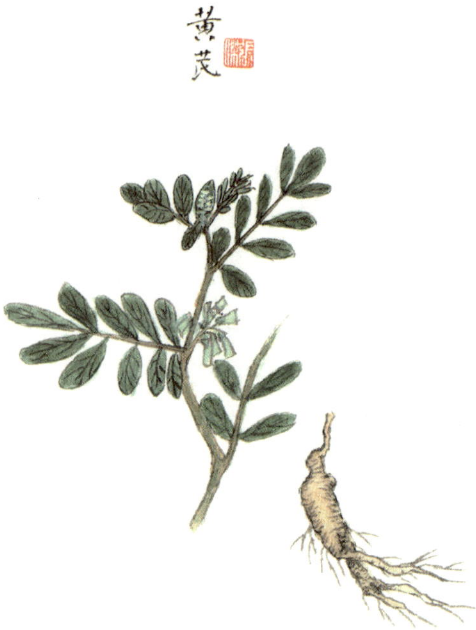

现代药理作用 黄芪多糖能促进RNA和蛋白质合成，使细胞生长旺盛，寿命延长，并能抗疲劳、耐低温、抗流感病毒。黄芪水煎液、多糖、皂苷对造血功能有保护和促进作用。黄芪总皂苷具有正性肌力作用，黄芪总黄酮和总皂苷能保护缺血、缺氧的心肌。黄芪水煎液有保护肾脏、消除尿蛋白和利尿作用，并对血压有双向调节作用。黄芪还有抗衰老、抗辐射、抗炎、降血脂、降血糖、增强免疫、抗肿瘤和保肝等作用。

药用部位 根。

道地产区 山西、甘肃、黑龙江、内蒙古等地。

常见配伍

1. 黄芪配伍人参

黄芪长于补气升阳、益卫固表，偏于温补固护；人参善于大补元气、生津止渴，偏于滋补强壮。二药配伍，相须为用，为甘温补气的重要配伍，用于治疗气虚所致的神疲、食少、自汗等身体虚弱之症。

2. 黄芪配伍附子

黄芪长于补气升阳，益卫固表；附子善于回阳救逆，温肾助阳。二药配伍，可增强温里助阳、固表止汗的作用，用于治疗气虚下陷兼阳虚所致的汗出恶风、小便不利、肢体沉重麻木等症。

3. 黄芪配伍白术

黄芪长于益气补虚，白术善于健脾益气。二药配伍，可增强补气健脾的作用，用于治疗气虚脾弱所致的倦怠乏力、气短懒言等症。

药膳[280]

1. 黄芪鳝鱼汤

材料：黄芪 30g，鳝鱼 300g，生姜 1 片（切丝），红枣 5 枚（去核），大蒜 2 瓣。

制作：将黄芪、红枣洗净，大蒜洗净、切片。鳝鱼去肠、洗净、斩件。起油锅，放入鳝鱼、生姜片、盐，炒至鳝鱼半熟。将全部用料放入锅内，加清水适量，武火煮沸后，文火煲煮 1 小时，调味即可。

功效：补气养血美颜，适合气血不足引起的面色萎黄、消瘦疲乏等症患者服用。

2. 防己黄芪粥

材料：防己 10g，黄芪 12g，白术 6g，甘草 3g，粳米 50g。

制作：将药材放入锅中，加入适量清水，盖过材料。用大火煮沸后再用文火煎煮 30 分钟，然后加入粳米煮成粥。每天 1 ～ 2 次，温服。

功效：补血健脾，利水消肿，适合肥胖症患者服用。

古籍记载

《神农本草经》：主痈疽，久败疮，排脓止痛，大风癞疾，五痔，鼠瘘，补虚，小儿百病。

《名医别录》：主妇人子脏风邪气，逐五脏间恶血，补丈夫虚损，五劳羸瘦，止渴，腹痛，泄痢，益气，利阴气。

《药性论》：治发背，内补，主虚喘、肾衰、耳聋，疗寒热。生陇西者下补五脏。

《日华子本草》：黄芪助气壮筋骨，长肉补血，破癥癖，治瘰疬，瘿赘，肠风，血崩，带下，赤白痢，产前后一切病，月候不匀。消渴，痰嗽，并治头风、热毒、赤目等。

《珍珠囊》：益胃气，去肌热，止自汗，诸痛用之。

《医学启源》：治虚劳自汗，补肺气，实皮毛，泻肺中火，脉弦自汗。善治脾胃虚弱，疮疡血脉不行，内托阴证疮疡。

用药禁忌　表实邪盛，气滞湿阻，食积停滞，痈疽初起或溃后热毒尚盛等实证，以及阴虚阳亢者，均忌服。

山 药

科属 薯蓣科。

中药学名 山药[209—211]。别名：薯蓣、土薯、山薯蓣、怀山药、淮山、白山药。

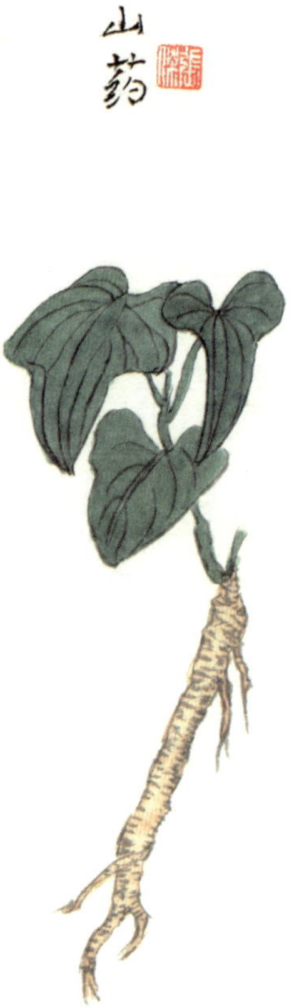

性味归经 甘，平。归脾、肺、肾经。

功效 益气养阴，补脾肺肾，涩精止带。

主治 脾虚食少，大便溏泻，白带过多，肺虚喘咳，肾虚遗精，带下，尿频，虚热消渴。

用法用量 煎服，6～12g。燥湿利水宜生用，补气健脾宜炒用，健脾止泻宜炒焦用。

化学成分 主要含皂苷、黏液质、糖蛋白、甘露聚糖、尿囊素、山药素、胆碱、多巴胺、粗纤维、果胶、淀粉酶及微量元素等多种成分。

现代药理作用 山药水煎液能降血糖，对脾虚动物模型有预防和治疗作用，能抑制胃排空运动及肠管推进运动，拮抗离体回肠的强直性收缩，增强小肠吸收功能，帮助消化，保护胃黏膜损伤。山药多糖能提高非特异性免疫功能、特异性细胞免疫和体液免疫功能。山药多糖、总黄酮和山药烯醇提取物具有抗氧化、抗衰老作用，同时其尿囊素具有抗刺激、麻醉镇痛和消炎抑菌等作用。山药还具有降血脂、抗肿瘤等作用。

药用部位 根茎。

道地产区 主产于河南、河北等地，传统认为河南古怀庆府（今河南焦作所辖的温县、武陟、博爱、沁阳等县）所产者品质最佳，故此地所产者有“怀山药”之称。

常见配伍

1. 山药配伍芡实

山药补脾益气之力较强，固涩之力稍弱；芡实补脾之力弱，固涩之力稍强。二药配伍，相须为用，补脾固涩之效力增强。

2. 山药配伍白扁豆

山药偏于补脾益阴，白扁豆善于和中化湿。二药同用，相须相助，补脾以化湿，化湿更助脾运，共奏调补脾胃、和中化湿之功。

3. 山药配伍红枣

若见面色萎黄、唇甲淡白、头晕乏力、失眠多梦，或女性经量少、色淡，此乃脾虚生化无源、血不养心之象。山药健脾益气，红枣养血安神，二者相合，如添土培基、润木生花，令气血生化有源、心神得养。

药膳[280]

1. 桂花山药羹

材料：山药150g，鲜桂花5g（干品1g），冰糖适量。

制作：将山药去皮、洗净、切成小丁，放入锅中，加水适量，煮至七八成熟时，放入桂花、冰糖，再煮至山药糯软、汤汁浓稠，即可食用。

功效：健脾固肾，补肺化痰。适合痰饮喘咳、肺结核低热、慢性支气管炎、泄泻等症患者服用。

2. 鱼鳔山药汤

材料：鱼鳔30g，鲜山药100g。

制作：将鱼鳔浸软、切块，鲜山药去皮，洗净，切片，同放入砂锅中，加清水500mL、适量冰糖，小火煮至酥烂。分2次趁热吃鱼鳔、山药，喝汤。

功效：治疗耳源性眩晕。

古籍记载

《神农本草经》：主伤中，补虚，除寒热邪气，补中益气力，长肌肉，久服耳目聪明。

《药性论》：补五劳七伤，去冷风，止腰痛，镇心神，补心气不足，患人体虚羸，加而用之。

《食疗本草》：治头疼，助阴力。

《汤液本草》：二门冬为之使。

用药禁忌 不宜生食，不宜直接接触，湿热体质者不宜食用。

白扁豆

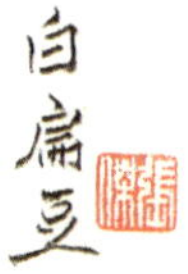

科属 豆科。

中药学名 白扁豆[212]。别名：火镰扁豆、峨眉豆、扁豆子、茶豆。

性味归经 甘，微温。归脾、胃经。

功效 健脾化湿，和中消暑。

主治 脾胃虚弱，食欲不振，大便溏泻，白带过多；暑湿吐泻，胸闷腹胀。

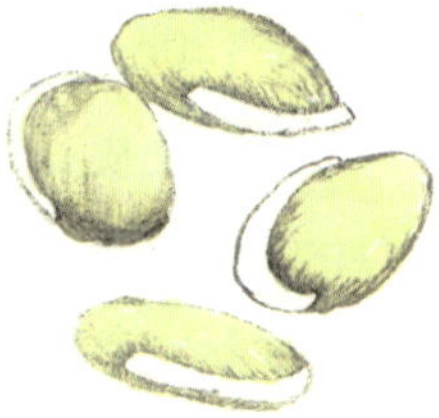

用法用量 煎服，9～15g。健脾化湿、止泻止带宜炒用，和中消暑宜生用。

化学成分 主要含碳水化合物、蛋白质、脂肪、维生素、微量元素、泛酸、酪氨酸酶、淀粉酶抑制物、血细胞凝集素等。

现代药理作用 白扁豆水煎液具有抑制痢疾杆菌和抗病毒的作用，对食物中毒引起的呕吐、急性胃炎等有解毒作用，尚有解酒、河豚及其他食物中毒的作用。其细胞凝集素A不溶于水，可抑制实验动物的生长，甚至引起肝区域性坏死，加热可使其毒性大减。细胞凝集素B可溶于水，具有抗胰蛋白酶活性。白扁豆多糖具有抗氧化、增强免疫力的作用。

药用部位 成熟种子。

道地产区 全国大部分地区。

常见配伍

1. 白扁豆配伍藿香

白扁豆长于健脾止泻，藿香善于发散理气。二药配伍，可增强解暑、和中、化湿的作用，用于治疗伤暑吐泻等症。

2. 白扁豆配伍香薷

白扁豆甘温，长于补脾和胃，芳香化湿消暑；香薷辛温，善于发汗解表，芳香化湿祛暑。二药配伍，可增强化湿解暑的作用，用于治疗暑令外感于寒、内伤暑湿所致的恶寒发热、头重身倦、脘痞吐泻等症。

3. 白扁豆配伍山药

白扁豆长于和中化湿，山药善于补脾益阴。二药配伍，可增强健脾止泻的作用，用于治疗脾虚泄泻、食欲不振、倦怠乏力及妇女带下等症。

药膳[280]

1. 猪肉扁豆汤

材料：白扁豆 15g，猪瘦肉 300g，葱、盐各适量。

制作：将白扁豆洗净，猪瘦肉洗净、切片，葱洗净、切碎。汤煲置中火上，入水适量，放入白扁豆，煮至熟烂，加入猪瘦肉，煲煮 30 分钟，加葱、盐调味即可。

功效：化湿消暑，健脾胃。适合食欲不振、脾胃虚弱者食用。

2. 扁豆茯苓饮

材料：扁豆 20g，茯苓 20g，炒薏苡仁 20g。

制作：水煎煮，早晚各服 1 次。

功效：益气健脾，利湿止泻。适合气虚体弱、脾胃不足、食欲不振、大便稀薄者饮用。

古籍记载

《本草纲目》：止泄痢，消暑，暖脾胃。

《本草新编》：味轻气薄，单用无功，必须同补气之药共用为佳。

用药禁忌　本品有小毒，不宜生食；若食用半熟扁豆出现中毒现象，可用绿豆甘草汤解毒。

白扁豆花

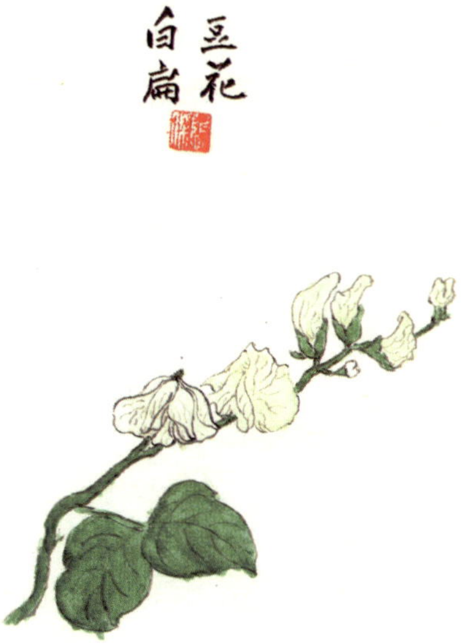

科属 豆科。

中药学名 白扁豆花[213]。别名：南豆花。

性味归经 甘、淡，平。归脾、胃经。

功效 消暑化湿。

主治 暑湿泄泻，湿热带下。

用法用量 煎服，5～10g。

化学成分 主要含有原花青苷、黄酮类、花青素、香豆精，以及芦丁、木犀草素、大波斯菊苷、野漆树苷和甘露醇等。

现代药理作用 有抗氧化作用。

药用部位 花。

道地产区 全国大部分地区。

常见配伍

1. 白扁豆花配伍香薷

白扁豆花长于健脾化湿，香薷善于发汗解表、和中利湿。二药配伍，既能解表散寒，又能化湿和中，用于治疗暑湿感冒、恶寒发热、腹痛吐泻等症。

2. 白扁豆花配伍山药

白扁豆花长于和中化湿，山药善于补脾益阴。二药配伍，可增强健脾止泻的作用，用于治疗脾虚泄泻、食欲不振、倦怠乏力及妇女带下等症。

3. 白扁豆花配伍厚朴

白扁豆花长于健脾化湿，厚朴善于行气除满、燥湿消积。二药配伍，既能理气化湿，又能消胀除满，用于治疗湿阻气滞、脘腹胀满、呕恶纳呆等症。

4. 白扁豆花配伍木香

白扁豆花长于健脾化湿，木香善于行气止痛、调中和胃。二药配伍，既能理气化湿，又能止痛止泻，用于治疗气滞湿阻、腹痛腹泻、里急后重等症。

药膳[280]

1. 三花汤

材料：白菊花 15g，金银花 20g，白扁豆花 15g。

制作：将三味都放入砂锅内，加水煎汤，代茶饮。

功效：预防感冒。

2. 仙人饮

材料：青皮 9g，陈皮 9g，白扁豆花 15g，乌梅肉 2 个，砂仁 7 粒，葱白 5 根。

制作：将六味都放入砂锅内，加水 300mL，大火煮沸后，转小火煮取 200mL，去滓。一剂分 2 次服用，早晚各 1 次。

功效：治疗久泻、久痢。

古籍记载

《本草图经》：主女子赤白下，干末，米饮和服。

《四川中药志》：和胃健脾，清热除湿。治暑热神昏、湿滞中焦、下痢脓血、夏日腹泻及赤白带下。

《本草纲目》：焙研服，治崩带；作馄饨食，治泄痢；擂水饮，解中一切药毒。功同扁豆。

《岭南采药录》：敷跌打伤，去瘀生新，消肿散青黑。

用药禁忌　适用于痰湿体质者。

甘　草

科属　豆科。

中药学名　甘草[214—217]。别名：甜草根、红甘草、粉甘草、粉草。

性味归经　甘，平。归心、肺、脾、胃经。

功效　补脾益气，清热解毒，祛痰止咳，缓急止痛，调和诸药。

主治　脾胃虚弱，倦怠乏力；心气不足，心悸，气短，脉结代；痈肿疮毒，咽喉肿痛；咳嗽痰多；脘腹、四肢挛急疼痛；缓解药物毒性、烈性。

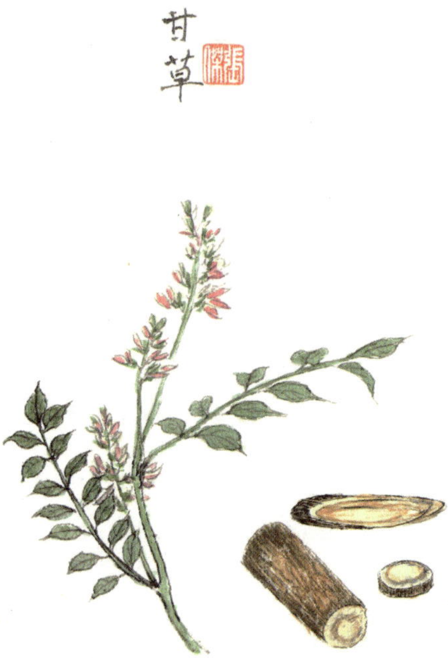

用法用量　煎服，2～10g。清热解毒宜生用，补中缓急、益气复脉宜蜜炙。

化学成分　主要含甘草皂苷、甘草酸、甘草次酸等三萜类，以及甘草黄酮、异甘草黄酮、甘草素、异甘草素等黄酮类；还含有生物碱、多糖、香豆素、氨基酸及少量的挥发性成分。

现代药理作用　甘草次酸和黄酮类成分具有抗心律失常的作用。甘草水提取物、甘草次酸、甘草的黄酮部位均具有抗幽门螺杆菌的作用。甘草水煎液、甘草浸膏、甘草素、异甘草素、甘草总黄酮等均可松弛肠管紧张，减少收缩幅度，具有解痉作用。甘草酸、甘草次酸及甘草的黄酮类化合物具有镇咳、祛痰、平喘的作用。此外，甘草有抗利尿、降血脂、保肝和类似肾上腺皮质激素样的作用。

药用部位　根和根茎。

道地产区　内蒙古、甘肃、黑龙江等地。

常见配伍

1. 甘草配伍白芍

甘草味甘，能补气缓急；白芍味酸性收，能养血柔肝。二药配伍，如芍药甘草汤，缓急止痛力强，用于治疗脘腹挛急作痛或阴血不足的四肢挛急作痛。

2. 甘草配伍茯苓

甘草配伍茯苓，宁心益气，调和心脾，改善水肿、心悸等症状。

3. 甘草配伍胖大海

胖大海味甘，性寒，归肺、大肠经。甘草配伍胖大海，清热解毒，利咽消肿，润肺止咳。

药膳[280]

1. 甘草大枣米糊

材料：甘草、大枣各 30g，米粉 60g，蜂蜜适量。

制作：将甘草、大枣分别洗净，大枣去核后粉碎；将二者加适量清水煎煮，过滤留取汁液，再与米粉、蜂蜜一起搅拌均匀，并用小火煮至汤汁浓稠。温服，每日 1 剂，可分 2 次服用。

功效：清热解毒，润肠通便，有利于改善多种阳明腑实证，如大便燥结、面部生疮等。由于此品偏寒，故脾胃虚弱、大便溏稀者不宜食用。

2. 甘草蒸三黄鸡

材料：甘草 20g，三黄鸡 1 只，草菇 50g，蚝油、盐、葱油、胡椒粉、淀粉各适量。

制作：将三黄鸡处理干净，剁成大块，放入草菇、甘草及其他调料，拌匀后放入热锅隔水蒸熟。趁热食用，每日或隔日服用 1 次。

功效：三黄鸡和甘草均具有补中益气、健脾和胃的功效，温补效果显著，对气虚引起的全身乏力、神疲倦怠、气短、咳喘、痰多等症均有益处。

古籍记载

《神农本草经》：主五脏六腑寒热邪气，坚筋骨，长肌肉，倍力，金疮肿，解毒。

《名医别录》：无毒。主温中，下气，烦满，短气，伤脏，咳嗽，止渴，通经脉，利血气，解百药毒，为九土之精，安和七十二种石，一千二百种草。

《日华子本草》：安魂定魄，补五劳七伤，一切虚损，惊悸烦闷，健忘，通九窍，利百脉，益精养气，壮筋骨，解冷热。入药，久用。

用药禁忌 不宜与京大戟、芫花、甘遂同用，不宜多服、久服。

枣（大枣、黑枣）

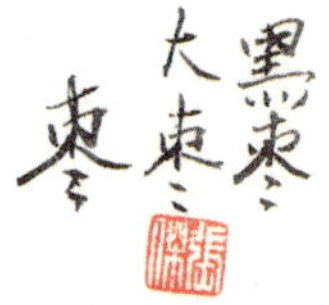

科属 鼠李科。

中药学名 枣[218—219]。别名：枣、干枣、美枣、良枣、红枣、木蜜、胶枣、南枣。

性味归经 甘，温。归脾、胃、心经。

功效 补中益气，养血安神。

主治 脾虚食少，乏力便溏；妇人脏躁，便秘。

用法用量 煎服，6～15g。

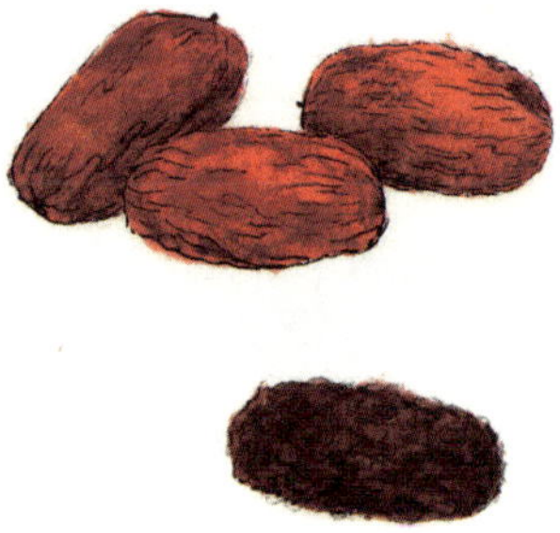

化学成分 主要含三萜酸类成分：白桦脂酮酸、齐墩果酸、熊果酸、山楂酸等；皂苷类成分：大枣皂苷Ⅰ、Ⅱ、Ⅲ；生物碱类成分：光千金藤碱，N-去甲基荷叶碱等；黄酮类成分。本品还含有多糖、氨基酸、微量元素等。

现代药理作用 大枣水煎液、大枣多糖能增强肌力、增加体重、增强耐力、抗疲劳；能促进骨髓造血，增强免疫力，改善气血双虚模型大鼠的能量代谢，促进钙吸收，有效缩短肠道蠕动时间，改善肠道环境，减少肠道黏膜与有毒物质的接触。黄酮类化合物有镇静、催眠的作用。此外，大枣有增加白细胞内的cAMP含量、延缓衰老、抗氧化、保肝、抗突变、抗肿瘤、降血压、抗过敏、抗炎和降血脂等作用。

药用部位 成熟果实。

道地产区 河南、河北、山东、山西、陕西等地。

常见配伍

1. 大枣配伍浮小麦

大枣益气养血、安神，浮小麦安神。二者配伍，增强安神之效，用于治疗忧思过度、睡眠不安等症。治心阴不足、肝气失和之妇人脏躁，精神恍惚，无故悲伤欲哭，心中烦乱，不能自主，睡眠不安者，常与小麦、甘草等同用，如甘麦大枣汤。

2. 红枣配伍当归

当归味甘，性温，归肝、心、脾经，具有活血、调经、止痛、润肠通便的功效。当归红枣汤可促进血液循环，调理经络，健脾养血。

3. 红枣配伍甘草

可用于治疗脾虚引起的神疲乏力、形体消瘦、自汗、腹胀便溏，还可用于治疗气血亏虚、血不养心所致的心悸、失眠、健忘、面色萎黄、月经不调、月经量少等症。

药膳[280]

1. 麦枣甘草汤

材料：甘草 10g，小麦 40g，大枣 5 枚。

制作：将甘草、小麦洗净，大枣洗净、去核。将甘草放入药袋备用。砂锅置小火上，加水适量，放入药袋，煎煮 40 分钟，捞出药袋，再放入大枣、小麦一起煎煮 30 分钟即可。

功效：养气养阴，宁心安神。

2. 大枣小米茯神粥

材料：大枣 5 枚，小米 50g，茯神 10g。

制作：将茯神用水煮透，滤取汁液，再用茯神汁液煮小米、大枣为粥。每日分 2 次服用。

功效：健脾养心，安神益智。适合心脾两虚、惊悸怔忡、神经衰弱、失眠健忘、精神不集中等症患者服用。

古籍记载

《神农本草经》：主心腹邪气，安中养脾肋十二经，平胃气，通九窍，补少气，少津液，身中不足，大惊，四肢重，和百药。久服轻身长年。叶覆麻黄，能令出汗。生平泽。

《本草经疏》：小儿疳病不宜食，患痰热者不宜食。

用药禁忌 脘腹胀满、食欲不振、湿热体质者及糖尿病患者不宜服用；不宜多服。

沙 棘

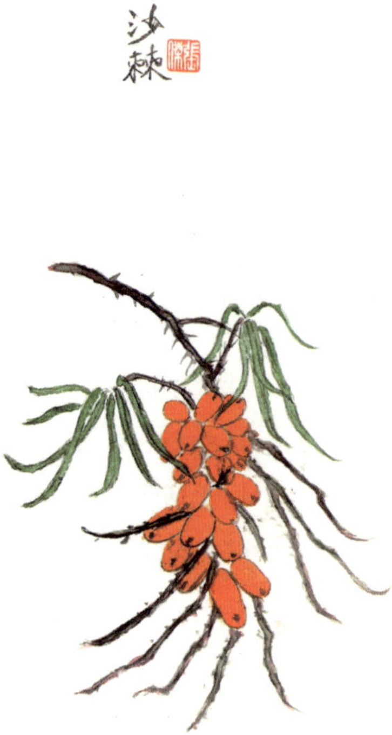

科属 胡颓子科。

中药学名 沙棘[220—221]。别名：醋柳果、醋刺柳、酸刺、黑刺、醋柳。

性味归经 甘、酸、涩，温。归脾、胃、肺、心经。

功效 健脾消食，止咳祛痰，活血散瘀。

主治 瘀血经闭，胸痹心痛，跌扑瘀肿，咳嗽痰多，脾虚食少，食积腹痛。

用法用量 煎服，3 ～ 10g。

化学成分 主要含黄酮类成分：异鼠李素、槲皮素、芦丁、紫云英苷等；脂肪酸类成分：棕榈酸、硬脂酸、油酸、亚油酸、亚麻酸。还含有去氧抗坏血酸、叶酸、5- 羟色胺等成分。

现代药理作用 沙棘油能抑制小鼠胃排空运动，对实验性胃溃疡具有预防和治疗作用。沙棘总黄酮、沙棘油、沙棘果汁具有抗心肌缺血的作用。沙棘总黄酮能增强心脏功能。沙棘多糖、总黄酮和沙棘油能降血脂、降低血液黏度、防止血栓形成。沙棘原汁、沙棘油对造血细胞有促进作用。沙棘粉具有耐寒、抗疲劳、抗缺氧的作用。槲皮素具有祛痰、止咳、平喘的作用。沙棘还有保肝、降血糖、抗衰老、抗肿瘤、抗突变及增强免疫功能等作用。

药用部位 成熟果实。

道地产区 西南、华北、西北地区。

常见配伍

1. 沙棘配伍麦冬

沙棘甘酸化阴，益气生津；麦冬甘寒质润，益胃生津。二药配伍，可增强益气养阴、生津止渴的作用，用于治疗热病气津两伤及久病气津不足等症。

2. 沙棘配伍黄芪

沙棘健脾益气，化阴生津；黄芪健脾益气，补气升阳。二药配伍，可增强健脾益气、益胃养阴的作用，用于治疗脾气虚弱或脾胃气阴两伤。

3. 沙棘配伍半夏

沙棘补肺敛肺，化痰止咳；半夏燥湿化痰，降逆止呕。二药配伍，可增强燥湿健脾、化痰止咳的作用，用于治疗肺虚久咳、寒痰湿痰等症。

4. 沙棘配伍乳香

沙棘活血化瘀，通经止痛；乳香活血止痛，行气散滞。二药配伍，可增强活血化瘀、行气散滞的作用，用于治疗跌打损伤、瘀血肿痛。

药膳[280]

1. 沙棘果酱

材料：八九成熟、品质好的沙棘果实，白砂糖。

制作：将沙棘果洗净，晾干，剔皮，去籽。每 50kg 果肉汁加入过滤的 75% 糖水 66.5kg（白砂糖 50kg、水 16.5kg）。糖水可分 2 次加入，即先将一半糖水倒入耐酸的锅内煮沸，再加入果肉煮 20 分钟；待果肉透明时，再加剩余的糖水，继续煮 25 ～ 30 分钟至果浆的可溶性固形物含量达 68% 以上时，装罐。

功效：健胃消食，消暑解渴，活血化瘀，保护心血管，增强免疫力。

2. 沙棘槐米茶

材料：沙棘 30 ～ 50g，槐米 10 ～ 30g，菊花 20 ～ 50g。

制作：用开水冲泡。

功效：清肝疏风，降火明目，止渴除烦，扩张血管，调节血脂。

古籍记载

《晶珠本草》：沙棘利肺止咳，活血化瘀，利心脏血脉，消痰浊。

用药禁忌　痰湿体质者及婴幼儿禁用。

蜂　蜜

科属　蜜蜂科昆虫中华蜜蜂或意大利蜜蜂所酿成的蜜。

中药学名　蜂蜜[222—224]。别名：蜂糖、蜜糖。

性味归经　甘，平。归肺、脾、大肠经。

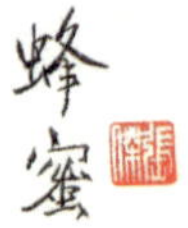

功效　补中，润燥，止痛，解毒；外用生肌敛疮。

主治　脾气虚弱，脘腹挛急疼痛，肺燥干咳，肠燥便秘，解乌头类中毒，疮疡不敛，水火烫伤。

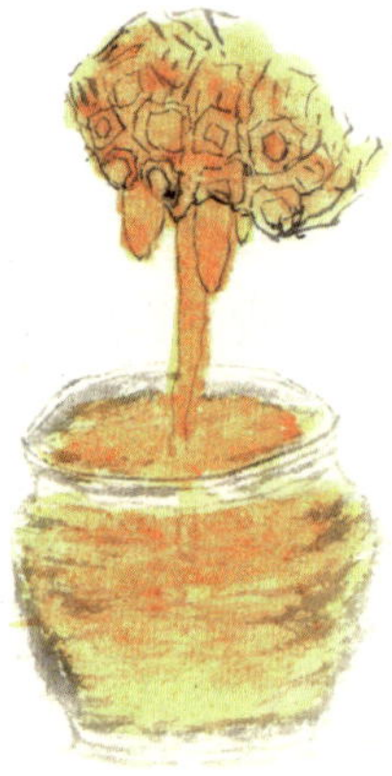

用法用量　入煎剂，15～30g，冲服。外用适量。

化学成分　本品主要含葡萄糖和果糖，蔗糖含量极少。还含有糊精及挥发油、有机酸、蜡质、酶类等成分。

现代药理作用　蜂蜜有促进实验动物小肠推进运动的作用，可显著缩短排便时间；增强体液免疫功能；对多种细菌有抑杀作用（若温度过高或在中性条件下加热，则使其抗菌力大大减弱或消失）；有解毒作用，以多种形式使用均可减弱乌头的毒性，加水同煎的解毒效果最佳；减轻化疗药物的毒副作用；有促进肉芽组织生长、促进创伤组织愈合的作用。本品还有保肝、降血糖、降血脂、降血压等功效。

药用部位　蜂蜜。

道地产区　全国大部分地区。

常见配伍

1. 蜂蜜配伍当归

蜂蜜味甘，性平，质润滑利，可润肠通便；当归味甘、辛，能补血、润肠通便。二者配伍，有利于增强润肠通便的功效，用于缓解体虚津枯、肠道干燥等症状。

2. 蜂蜜配伍白芍

蜂蜜味甘，性平，益气补脾，止痛；白芍味苦、酸，性微寒，养血调经，柔肝止痛，平抑肝阳。二者配伍，益气补中止痛，用于缓解脾胃虚弱、脘腹作痛等症状。

3. 蜂蜜配伍百部

蜂蜜润燥，百部甘润苦降，善于润肺降气、止咳，二者配伍，润肺止咳，用于缓解肺燥干咳、肺虚久咳等症状。

4. 蜂蜜配伍杏仁

杏仁为降肺气、止咳喘之佳品，兼有润肠通便之力；蜂蜜以润燥之效为强，上能润肺补虚，下能滑肠通便。二者配伍，润肺止咳之功倍增，润肠通便之效增强，用于治疗年老体弱、津液亏损所致的肺气失宣、上逆咳喘兼腑气不通、便秘难下等症，疗效显著。

药膳[280]

1. 蜂蜜白果饮

材料：蜂蜜适量，白果 20g。

制作：将白果炒熟，去壳，取白果仁，加水煮熟，捞出放入碗中，加蜂蜜调匀服食，每日 1 剂，连服 5 ～ 7 剂。

功效：益肾固肺，滋阴润燥。适合支气管哮喘、体虚哮喘、肺结核咳嗽者服用。

2. 蜂蜜桑椹饮

材料：蜂蜜 50g，桑椹 100g。

制作：将鲜桑椹去杂、洗净，加水 1000mL，烧开煮沸，榨滤除渣，取桑椹液与蜂蜜调匀，分 3 次服用，每日 1 剂，连服 3 ～ 5 剂。

功效：暖肺润肠，补中益神。适合咳嗽、发热、便秘、高血压、气血虚亏、失眠健忘者服用。

古籍记载

《神农本草经》：蜂蜜味甘、平，无毒，主心腹邪气，诸惊痫痓，安五脏，诸不足，益气，补中，止痛，解毒，除百病，和百药。久服强志轻身，不饥不老，延年。

《蜜赋》：散仙甘露，凝如割脂，冰鲜如润，髓滑兰香，穷味之美，极甜之长，百果须以谐和，灵娥御以艳颜。

《本草纲目》：清热也，补中也，解毒也，润燥也，止痛也。生则性凉，故能清热；熟则性温，故能补中；甘而和平，故能解毒。

《名医别录》：微温，无毒。主养脾气，除心烦，食饮不下，止肠澼，肌中疼痛，口疮，明耳目。

《本草衍义补遗》：甘，喜入脾。其多食害，必生于脾。而西北人得之有益，东南人得之未有不病者，亦气之厚薄不同耳。虽然，东南地下多湿，宜乎其得之为害也。西北地高多燥，宜乎其得之为益也。

用药禁忌 湿阻中焦的脘腹胀满、苔厚腻者不宜食用。

补阳药

杜仲叶

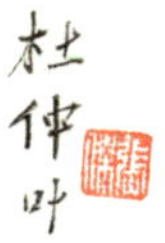

科属 杜仲科。

中药学名 杜仲叶[225—226]。别名：思仲叶。

性味归经 微辛，温。归肝、肾经。

功效 补肝肾，强筋骨。

主治 肝肾不足，头晕目眩，腰膝酸痛，筋骨痿软。

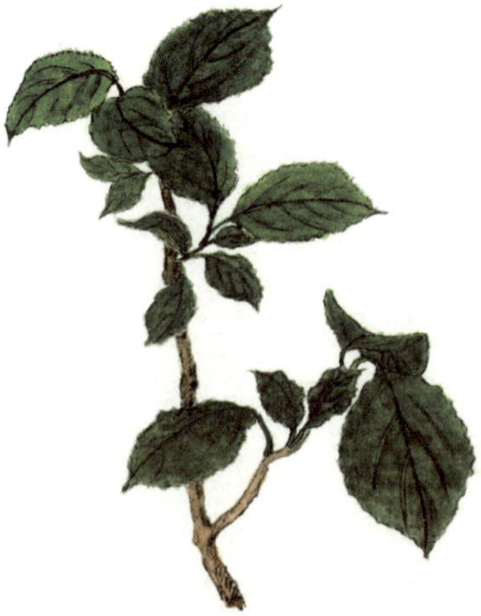

用法用量 煎服，15～30g。

化学成分 含都桷子苷酸、鹅掌楸苷、松脂酚双葡萄糖苷、杜仲醇等；以2-乙基呋喃基丙烯醛为主的挥发性成分；以亚油酸为主的脂肪酸和以钙为主的无机元素等。

现代药理作用 杜仲叶有镇静、镇痛、降压、抗炎等作用，还能增强机体免疫功能，促进骨折愈合。

药用部位 叶。

道地产区 主产于四川、云南、贵州、湖北等省。

常见配伍

1. 杜仲叶配伍枸杞叶

枸杞叶补虚益精，止渴，治虚劳发热、烦渴；杜仲叶补肝肾，有增强枸杞叶之效。二者配伍，降压能力增强，又有强健补益之功。

2. 杜仲叶配伍牛膝

二者配伍，补肝肾、强筋骨之力增强，常用于治疗肝肾不足的腰腿疼痛及两足无力等症。

3. 杜仲叶配伍续断

二者配伍，补肝肾，利腰膝，固冲任，常用于治疗肝肾不足所致诸症。

4. 杜仲叶配伍五加皮

二者配伍，既强壮筋骨，又祛风湿，乃补泻兼施的药对，用于治疗肝肾两虚、风湿侵入筋骨而致的腰腿痛、足膝酸痛、关节不利、两下肢无力等症。

药膳[280]

杜仲茶

材料：杜仲茶 5 ～ 15g。

制作：用 85℃左右的开水冲泡，以 500mL 水为宜，加盖闷泡 5 分钟，效果最佳。保健量每日 15 ～ 25g，治疗量每日 30g，冲泡次数不宜超过 3 次。

功效：降血压，强筋骨，补肝肾，同时对降脂、降糖、减肥、通便排毒、促进睡眠有明显效果。

古籍记载

《神农本草经》：主腰脊痛，补中，益精气，坚筋骨，强志，除阴下痒湿，小便余沥。久服轻身耐老。一名思仙。生山谷。

《本草纲目》：杜仲，古方只知滋肾，唯王好古言是肝经气分药，润肝燥，补肝虚，发昔人所未发也。盖肝主筋，肾主骨，肾充则骨强，肝充则筋健，屈伸利用，皆属于筋。杜仲色紫而润，味甘微辛，其气温平，甘温能补，微辛能润，故能入肝而补肾，子能令母实也。

用药禁忌 阴虚火旺者禁用。

肉苁蓉

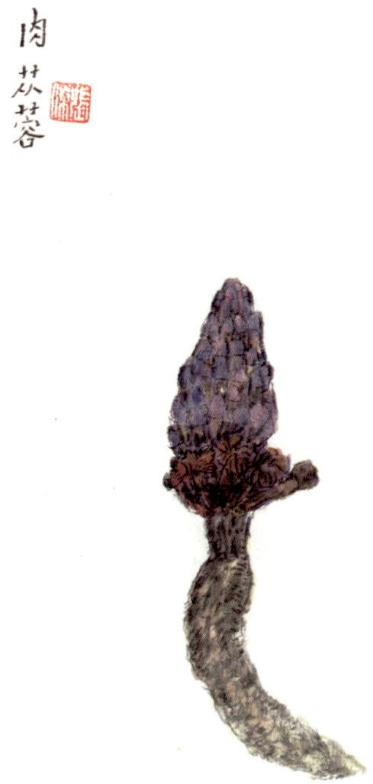

科属　列当科。

中药学名　肉苁蓉[227—228]。别名：肉松蓉、黑司令、纵蓉、地精、马足等。

性味归经　甘、咸，温。归肾、大肠经。

功效　补肾阳，益精血，润肠通便。

主治　肾阳不足，精血亏虚，阳痿不孕，腰膝酸软，筋骨无力，肠燥便秘。

用法用量　煎服，6～10g。

化学成分　主要含苯乙醇苷类：松果菊苷、毛蕊花糖苷等；环烯醚萜类：表马钱子酸等；木质素类：松脂醇等。本品还含有生物碱、糖类、糖醇、固醇、多种微量元素等成分。

现代药理作用　肉苁蓉对阳虚和阴虚动物的肝脾核酸含量的下降和升高有调节作用；有激活肾上腺、释放皮质激素的作用，可增强下丘脑－垂体－卵巢的促黄体功能，提高垂体对LRH的反应性及卵巢对LH的反应性，不影响自然生殖周期的内分泌平衡。肉苁蓉乙醇提取物在体外温育体系中能显著抑制大鼠脑、肝、心、肾、睾丸组织匀浆过氧化脂质的生成，并呈良好的量效关系。

药用部位　肉质茎。

道地产区　内蒙古、新疆、甘肃等地。

常见配伍

1. 肉苁蓉配伍当归

当归味甘、辛，性温，归肝、心、脾经，有补血活血、调经止痛、润肠通便之功。肉苁蓉配伍当归，温润相济，养血润燥，温阳通便，常用于治疗血虚津亏、阳虚所致阳事不举、望门而泄伴大便秘结等症。

2. 肉苁蓉配伍菟丝子

菟丝子归肝、脾、肾经，能够补益肝肾、守护精关，同时还有安胎、明目、止泻的功效。肉苁蓉配伍菟丝子，能够治疗肝肾不足导致的腰膝酸软、功能减退、精关不固、尿频、头晕耳鸣、视物模糊等症。

3. 肉苁蓉配伍杜仲

肉苁蓉搭配杜仲，温补肾阳，补肾润肠，固精缩尿。适合肾阳虚者使用，能快速散寒。肾阳虚伴随湿气重、大便黏腻、腹痛腹泻等症状，可用此方温补。

药膳[280]

1. 肉苁蓉炖蚝肉

材料：肉苁蓉 10g，蚝肉 250g，鸡肉 100g，胡萝卜 50g，料酒、大葱、姜、盐、味精、鸡油各适量。

制作：将肉苁蓉洗净，润透，切片；蚝肉洗净，切块；鸡肉洗净，切方块；胡萝卜切块；姜拍松；大葱切段。将肉苁蓉、蚝肉、鸡肉、胡萝卜放入炖锅内，加料酒、大葱、姜、盐、味精和适量水，大火烧沸，改用文火炖 50 分钟，淋上鸡油即可。

功效：补气养血，强身健体。适合身体虚弱、腰痛乏力的患者服用。

2. 肉苁蓉鱼堡

材料：肉苁蓉 10g，石斑鱼 200g，蛤蜊肉 30g，豆腐 50g，粉丝 20g，小白菜 150g，料酒、姜、大葱、盐、素油、高汤、味精各适量。

制作：将石斑鱼剖洗干净，切薄片；蛤蜊肉洗净，切薄片；小白菜洗净，切丝；豆腐切块；粉丝洗净；姜切片；大葱切段。炒锅用大火烧热，放油，下大葱、姜爆香，放入高汤、石斑鱼、蛤蜊肉、肉苁蓉、豆腐、粉丝、料酒，大火烧沸，温火煲 25 分钟，加入小白菜、盐、味精即可。

功效：补肾益精，润肠通便。

古籍记载

《神农本草经》：苁蓉，味甘，微温。主五劳七伤，补中，除茎中寒热痛，养五脏，强阴，益精气，妇人癥瘕。久服，轻身。

《名医别录》：味酸、咸，无毒。除膀胱邪气、腰痛，止痢。

《药性论》：益髓，悦颜色，延年，治女人血崩，壮阳，大补益，主赤白下。

《日华子本草》：治男绝阳不兴，女绝阴不产，润五脏，长肌肉，暖腰膝，男子泄精，尿血，遗沥，带下阴痛。

用药禁忌 青少年禁服，女性经期慎用。

益智仁

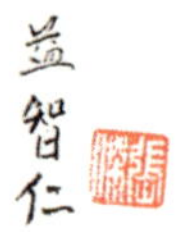

科属 姜科。

中药学名 益智仁[229—230]。别名：益智子、摘艼子等。

性味归经 辛，温。归脾、肾经。

功效 暖肾固精缩尿，温脾止泻摄唾。

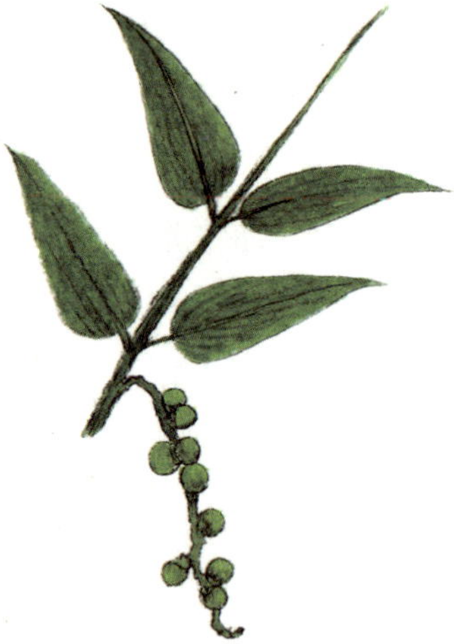

主治 肾虚遗尿，小便频数，遗精白浊，脾寒泄泻，腹中冷痛，口多唾涎。

用法用量 煎服，3～10g。

化学成分 本品主要含挥发油，包括桉油精、姜烯、姜醇等，还含庚烷衍生物类成分、微量元素、维生素、氨基酸、脂肪酸等。

现代药理作用 体外试验表明，益智仁生品的醇提取液及盐炙品的醇提取液均能显著拮抗因乙酰胆碱兴奋豚鼠膀胱逼尿肌受体而引起的收缩反应，但不能拮抗因Bacl2而引起的豚鼠膀胱逼尿肌兴奋效应，生品对磷酸组胺兴奋逼尿肌有一定的拮抗作用。益智仁的甲醇提取物有增强豚鼠左心房收缩力的活性，水提取液有较强的抗疲劳能力和耐高温能力。此外，益智仁还具有中枢抑制、镇痛、免疫抑制、抗过敏、抗癌、抗应激、延缓衰老、消除自由基、抗氧化等作用。

药用部位 成熟种子。

道地产区 海南、广东等地。

常见配伍

1. 益智仁配伍白术

益智仁长于温肾助阳，固精缩尿；白术善于补气健脾，燥湿利水。二药配伍，可增强温肾助阳、补气健脾的功效，用于治疗脾肾阳虚、腹中冷痛、呕吐泄泻、涎多泛酸等症。

2. 益智仁配伍党参

益智仁长于温脾摄涎，党参善于补脾益气。二药配伍，可增强补脾摄唾的功效，用于治疗脾胃虚寒、时流唾涎或涎水自流等症。

3. 益智仁配伍小茴香

益智仁长于温肾暖脾止泻，小茴香善于温中醒脾开胃。二药配伍，可增强温脾开胃、散寒止泻的功效，用于治疗脾胃虚寒之泄泻等症。

药膳[280]

1. 益智仁山药粥

材料：益智仁 12g，糯米 100g，猪棒子骨 500g，老生姜 30g，山药 30g（鲜品 100g），葱花、盐各适量。

制作：将益智仁研为细粉，糯米淘洗干净，猪棒子骨砸破、剁段，老生姜洗净、拍碎。将糯米、猪棒子骨、老生姜同放入锅内，加水 2000mL，大火烧开后放入山药（鲜品去皮、洗净、切块），改用文火熬成骨肉分离的稀粥；加入盐、葱花调味，温热食之，日服 2 次，每次送服益智仁粉 6g。

功效：温脾止泻，补肾固精，止肺虚咳，缩小便，适合慢性胃炎伴脾胃虚寒、食少多梦或腹部冷痛、腹泻者服用。

2. 鸡肠益智仁煲

材料：鸡肠 1 副，益智仁 20g。

制作：将鸡肠洗净，同益智仁共煲汤，宜晚上饮用。或鸡肠与泽泻 4g 同煮，煮熟后吃鸡肠。

功效：治疗老年性尿频。

古籍记载

《本草拾遗》：益智出昆仑及交趾国，今岭南州郡往往有之。

《济生方》：治疝痛，连小腹挛搐，叫呼不已：益智仁、干姜（炮）、甘草

（炙）、茴香（炒）各三钱，乌头（炮，去皮）、生姜各半两，青皮（去白）二钱。上细切。每服四钱，水二盏，入盐少许，煎至七分，去滓，空心食前温服。

《世医得效方》益智仁治梦泄：益智仁二两（用盐二两炒，去盐），乌药二两。上为末，用山药一两为糊，和丸如梧桐子大。每服五十丸，空心临卧盐汤下，以朱砂为衣。

《永类钤方》治白浊腹满，不拘男妇：益智仁（盐水浸炒）、厚朴（姜汁炒）等分。姜三片，枣一枚，水煎服。

《本草经疏》：益智子仁，以其敛摄，故治遗精虚漏，及小便余沥，此皆肾气不固之证也。肾主纳气，虚则不能纳矣。又主五液，涎乃脾之所统，脾肾气虚，二脏失职，是肾不能纳，脾不能摄，故主气逆上浮，涎秽泛滥而上溢也，敛摄脾肾之气，则逆气归元，涎秽下行。

用药禁忌 益智仁温燥，能伤阴助火，故阴虚火旺或因热而患遗精、尿频、崩漏等症者，均不可服。

补血药

当 归

科属 伞形科。

中药学名 当归[231—234]。别名：干归、秦哪、西当归、岷当归、金当归、当归身、归尾、文无等。

性味归经 甘、辛，温。归肝、心、脾经。

功效 补血活血，调经止痛，润肠通便。

主治 血虚萎黄，眩晕心悸，月经不调，经闭痛经，虚寒腹痛，风湿痹痛，跌扑损伤，痈疽疮疡，肠燥便秘。

用法用量 煎服，6～12g。生当归质润，长于补血、调经、润肠通便，常用于血虚证、血虚便秘、痈疽疮疡等。酒当归善活血调经，常用于血瘀经闭、痛经、风湿痹痛、跌扑损伤等。传统认为，当归身偏于补血，当归头偏于止血，当归尾偏于活血，全当归偏于和血（补血活血）。

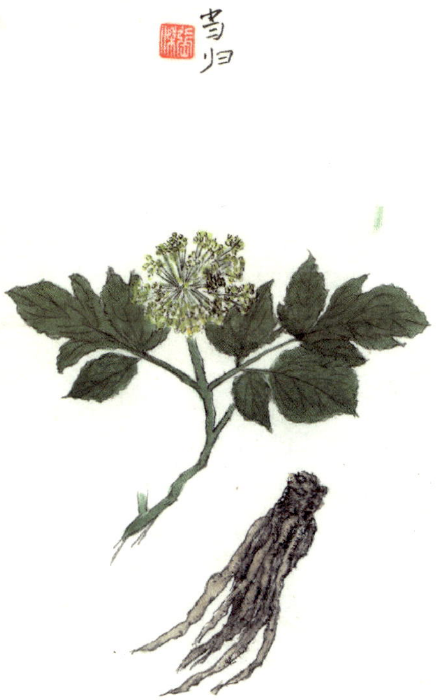

化学成分 主要含挥发油：藁本内酯、正丁烯呋喃内酯、香荆芥酚、马鞭草烯酮、黄樟醚、对乙基苯甲醛等；有机酸类成分：阿魏酸、香草酸、烟酸、琥珀酸。本品还含有多糖、维生素、氨基酸等成分。

现代药理作用 当归精油有抑制子宫肌收缩的作用；当归水提取液能显著促进血红蛋白及红细胞的生成，显著扩张冠状动脉及增加冠状动脉血流量，具有抗凝血和改善微循环的作用。此外，本品还有提高免疫功能、抗肝损伤、降血脂、抗炎镇痛的作用。

药用部位 根。

道地产区 主产于我国甘肃省定西市岷县和陇南市宕昌县。此外，陕西、四川和云南等地均有种植。

常见配伍

1. 当归配伍黄芪

当归性温补血，黄芪微温补气，气旺则血生。二药配伍，益气生血之力强，主治血虚或气血双亏证。

2. 当归配伍川芎、白芍、熟地黄

四药配伍，补中兼行，补血不滞血，行血不破血，共奏补血调经之功，善治血虚所致的面色萎黄、头晕眼花、心悸气短及月经不调等症。

3. 当归配伍白芍

二者都能养血补血，当归为“血中之气药”，白芍兼有平肝、柔肝之效，二者配伍则能养血调肝，常用于血虚肝郁或阴虚肝郁之月经病、妊娠病、不孕症等。女子阴血不足往往导致肝气郁结而条达不畅。理气解郁之品，多有辛香耗伤阴血之弊，所以用当归配伍白芍养血柔肝以开郁。

药膳[280]

1. 当归乌鸡汤

材料：乌骨鸡1000g，女贞子25g，当归50g，桂圆15g，盐5g。

制作：将乌骨鸡剖开后洗净，放入滚开水中，用高火煮3分钟，取出洗净。将女贞子、当归（切片）、桂圆肉、乌骨鸡放入器皿内，加入滚开水1000g，中火炖40分钟，食用时放盐即可。

功效：补血养心，滋阴养虚，健脑安神，通便，抗衰老。

2. 当归黄芪茶

材料：当归15g，黄芪30g，红枣15g，红糖适量。

制作：将当归洗净、切片。黄芪用清水泡洗干净。红枣洗干净，去核。把当归、黄芪、红枣放入锅中，注入适量清水，盖上锅盖，大火煮开后转中小火煮20分钟即可。可按个人口味调入适量红糖。

功效：补气，补血。

古籍记载

《神农本草经》：味甘，温。主咳逆上气，温疟，寒热，洗在皮肤中，妇人漏下、绝子，诸恶疮疡金创，煮饮之。

《医学启源》：气温，味甘，能和血补血，尾破血，身和血。

《本草汇言》：诸病夜甚者，血病也，宜用之；诸病虚冷者，阳无所附也，宜用之。

《本草纲目》：当归本非芹类，特以花叶似芹，故得芹名。古人娶妻为嗣续也，当归调血，为女人要药，有思夫之意，故有当归之名。

用药禁忌 孕妇禁服，阴虚内热、月经过多、大便溏泄者不宜服用。

阿 胶

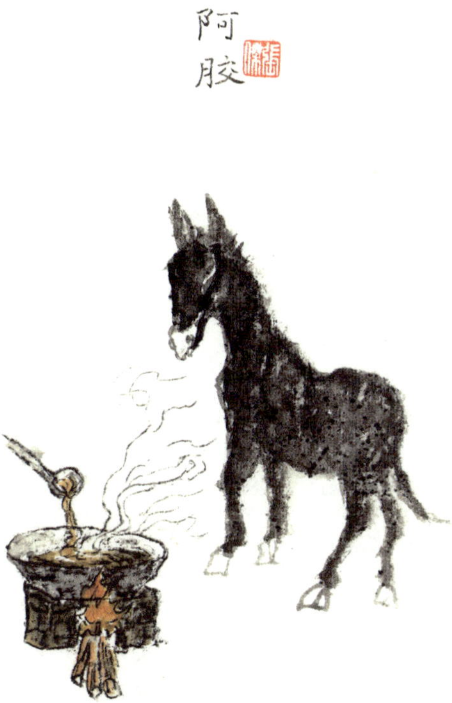

科属 马科动物驴的干燥皮或鲜皮经煎煮、浓缩制成的固体胶。

中药学名 阿胶[235—237]。别名：傅致胶、盆覆胶、驴皮胶等。

性味归经 甘，平。归肺、肝、肾经。

功效 补血，止血，滋阴润燥。

主治 血虚萎黄，眩晕心悸，肌痿无力，吐血尿血，便血崩漏，妊娠胎漏，热病伤阴，心烦不眠，虚风内动，手足瘛疭，肺燥咳嗽，劳嗽咯血。

用法用量 煎服，3～9g，烊化兑服。润肺宜蛤粉炒，止血宜蒲黄炒。

化学成分 本品主要含蛋白及肽类成分，经水解后得到多种氨基酸，如甘氨酸、L-脯氨酸、L-羟脯氨酸、谷氨酸、丙氨酸、精氨酸、天冬氨酸、赖氨酸、苯丙氨酸、丝氨酸、组氨酸等。

现代药理作用 本品有促进造血、降低血黏度、抗肺损伤、增强免疫等作用，能提高小鼠耐缺氧、耐寒冷、耐疲劳和抗辐射的能力。此外，本品还有抗炎、抗肿瘤、抗休克等作用。

药用部位 干燥皮或鲜皮经煎煮、浓缩制成的固体胶。

道地产区 山东。

常见配伍

1. 阿胶配伍白术

阿胶长于补血止血，白术善于补气健脾。二药配伍，可增强补气健脾、补血止血的功效，用于治疗脾气虚寒、便血或吐血等症。

2. 阿胶配伍牛蒡子

阿胶味甘、性平，长于滋阴养血、润肺止咳；牛蒡子味辛、性寒，善于疏散风热、宣肺止咳。二药配伍，可增强滋阴润肺、宣肺止咳的功效，用于治疗肺热阴虚、燥咳痰少等症。

3. 阿胶配伍人参

阿胶长于补血滋阴，润肺止血，为补血要药；人参善于大补元气，益肺止咳，为补气要药。二药配伍，可增强补血滋阴、益肺止咳、止血的功效，用于治疗肺气阴不足之咳嗽、咯血等症。

4. 阿胶配伍龟甲

阿胶味甘、性平，长于补血滋阴而息风；龟甲味甘、性寒，善于滋阴潜阳而息风。二药配伍，可增强补血养阴、息风止痉的功效，用于治疗温热病后期真阴欲绝、阴虚风动等症。

药膳[280]

1. 阿胶洋参饮

材料：东阿阿胶、西洋参各10g，冰糖5g。

制作：将阿胶砸成小丁，西洋参洗净、切片，冰糖打碎。把阿胶、西洋参放入炖锅内，加入水、冰糖，将炖锅置于中火上煮15分钟即可。

功效：补气血，宁心神。

2. 红枣阿胶冰糖膏

材料：红枣500g（去核），阿胶150g，冰糖100g。

制作：将红枣加水煮烂，再加冰糖，然后放阿胶，慢火煨成膏备用。早晚各服1～2匙。

功效：适合气虚、血虚引起的失眠、多梦、精神恍惚者服用，也可作为滋补的佳品。

古籍记载

《神农本草经》：主心腹内崩，劳极洒洒如疟状，腰腹痛，四肢酸痛，女子下血，安胎。

《名医别录》：主丈夫小腹痛，虚劳羸瘦，阴气不足，脚酸不能久立，养肝气。

《食疗本草》：治一切风毒骨节痛、呻吟不止者，消和酒服。

《日华子本草》：治一切风，并鼻洪、吐血、肠风、血痢及崩中带下。

《本草元命苞》：咳脓血非此不补，续气止嗽，补血安胎，止女子崩中下血，疗瘫痪。

《本草蒙筌》：治风淫木旺，遍疼延肢体；火盛金衰，久嗽唾脓血。

用药禁忌　脾胃虚弱者慎用。

龙眼肉（桂圆）

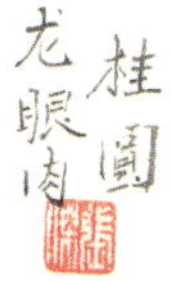

科属　无患子科。

中药学名　龙眼肉[238—239]。别名：龙眼、桂圆、圆眼。

性味归经　甘，温。归心、脾经。

功效　补益心脾，养血安神。

主治　气血不足，心悸怔忡，健忘失眠，血虚萎黄。

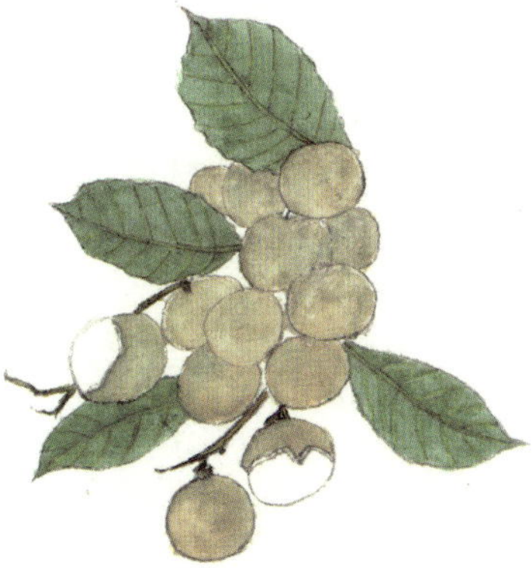

用法用量　煎服，9 ～ 15g。

化学成分　本品主要含葡萄糖、果糖、蔗糖、腺嘌呤和胆碱等。还含有蛋白质、有机酸、脂肪以及维生素 B_1、B_2、P、C 等成分。

现代药理作用　本品可延长小鼠常压耐缺氧存活时间，降低低温下的死亡率。此外，本品还有促进造血、抗应激、抗焦虑、抗菌、抗衰老等作用。

药用部位　假种皮。

道地产区　广东、广西、福建等地。

常见配伍

1. 龙眼肉配伍百合

二者配伍，化痰止咳，平喘润肺，健脾和胃，补气补血，健脑补肾，清心宁神，营养神经，调节内分泌，美容养颜。对咳嗽痰多、胸闷气喘、失眠多梦、腰膝酸软、体虚盗汗等症状具有一定的改善效果，还能够抗氧化、清除自由基、增强细胞活性、护肤护发，同时对高血脂、高血压、高血糖也有一定的改善作用。

2. 龙眼肉配伍黄芪

二者配伍有补心气、安神益智的功效，特别适合工作压力大、记忆力减退的人群，可以起到气血双补、安神益智的作用，对气血两虚、面色苍白、乏力等症状有很好的改善作用。同时，本品可以改善失眠多梦、入睡困难的症状。

3. 龙眼肉配伍人参

龙眼肉加人参具有大补元气、健脾养胃、养心安神的功效，可以温补气血，用于治疗气血亏虚，在一定程度上改善气血不足导致的乏力气短、食少厌食、记忆力减退、失眠多梦、自汗不止等症状。

药膳[280]

1. 桂圆茯神茶

材料：鲜桂圆肉20g，茯神15g，乌梅2颗，红枣（去核）5枚。

制作：将各种材料洗净。锅内倒入适量清水，煮沸，加入上述材料再煮20分钟即可。

功效：收敛神气，安定神志，稳定情绪。

2. 桂圆桂花酒

材料：桂圆肉500g，桂花120g，白糖250g，50度以上的白酒5L。

功效：补血养心，健脾益气，安神定志，悦颜延年。

古籍记载

《神农本草经》：主五脏邪气、安志、厌食，久服强魂魄，聪明。

《本草汇言》：甘温而润，恐有滞气，如胃热有痰有火者；肺受风热，咳嗽有痰有血者，又非所宜。

《日用本草》：益智安心。

《滇南本草》：养血安神，长智敛汗。

用药禁忌 湿热、痰湿体质者慎用。

补阴药

百　合

科属　百合科。

中药学名　百合[240]。别名：喇叭筒、山百合、药百合、家百合。

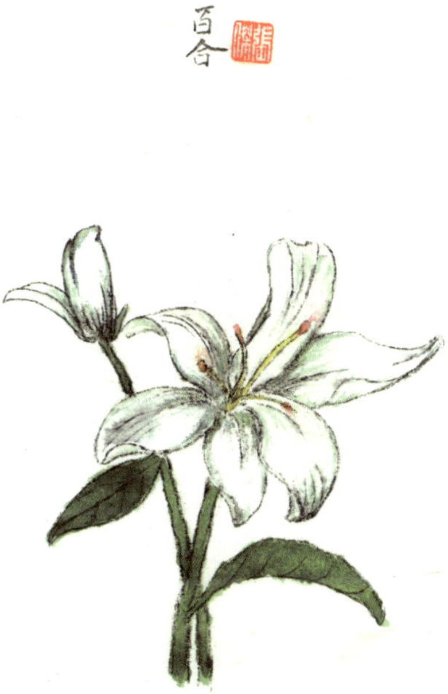

性味归经　甘，寒。归心、肺经。

功效　养阴润肺，清心安神。

主治　阴虚燥咳，劳嗽咯血；虚烦惊悸，失眠多梦，精神恍惚。

用法用量　煎服，6～12g。清心安神宜生用，润肺止咳宜蜜炙用。

化学成分　主要含甾体皂苷类成分：岷江百合苷A、D，26–O–β–D–吡喃葡萄糖基—奴阿皂苷元–3–O–α–L–吡喃鼠李糖基–（1→2）–β–D–吡喃葡萄糖苷，百合皂苷，去乙酰百合皂苷等。本品还含多糖及少量秋水仙碱。

现代药理作用　生品和蜜炙百合的水提取液均有镇咳和祛痰的作用；百合水提取液有镇静、抗缺氧和抗疲劳的作用；百合多糖还能抗氧化，提高免疫功能，降低四氧嘧啶致高血糖模型小鼠的血糖；百合的乙醇提取物、乙酸乙酯提取物可抑制藤黄微球菌、金黄色葡萄球菌、大肠杆菌、黄霉菌、粪肠球菌、绿脓杆菌等细菌的生长。

药用部位　肉质鳞叶。

道地产区 湖南、湖北、江苏、浙江、安徽等地。

常见配伍

1. 百合配伍贝母

百合味甘，性寒，长于清肺润燥止咳；贝母味甘、苦，性微寒，善于清热化痰、润肺止咳。二药配伍，可增强清热润肺、化痰止咳的功效，用于治疗痰热壅肺、热灼津伤、肺失清肃、咳嗽气喘、痰中带血等症。

2. 百合配伍茯苓

百合味甘，性寒，长于清肺润燥止咳；茯苓味甘、淡，善于利水渗湿、健脾。二药配伍，清肺润燥、利水渗湿，用于治疗痰热阻肺、肺气壅滞、咳嗽气喘、影响肺主治节功能，伴腰膝浮肿、小便淋涩等症。

3. 百合配伍桔梗

百合长于润肺止咳，桔梗善于止咳利咽。二药配伍，可增强清肺化痰、润肺下气止咳的功效，用于治疗小儿咳嗽，胸中痰壅，咽喉不利，以痰多有热、呼吸不利为主症者。

药膳[280]

1. 百合汁

材料：新鲜百合250g。

制作：将新鲜百合放入沸水中略氽，捣烂，取汁，加少量冰糖，稍加温即可。

功效：滋阴，润肺，止咳，适合体质虚弱、慢性支气管炎、肺气肿、咳嗽咯血等症患者服用。

2. 百合莲子粥

材料：鲜百合或泡开的干百合50g，莲子30g，小米50g，冰糖适量。

制作：将百合切碎，与泡好的莲子、小米同入砂锅内，煮至米烂汤稠，加冰糖即可。

功效：健脾清心安神，适合脾胃虚弱的胃脘痛或心阴不足的心烦不眠患者服用。

古籍记载

《神农本草经》：主邪气、腹胀、心痛。利大小便，补中益气。

《本经逢原》：中气虚寒、二便滑泄者忌之。

《医林纂要》：百合，以敛为用，内不足而虚热、虚嗽、虚肿者宜之。与姜之用正相反。

《本草经疏》：百合，主邪气腹胀。

《本草述》：百合之功，在益气而兼利气，在养正而更能去邪。

用药禁忌 风寒咳嗽、中寒便溏者禁用；不宜大量服用；不宜直接接触百合的球茎。

麦 冬

科属 百合科。

中药学名 麦冬[241—242]。别名：麦门冬、沿阶草、杭麦冬、川麦冬、寸冬。

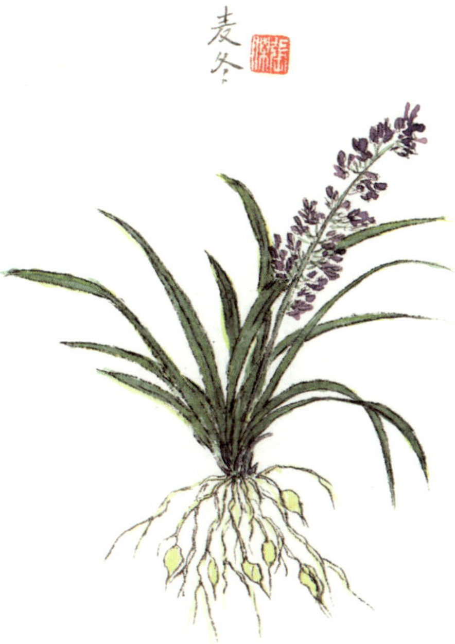

性味归经 甘、微苦，微寒。归心、肺、胃经。

功效 养阴润肺，益胃生津，清心除烦。

主治 肺燥干咳，阴虚劳嗽，喉痹咽痛，胃阴不足，津伤口渴，内热消渴，肠燥便秘，心阴虚及温病热扰心营，心烦失眠。

用法用量 煎服，6～12g。

化学成分 主要含皂苷类成分：麦冬皂苷 B、D 等；高异黄酮类成分：甲基麦冬黄烷酮 A、B；还含有多种氨基酸、微量元素、维生素 A 样物质、多糖等成分。

现代药理作用 麦冬能增强网状内皮系统吞噬能力，升高外周白细胞；麦冬多糖可以促进体液免疫和细胞免疫，并诱导多种细胞因子的产生，通过增强免疫功能发挥抗癌作用；麦冬多糖对脑缺血损伤有抗缺氧保护作用；麦冬能增强垂体肾上腺皮质系统功能，提高机体的适应性；麦冬总皂苷有抗心律失常的作用，并能增强心肌收缩力，改善左心室功能与抗休克；麦冬多糖和总皂苷有降血糖作用，麦冬皂苷具有明显的抗炎活性；麦冬水煎液还有镇静、催眠、改善血液流变性和抗凝血的作用。

药用部位 干燥的块根。

道地产区 四川、浙江、江苏等地。

常见配伍

1. 麦冬配伍枸杞子

麦冬味甘、微苦，性微寒，归心、肺、胃经，具有养阴生津、润肺清心的功效；枸杞子补肾益精，养肝明目，补血安神，生津止渴，润肺止咳。二者配伍，其补肾养肺、滋阴润燥之效更佳。

2. 麦冬配伍茯苓

茯苓渗湿利水，健脾和胃，宁心安神，与麦冬配伍，健脾祛湿、益气养阴效佳。

3. 麦冬配伍柏子仁

麦冬味甘，性微寒，入心经，具有清心除烦、安神定悸的功效；柏子仁味甘，性平，入心经，具有养心安神、润肠通便的功效。二药合用，增强了清心除烦、养心安神的功效，用于治疗阴虚火旺、心肾不交、心烦失眠、惊悸神疲、梦遗健忘等症。

药膳[280]

1. 麦冬芹笋

材料：麦冬10g（先蒸熟），芹菜150g，嫩竹笋150g。

制作：将芹菜切段，长约半寸，嫩竹笋切片，与麦冬一并入油锅炒熟，再加入盐、味精等调味品即成。

功效：养阴清热，降血脂，降血压。

2. 麦冬白蜜饮

材料：鲜麦冬500g，白蜜适量。

制作：将鲜麦冬捣汁，入白蜜，隔水加热至饴糖状。每服2～3匙，用温酒或白开水化服。

功效：养阴润肺，益胃生津。适合因体虚所致厌食的小儿服用。

古籍记载

《神农本草经》：味甘平，主心腹结气，伤中伤饱，胃络脉绝，羸瘦短气。久服轻身，不老，不饥。

《本草正义》：麦冬其味大甘，膏脂浓郁，故专补胃阴，滋津液，本是甘药补益之上品。

《本草蒙筌》：味甘，微苦，气平，微寒。降也，阳中微阴。

《得配本草》：味甘，微苦，微寒。入肺、心、胃经。甘寒质润，能养阴生津润燥，善清养肺胃之阴。苦寒又能清热，可清心除烦。

用药禁忌　脾胃虚寒、年老体弱者及孕妇、小儿慎用或忌用。

天　冬

科属　百合科。

中药学名　天冬[243—245]。别名：天门冬、大当门根。

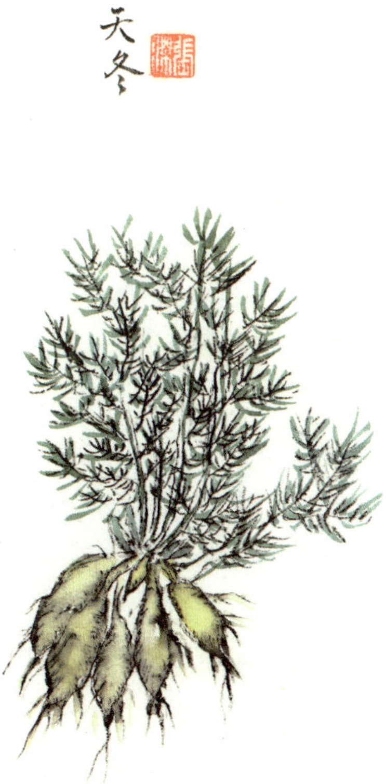

性味归经　甘、苦，寒。归肺、肾经。

功效　养阴润燥，清肺生津。

主治　肺燥干咳，顿咳痰黏，劳嗽咯血、肾阴亏虚，腰膝酸痛，骨蒸潮热、内热消渴，热病伤津，咽干口渴，肠燥便秘。

用法用量　煎服，6～12g。

化学成分　含有甾体皂苷类成分、寡糖和多糖、氨基酸（如瓜氨酸、天冬酰胺、丝氨酸、苏氨酸）等。

现代药理作用　天冬酰胺有镇咳、祛痰、平喘的作用，天冬提取物有降血糖作用，天冬水煎液、乙醇提取物和多糖成分均能延缓衰老，抑制脂质过氧化，提高自由基代谢相关酶的活性；其水煎液有增强体液、细胞免疫和抗肿瘤的作用，皂苷类成分具有抗血小板聚集的作用；天冬煎剂体外试验对炭疽杆菌、甲型和乙型溶血性链球菌、白喉杆菌、白色葡萄球菌、念珠菌、絮状表皮癣菌、白色隐球菌、石膏样小孢子菌、毛癣菌、枯草杆菌均有不同程度的抑菌作用。

药用部位 干燥的块根。

道地产区 贵州、四川、云南、广西。

常见配伍

1. 天冬配伍麦冬

天冬善于滋阴润燥，清肺降火；麦冬善于养阴润肺，益胃生津。二药配伍，可增强滋阴润肺的功效，用于治疗阴虚肺热、劳嗽咯血等症。

2. 天冬配伍川贝母

天冬甘苦寒凉，擅长滋肺肾之阴、清热；川贝母甘苦微寒，擅长清泄肺热化痰。二药配伍，可增强滋阴润肺、清化痰热的功效，用于治疗痰热壅肺、伤津耗液、痰黏难咯等症。

3. 天冬配伍阿胶

天冬甘苦寒凉，擅长滋阴清热；阿胶味甘性平，擅长通过滋阴润燥来止血。二药配伍，可增强滋阴降火、止血的功效，用于治疗肺阴虚内热、咳痰带血等症。

4. 天冬配伍人参

天冬擅长滋阴润燥，清肺降火；人参擅长补气。二药配伍，具有气阴双补、滋阴润肺、清热的功效，用于治疗肺热耗伤气阴等症。

药膳[280]

1. 天冬粳米粥

材料：天冬、麦冬各25g，粳米50g，蜂蜜1匙。

制作：先将天冬、麦冬捣烂煮汁，去渣，然后用汁煮粳米做粥。加蜂蜜食用。

功效：主治风热感冒或肝火犯肺引起的声音嘶哑。

2. 天冬白米粥

材料：天冬50g，白米50g。

制作：将天冬切碎，加粳米煮粥。每日食 1 次。

功效：主治虚火牙痛。

古籍记载

《名医别录》：保定肺气，去寒热，养肌肤，益气力，利小便，冷而能补。

《药性论》：主肺气咳逆，喘息促急，除热，通肾气，疗肺痿生痈吐脓。

《本草衍义》：天门冬，治肺热之功为多，其味苦，但专泄而不专收，寒多人禁服。

《本草汇言》：润燥滋阴，降火清肺之药也。统理肺肾，火燥为病，如肺热叶焦，发为痿痈，吐血咳嗽，烦渴传为肾消，骨蒸热劳诸证，在所必需者也。

用药禁忌　虚寒泄泻及风寒咳嗽者禁用天冬。

铁皮石斛

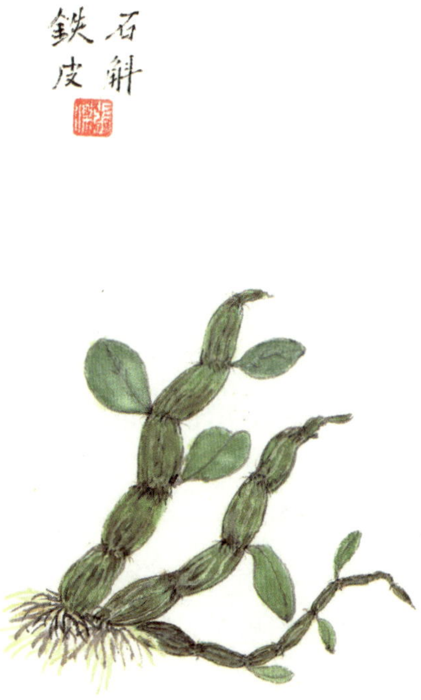

科属　兰科。

中药学名　铁皮石斛[246—248]。别名：铁皮枫斗、枫斗、耳环石斛、黑节草等。

性味归经　甘，微寒。归胃、肾经。

功效　益胃生津，滋阴清热。

主治　热病津伤，口干烦渴，胃阴不足，食少干呕，病后虚热不退，阴虚火旺，骨蒸劳热，目暗不明，筋骨痿软。

用法用量　煎服，6 ～ 12g；鲜品 15 ～ 30g。

化学成分　主要包括多糖、黄酮类、生物碱类、氨基酸类、挥发物质、微量元素等。

现代药理作用　现代药理研究表明，铁皮石斛具有增强免疫、抗肿瘤、抗氧化、抗菌、抗炎、降血糖、保肝护胃等多种功效，这与其药材中的多糖类、黄酮类、生物碱类和挥发性物质等成分密切相关。

药用部位 茎。

道地产区 安徽、云南、浙江等地。

常见配伍

1. 石斛配伍地黄

二药配伍，增强滋养胃阴、生津止渴、清热除烦的功效，用于治疗热病伤津、口干咽燥、低热烦渴、舌绛苔黑等症。

2. 石斛配伍沙参

二药配伍，增强益胃生津的功效，用于治疗胃阴不足、饮食不香、胃中嘈杂、胃脘隐痛或灼痛、干呕或呃逆、舌光红少苔等症。

3. 石斛配伍天花粉

二药配伍，增强益胃生津止渴的功效，用于治疗胃火炽盛、胃阴不足、消谷善饥的中消证。

4. 石斛配伍麦冬

二药配伍，增强滋补肺肾、生津退热的功效，用于治疗肺肾不足、阴虚津亏、咽干而痛、舌红少津、虚热不退等症。

5. 石斛配伍黄芪

二药配伍，增强益气养阴的功效，用于治疗气阴不足、低热不退、心烦口渴、倦怠乏力等症。

6. 石斛配伍枸杞子

二药配伍，增强补肝肾、益精血、明目的功效，用于治疗肝肾不足、眼目失养而致神水宽大渐散、两眼昏花等症。

药膳[280]

1. 石斛粥

材料：石斛30g，粳米50g，冰糖适量。

制作：将鲜石斛加水200mL，煎煮取汁约100mL，去渣。取粳米、冰糖，与石斛汁同入砂锅内，加水400mL，煮至米开粥稠即成。每日2次，温食。

功效：滋阴除热，养胃生津。适合热病伤津、心烦口渴，病后津亏、虚热不退，胃虚隐痛而干呕、舌光苔少者服用。

2. 石斛蜂蜜茶

材料：石斛 5g，蜂蜜少许。

制作：将石斛用沸水冲泡后调入蜂蜜，代茶频饮。

功效：生津益胃，清热养阴。适合糖尿病患者饮用。

古籍记载

《神农本草经》：味甘，平。主伤中，除痹，下气，补五脏虚劳，羸瘦，强阴，久服厚肠胃。轻身，延年，长肌肉，逐皮肤邪热、痱气，定志除惊。

《名医别录》：益精，补内气绝不足，平胃气。

《本草纲目》：除痹下气，补五脏虚劳羸瘦，强阴益精。久服，厚肠胃，补内绝不足，平胃气，长肌肉，逐皮肤邪热、痱气，定志除惊，轻身延年。

《本草纲目拾遗》：清热解暑醒脾，止渴利水，益人力气。

用药禁忌　脾胃虚寒者不宜久服。

玉　竹

科属　百合科。

中药学名　玉竹[249—251]。别名：萎蕤、玉参、尾参、铃铛菜、小笔管菜、甜草根、靠山竹。

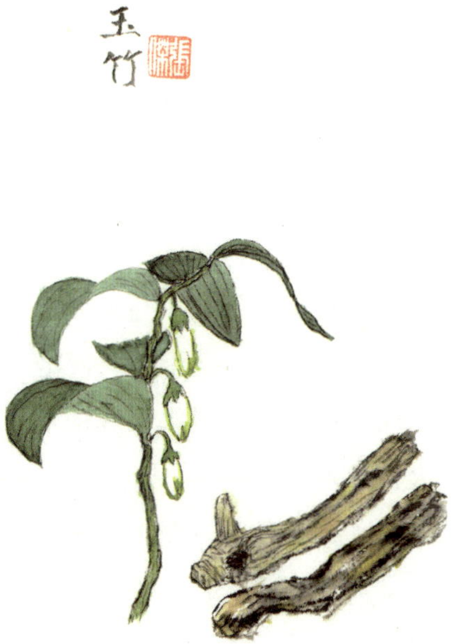

性味归经　甘，微寒。归肺、胃经。

功效　养阴润燥，生津止渴。

主治　肺阴不足，燥热咳嗽；胃阴不足，咽干口渴，内热消渴。

用法用量　煎服，6 ～ 12g。

化学成分　主要含多糖：玉竹黏多糖，玉竹果聚糖 A ～ D；甾类成分：黄精螺甾醇苷体皂苷，β- 谷甾醇-3-O-β-D-吡喃葡萄糖苷，黄精呋甾醇苷等；还含有铃兰苦苷、铃兰苷等成分。

现代药理作用　本品能降低血糖，降低血清糖化血红蛋白组分，抑制晚期糖基化终产物的形成，改善肾脏病理改变。玉竹多糖具有抗氧化作用，通过提高超氧化物歧化酶活性，增强其对自由基的清除能力，抑制脂质过氧化，降低丙二醛含量，减轻对机体组织的损伤，延缓衰老，同时能够增强巨噬细胞的吞噬功能，提高吞噬指数和吞噬率，从而提高机体的免疫功能。甾体皂苷能增强体液免疫、吞噬功能，抑制结核杆菌的生长。本品还可降血脂，延缓动脉粥样斑块的形成，使外周血管和冠状动脉扩张，延长耐缺氧时间，并有类似肾上腺皮质激素的作用。

药用部位　根茎。

道地产区　主产于湖南邵东、祁阳，河南嵩县、伊川，江苏海门、南通，浙江新昌、孝丰。此外，河北、安徽、江西、东北等地也有出产。

常见配伍

1. 玉竹配伍沙参

玉竹养阴润燥、生津止渴，沙参养阴清肺、益胃生津。二者配伍，能够增强滋肺阴、润肺燥的功效，如沙参麦冬汤。

2. 玉竹配伍地黄

地黄清热养阴、生津止渴，与玉竹配伍，能增强生津止渴功效。治疗虚火上炎，咯血、咽干、失音，可配伍麦冬、地黄、川贝母等养阴清热之品。

药膳[280]

1. 沙参玉竹日月鱼汤

材料：北沙参30g，玉竹30g，日月鱼5～8个，猪瘦肉200g，生姜适量。

制作：将日月鱼洗干净，浸泡2～3小时。清洗其他食材，生姜去皮、洗净、切丝。将全部材料放入砂锅中，加水2.5L，大火煮沸后转小火，煲2小时后关火，调味后饮用。

功效：滋阴润燥，清肝明目。

2. 玉竹麦冬粥

材料：玉竹20g，麦冬15g，百合30g，糯米100g，冰糖适量。

制作：先加水煎玉竹、麦冬、百合，过滤取汁；糯米加水煮粥，半熟后兑入药汁，米烂汤稠时加入冰糖调味。分早、晚温服，每日 1 剂。

功效：滋阴清热。主治阴虚火旺，症见心悸而烦，咽干或痛，手足心热，夜寐不安，神经衰弱，盗汗，舌红少苔。

古籍记载

《本草崇原》：阴病内寒，此为大忌。

用药禁忌　脾虚者慎用，阴虚内寒、痰湿气滞者忌用。

黄　精

科属　百合科。

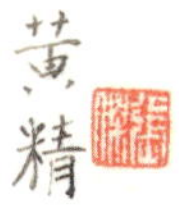

中药学名　黄精[252—254]。别名：老虎姜、仙人余粮、山姜、龙衔、太阳草等。

性味归经　甘，平。归脾、肺、肾经。

功效　补气养阴，健脾，润肺，益肾。

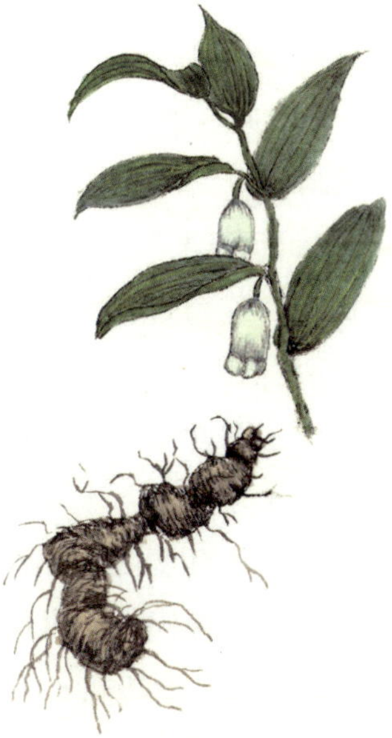

主治　脾胃气虚，体倦乏力，胃阴不足，口干食少，肺虚燥咳，劳嗽咯血，精血不足，腰膝酸软，须发早白，内热消渴。

用法用量　煎服，9 ～ 15g。

化学成分　主要含多糖：黄精低聚糖 A、B、C 等；皂苷类成分：黄精皂苷 A、B，薯蓣皂苷，毛地黄糖苷等；黄酮类成分：芹菜素等。

现代药理作用　黄精多糖能提高淋巴细胞的转化率，增加蛋白激酶活性，提高心肌细胞 cAMP 的水平，提高学习记忆能力，改善脑功能以延缓衰老，防治动脉血管粥样硬化和肝脂肪浸润。黄精水提取液能显著降低甘油三酯和总胆固醇。黄精能够抑制肝糖原酶解而降糖，黄精多糖能改善小鼠外周血白细胞及血小板总数的减少。

黄精能够抑制体外自发和诱导的脂质过氧化产物丙二醛的生成，直接清除氧自由基。黄精水提取液在体外对伤寒杆菌、金黄色葡萄球菌及多种致病真菌均有抑制作用。

药用部位 根茎。

道地产区 贵州、湖南、湖北、四川、安徽。

常见配伍

1. 黄精配伍枸杞子

黄精补肾益精，枸杞子滋补肝肾。二药配伍，适合肝肾不足、肝肾阴虚的糖尿病患者。经常感觉腰膝酸软、头晕耳鸣、健忘失眠、双目干涩的糖尿病患者，可以尝试这个配伍。

2. 黄精配伍麦冬

黄精和麦冬都能养阴，麦冬能清肺润燥、益胃生津、清心除烦、润肠通便。二药配伍，适合阴虚、经常感觉口干舌燥、烦渴多饮、肠燥便秘的糖尿病患者服用。

3. 黄精配伍党参

黄精、党参都能补气健脾，党参善补中气，尤其善补中焦脾胃之气。二药配伍，适合脾气虚弱、胃口不好、消化不良的糖尿病患者服用。

药膳[280]

1. 山药黄精鸡汤

材料：黄精30g，山药150g，鸡肉500g，生姜、葱、精盐、胡椒粉、料酒、味精、植物油各适量。

制作：将鸡肉清洗干净，切块或整只飞水后待用。飞水，即把材料用清水烧开3～5分钟，烧开后，把水倒掉。用清水再次冲洗干净待用。目的是除去材料中的血水和腥味。把材料取出，分别浸泡5分钟，并清洗干净，再跟鸡、生姜一起放入汤锅中，再加入适量清水。用大火把汤烧开，然后转小火慢炖2小时，加入适量食盐调味即可。

功效：补气养阴，健脾，润肺，益肾。

2. 黄精阿胶瘦肉粥

材料：黄精、阿胶各10g，猪瘦肉末、大米各100g，食盐适量。

制作：将黄精水煎取汁，放入大米、猪瘦肉末煮粥。待熟时调入捣碎的阿胶，烊化，调入食盐，再煮一两沸后即可服食。

功效：补益气血，悦色延年。

古籍记载

《本草纲目》：黄精宽中益气，使五脏调良，肌肉充盛，骨髓坚强，其力倍增，多年不老，颜色鲜明，发白更黑，齿落更生。

《名医别录》：补中益气，除风湿，安五脏。久服轻身，延年不饥。

《日华子本草》：补五劳七伤，助筋骨，止饥，耐寒暑，益脾胃，润心肺。

《开宝本草》：味甘，平，无毒。主补中益气，除风湿，安五脏。

用药禁忌

孕妇慎用，脾胃虚寒者不宜服用，中焦虚寒、腹泻、痰湿痞满、气滞、胃纳不佳者忌服。

枸杞子

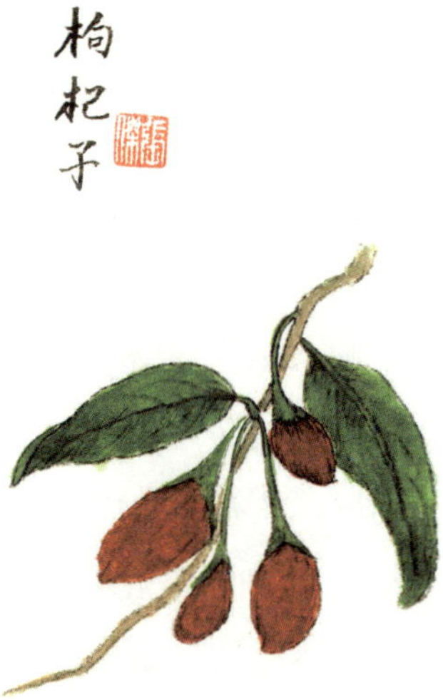

科属　茄科。

中药学名　枸杞子[255—256]。别名：枸忌、苟起子、甜菜子、杞子、红青椒等。

性味归经　甘，平。归肝、肾经。

功效　滋补肝肾，益精明目。

主治　肝肾阴虚，精血不足，腰膝酸痛，眩晕耳鸣，阳痿遗精，内热消渴，血虚萎黄，目昏不明。

用法用量　煎服，6～12g。

化学成分　含枸杞子多糖及生物碱类成分，如甜菜碱、莨菪亭等。

现代药理作用　枸杞子能显著提高机体的非特异性免疫功能。枸杞多糖能提高巨噬细胞的吞噬能力。其水煎剂能明显增加空斑形成细胞的数量，对细胞免疫功能和体液免疫功能均具有调节作用。枸杞子还有抗氧化、抗衰老、降血脂、降血糖、抗肿瘤、抗诱变、抗辐射、降血压的作用。枸杞子浸出液对金黄色葡萄球菌等细菌有较强的抑菌作用。

药用部位 成熟果实。

道地产区 宁夏。

常见配伍

1. 枸杞子配伍熟地黄

枸杞子甘平能补肾益精，熟地黄能养血滋阴、填精益髓，二者相须为用，增强补益肾精之效。

2. 枸杞子配伍菊花

菊花甘苦而凉，祛风解表而有清肝明目之功，二者配伍，枸杞子补肝益精而治本，菊花清热平肝而治标，一补一清，标本兼顾。常用于治疗肝肾不足，视物昏花，两目干涩疼痛，或迎风流泪，头晕，腰膝酸痛等症；或肝阳上亢、肝风上扰而见两目昏暗、视物模糊不清、目眩头晕等症。

3. 枸杞子配伍人参

人参甘、微苦，微温，能大补元气，补脾益肺，枸杞子为多汁多液之品，二者配伍，不但生津液、补精血，且增强了明目之力。人参属阳，枸杞子属阴，二者配伍，既入气分，亦入阴分，则精生而气旺，气旺而神昌，且无偏胜之忧。

药膳[280]

1. 枸杞肉苁蓉牛鞭汤

材料：枸杞子、肉苁蓉各3g，黄牛鞭60g，母鸡肉30g，生姜5g，花椒1g，绍酒10mL，味精1g，盐3g，植物油5g。

制作：将黄牛鞭用热水浸泡至发涨，剖开，刮洗干净，用冷水浸漂40分钟，切段；枸杞子、肉苁蓉洗净，加白酒润透，上笼蒸2小时，取出漂洗干净，装入纱布袋内，扎紧袋口。砂锅置火上，入适量水，放入黄牛鞭，煮沸后撇去浮沫，加入生姜、花椒、绍酒、母鸡肉，大火煮沸，小火炖煮。每隔1小时翻动一次，防止粘锅。黄牛鞭炖至六成熟时，拣去生姜、花椒，再大火煮沸，投入药袋，小火炖煮，至黄牛鞭八成熟时，取出牛鞭，切成条状，继续炖煮，以牛鞭熟烂为度。捞出鸡肉和药袋，加味精、盐、植物油调味即可。

功效：补肾助阳，益精润燥。适合肾阳虚弱、精血不足所致的阳痿、滑精、腰膝酸软、头昏、耳鸣等症患者服用。

2. 枸杞子大枣蛋汤

材料：枸杞子 30g，大枣 10 枚，鸡蛋 2 个。

制作：将枸杞子、大枣、鸡蛋放入砂锅内，加水适量同煮，蛋熟后去壳，再共煎片刻。吃蛋喝汤，每日 1 次。连服数日。

功效：滋肾养肝。适合肝肾阴虚所致的神经衰弱患者服用。

古籍记载

《名医别录》：生常山平泽，及诸丘陵阪岸。

用药禁忌 婴幼儿、孕妇及老年人慎用，外感发热、脾胃虚弱、有寒痰冷积、泄泻者忌用。

桑 椹

科属 桑科。

中药学名 桑椹[257—258]。别名：桑实、乌椹、文武实、黑椹。

性味归经 甘、酸，寒。归心、肝、肾经。

功效 滋阴补血，生津润燥。

用法用量 煎服，9～15g。

主治 肝肾不足和血虚精亏引起的头晕目眩，腰酸耳鸣，须发早白，失眠多梦，津伤口渴，消渴，肠燥便秘。

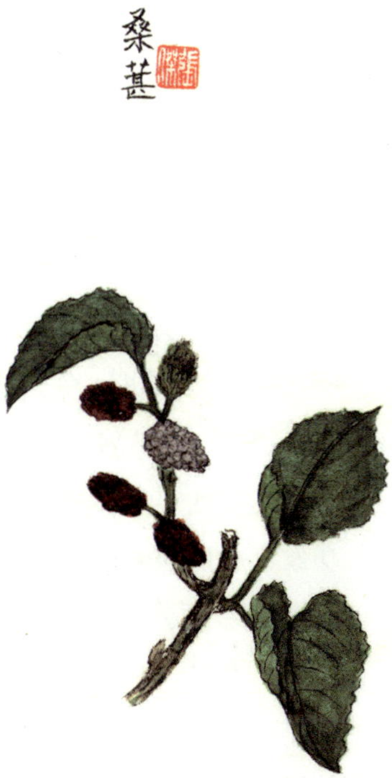

化学成分 黄酮类：芦丁、槲皮素、儿茶素、花旗松素；酚酸类：花青素；多糖类：由阿拉伯糖、鼠李糖、半乳糖、半乳糖醛酸和葡萄糖等组成；生物碱：多羟基生物碱和吡咯类生物碱；其他：酚酸类化合物、芪类化合物。

现代药理作用 桑椹中含有的酚类化合物，有明显的抗糖尿病活性，能预防阿尔茨海默病。桑椹花青素已被证明可以预防动脉粥样硬化和抑制黑色素瘤转移。其具有抗炎、抗菌作用。桑椹提取物还有预防动脉粥样硬化、调节免疫力、抗肥胖、保护肝脏、改善睡眠、预防前列腺增生、改善肠道功能、治疗睡眠障碍的作用。

药用部位 果穗。

道地产区 栽培范围广泛，北京、四川、山西等地均有栽培。

常见配伍

1. 桑椹配伍制首乌

桑椹长于滋补阴血，生津润肠；何首乌善于补益精血，固肾乌发。二药配伍，可增强滋补阴血、固肾乌发的功效，用于治疗肝肾不足、阴血亏虚之眩晕耳鸣、目暗昏花、腰膝酸软、须发早白等症。

2. 桑椹配伍鸡血藤

桑椹长于滋补阴血，鸡血藤善于补血活血。二药配伍，具有滋补阴血、活血的功效，用于治疗阴血亏虚诸证。

3. 桑椹配伍肉苁蓉

桑椹长于滋阴养血，生津润燥；肉苁蓉善于补阳益精，润肠通便。二药配伍，可增强滋阴益精、润肠通便的功效，用于治疗大肠津亏之大便秘结等症。

药膳[280]

1. 桑椹膏

材料：黑桑椹。

制作：将黑桑椹洗净，沥去水分，略微晒干，用榨汁机磨成浆。将磨好的浆倒入瓦罐内，放入冰糖，二者的比例是1∶1。用小火煮到水分释出后用勺子搅拌。煮到冰糖完全溶化起糖泡时，加入少许盐，再搅拌滚一会儿即可。

功效：对血虚面容憔悴、肝肾亏损引起的须发早白有显著疗效。

2. 桑椹红枣酱

材料：桑椹500g，红枣200g，红糖50g。

制作：将红枣去核、切成小片，桑椹去梗、洗净。将处理好的红枣和桑椹用榨汁机搅碎。将打碎后的果肉放入砂锅，加入红糖，用小火煎煮，不断搅拌以防糊底。收汁放凉后装入瓶中，可放入冰箱保存，作为果酱佐餐食用。

功效：滋阴养血。

古籍记载

《新修本草》：单食，主消渴。

《本草拾遗》：利五脏关节，通血气，捣末，蜜和为丸。

《滇南本草》：桑椹子，味甘、酸。益肾脏而固精，久服黑发明目。

《神农本草经疏》：桑椹者，桑之精华所结也。其味甘，其气寒。其色初丹后紫，味厚于气。合而论之，甘寒益血而除热，其为凉血补血益阴之药无疑矣。

用药禁忌 脾胃虚寒便溏者忌用，糖尿病患者慎用。

黑芝麻

科属 脂麻科。

中药学名 黑芝麻[259—260]。别名：胡麻、油麻、黑脂麻、巨胜子。

性味归经 甘，平。归肝、肾、大肠经。

功效 补肝肾，益精血，润肠燥。

主治 精血亏虚，头晕眼花，耳鸣耳聋，须发早白，病后脱发，肠燥便秘。

用法用量 煎服，9～15g。

化学成分 主要含脂肪酸类成分，如油酸、亚油酸、棕榈酸、花生酸等；还含有芝麻素、芝麻酚、β-谷甾醇、植物蛋白等成分。

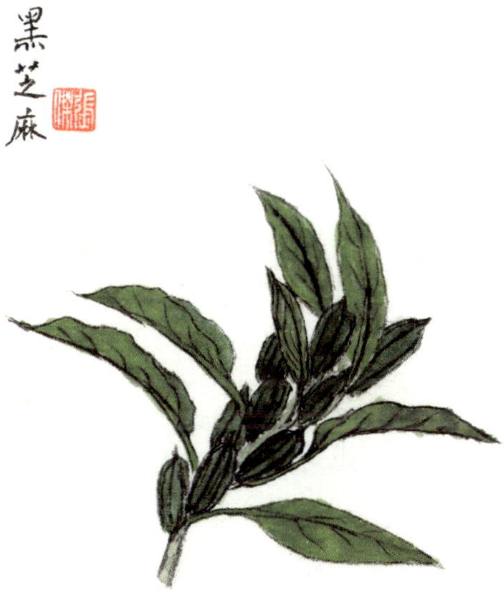

现代药理作用 黑芝麻有抗衰老作用，可使实验动物的衰老现象推迟发生；其所含亚油酸可降低血中胆固醇的含量，减轻主动脉病变，有防治动脉硬化的作用；可使实验动物的肾上腺皮质功能受到某种程度的抑制；可降低血糖，增加肝脏及肌肉中糖原含量，但在大剂量下可使糖原含量下降；所含脂肪油有滑肠通便的作用。

药用部位 成熟种子。

道地产区 山东、河南、湖北、四川等地。

常见配伍

1. 黑芝麻配伍何首乌

黑芝麻甘润而平，长于补益肝肾、益精养血；何首乌甘涩微温，善于补益精血、固肾乌发。二药配伍，可增强补益肝肾、固肾乌发的功效，用于治疗肝肾不足、精血亏虚引起的腰膝酸软、头晕耳鸣、须发早白、脱发等症。

2. 黑芝麻配伍威灵仙

黑芝麻长于补益精血而祛风除痹，威灵仙善于祛风除湿而通络止痛。二药配伍，补益精血，使血行而风自灭，用于治疗风湿痹证，尤以风痹为佳。

3. 黑芝麻配伍薏苡仁

黑芝麻长于补益精血而祛风除痹，薏苡仁善于利水渗湿而舒筋除痹。二药配伍，具有补益精血、祛风除湿的功效，用于治疗老人风痹虚弱、四肢无力、腰膝疼痛等症。

4. 黑芝麻配伍肉苁蓉

黑芝麻补益精血，润燥滑肠；肉苁蓉温肾助阳，润肠通便。二药配伍，可增强润燥滑肠通便的功效，用于治疗血虚津枯之肠燥便秘等症。

药膳[280]

1. 芝麻明天麻丸

材料：黑芝麻30g，明天麻、焦黄柏各12g，补骨脂15g，焦酸枣仁、枸杞子各24g，血茸片1.5g。

制作：共研细末，炼蜜为丸，早、晚各服4.5g，开水送服。如头痛甚者加羌活、藁本，失眠甚者重用焦酸枣仁，记忆力减退者重用茸参。

功效：主治头痛失眠。

2. 姜芝麻丸

材料：芝麻250g，生姜125g，冰糖125g，蜂蜜125mL。

制作：将芝麻炒熟研细，生姜捣汁去渣与芝麻粉混合再炒，冷却后加冰糖、蜂蜜混合拌匀，放置瓶中，每日早晚各服一小勺。

功效：补肾散寒，调和脾胃。

古籍记载

《本草汇言》：多服令人肠滑，缘体质多油故也，宜蒸熟食之良。生食者发痰生虫脱发，炒食者发热燥血。留心者，当斟酌行之，有不胜其用矣。

《本草经疏》：气味和平，不寒不热，益脾胃，补肝肾之佳谷也。

《本草新编》：入肾经，并通任督之脉，功擅黑须。凡黑须鬓之药，缺乌芝麻则不成功。盖诸药止能补肾，而不能通任督之络也，唇口之间，正任督之路，乌芝麻通任督，而又补肾，且其汁又黑，所以取效神也。

用药禁忌　慢性肠炎、便溏腹泻者禁用。

十七、收涩药

敛肺涩肠药

乌　梅

科属　蔷薇科。

中药学名　乌梅[261—262]。别名：酸梅、黄仔、合汉梅、干枝梅。

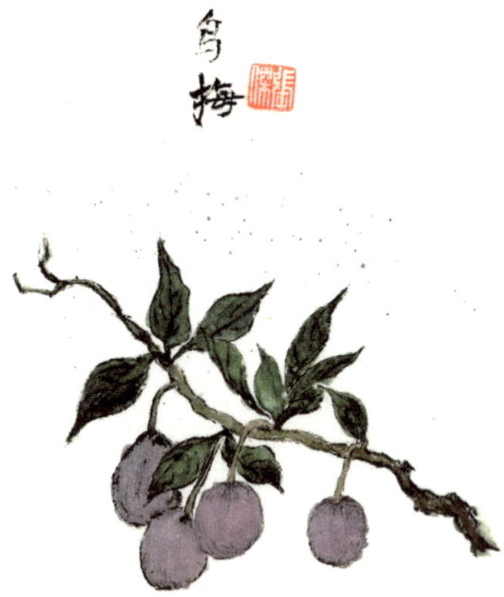

性味归经　酸、涩，平。归肝、脾、肺、大肠经。

功效　敛肺涩肠，生津安蛔。

主治　肺虚久咳，久泻久痢，虚热消渴，蛔厥呕吐腹痛，崩漏，便血。

用法用量　煎服，6～12g，大剂量可用至30g。外用适量，捣烂或炒炭研末外敷。敛肺、生津、安蛔宜生用，止泻、止血宜炒炭。

化学成分　主要含有机酸类成分：枸橼酸、苹果酸、琥珀酸、酒石酸等；还含有熊果酸、芦丁、豆甾醇等成分。

现代药理作用　乌梅核壳和种仁水煎液可减少浓氨水引咳小鼠的咳嗽次数，果肉水煎液可对抗新斯地明所致的小鼠小肠运动亢进，并可对抗番泻叶所致的小鼠腹泻，降低稀便率。水煎剂能抑制离体兔肠管的运动，并能轻度收缩胆囊、促进胆汁分泌、抑制蛔虫活动、抑菌、抗休克、增强免疫力。

药用部位 近成熟果实。

道地产区 主产于浙江长兴、安吉、萧山，四川江津、綦江、合川，福建永泰、上杭，湖北襄阳、房县，广东番禺、增城，其他安徽、江苏、江西、贵州、湖南亦产，以浙江长兴的产品质量最佳，习称合溪梅或安吉梅。四川产量较大，因其色红，又称红梅，但个头较小，品质不及浙江产品。

常见配伍

1. 乌梅配伍山楂

山楂、乌梅均为味酸、性平之品，山楂长于化饮食、健脾胃、行滞气，乌梅长于生津液、敛肺气、止泻痢，二者配伍，能消食开胃、健脾止泻、驱虫止痛。

2. 乌梅配伍生姜、红糖

乌梅收敛肺气，生姜辛温解表散寒，红糖温中散寒，三者配伍，可缓解风寒入侵导致的感冒症状，如鼻流清涕、遇寒加重等。

3. 乌梅配伍黄芪、红枣

乌梅敛肺，黄芪补气固表，红枣补中益气，三者配伍，可增强肺功能，缓解肺虚导致的感冒，如频繁打喷嚏、鼻痒、遇冷发作等。

药膳[280]

1. 生地乌梅饮

材料：生地黄 15g，石斛 10g，甘草 2g，乌梅 30g。

制作：加水适量，同煮 20 分钟，去渣取汁。

功效：治疗口腔溃疡。

2. 乌梅生姜饮

材料：乌梅 1 枚（去核），生姜 1 ～ 2 片，红糖适量。

制作：将乌梅去核，乌梅肉洗净切碎，生姜洗净切丝，同红糖一起放入保温杯中，用沸水冲泡半小时即可。

功效：辅助缓解疲劳，增强抵抗力，适合长期处于空调下干燥环境的人群饮用。

古籍记载

《神农本草经》：主下气，除热烦满，安心，肢体痛，偏枯不仁，死肌，去青黑痣、恶肉。

《日华子本草》：多啖伤骨，蚀脾胃，令人发热。

用药禁忌 女性经期、怀孕、产后忌用，感冒发热、胸膈痞闷等有实邪者忌用，菌痢、肠炎初期忌用。

肉豆蔻

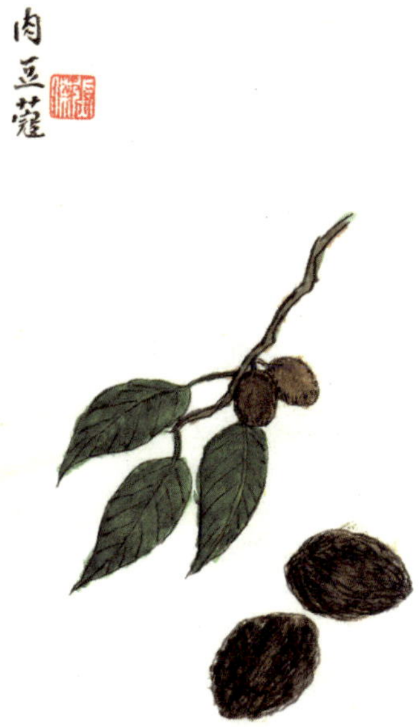

科属 肉豆蔻科。

中药学名 肉豆蔻[263]。别名：肉果、玉果、顶头肉等。

性味归经 辛，温。归脾、胃、大肠经。

功效 温中行气，涩肠止泻。

主治 脾胃虚寒，久泻不止；胃寒气滞，脘腹胀痛，食少呕吐。

用法用量 煎服，3～10g。内服须煨制去油。

化学成分 主要含挥发油：去氢二异丁香酚、香桧烯、α-蒎烯、β-蒎烯、松油-4-烯醇、γ-松油烯、肉豆蔻醚等。

现代药理作用 肉豆蔻有开胃和促进消化、消胀止痛的功效，但大量服用有抑制作用，且有显著的麻醉作用。挥发油中的萜类成分对细菌和霉菌均有抑制作用。肉豆蔻醚对正常人有致幻、抗炎作用；肉豆蔻及肉豆蔻醚能增强色胺的作用，体内外实验均对单胺氧化酶有中度抑制作用。肉豆蔻对小鼠子宫癌及皮肤乳头状瘤有抑制作用。

药用部位 种仁、假种皮。

道地产区 马来西亚、印度尼西亚、斯里兰卡，我国广东、广西、云南亦有栽培。

常见配伍

1. 肉豆蔻配伍补骨脂

肉豆蔻温中散寒，行气消胀，涩肠止泻；补骨脂补肾壮阳，补火暖土，补脾止泻。肉豆蔻以温中为主，补骨脂以补肾为要。二药配伍，脾肾双补，温中土、运脾阳以止泻，补肾阳、温下元以除下焦阴寒，可用于治疗脾肾阳虚、虚冷泄泻、日久不愈及五更泄泻等症。

2. 肉豆蔻配伍诃子

肉豆蔻辛温，善于温中行气，涩肠止泻；诃子苦酸而涩，善于涩肠止泻固脱。二药配伍，既能行散滞气，又能固肠止泻，常用于治疗久泻、久痢。

3. 肉豆蔻配伍五味子

肉豆蔻辛温，归脾、胃、大肠经，其辛香温燥，有温中、行气、止痛的功效，用于胃寒胀痛、食少呕吐等症。五味子酸甘而温，归肺、心、肾经，具有敛肺滋肾、生津敛汗、补肾涩精、宁心安神的功效，用于久咳虚喘、津伤口渴、消渴、自汗盗汗、遗精滑精、心悸、失眠、多梦等症。二药配伍，涩肠止泻，可用于治疗脾肾虚寒、久泻不止等证。

药膳[280]

1. 肉豆蔻豆腐蛋

材料：鸡蛋 3 个，补骨脂 30g，肉豆蔻 15g。

制作：将鸡蛋用清水煮沸，捞出，剥去外壳，与补骨脂、肉豆蔻同煮 20 分钟即成。

功效：温肾健脾，涩肠止泻。适合糖尿病性腹泻属脾肾两虚（症见形寒肢冷、腰膝或少腹冷痛、下利清谷、五更泄泻）患者服用。

2. 豆蔻羊肉汤

材料：羊肉 1500g，肉豆蔻及调料适量。

制作：将羊肉洗净、切块，与肉豆蔻及调味品同放锅中，加适量清水煮沸后，去浮沫，用文火炖至羊肉烂即可。

功效：温阳散寒。

古籍记载

《雷公炮炙论》：凡使，勿令犯铜。

《药性论》：主小儿吐逆不下乳，腹痛；治宿食不消，痰饮。

《本草衍义》：去壳，只用肉，肉油色者佳。枯白、味薄、瘦虚者，下等。亦善下气，多服则泄气，得中则和来其气。

《开宝本草》：主温中消食，止泄，治积冷心腹胀痛，霍乱中恶。

用药禁忌 不宜多服，实邪、火邪体质者忌用。

固精锁尿止带药

山茱萸

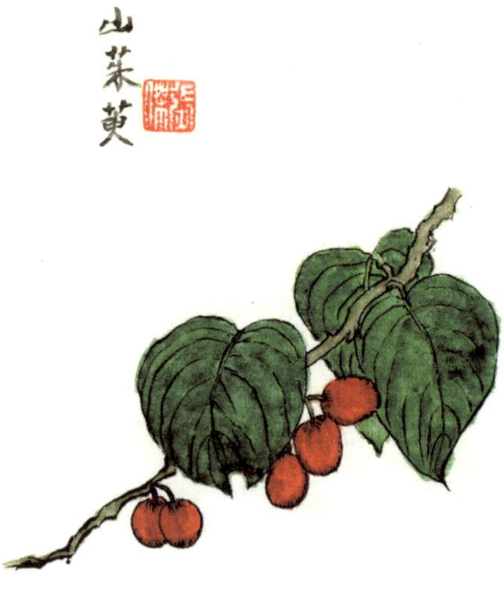

科属 山茱萸科。

中药学名 山茱萸[264—267]。别名：蜀枣、鼠矢、鸡足、山萸肉、实枣儿、肉枣、枣皮、萸肉、药枣。

性味归经 酸、涩，微温。归肝、肾经。

功效 补益肝肾，收涩固脱。

主治 肝肾亏虚，眩晕耳鸣，腰膝酸痛，阳痿、遗精滑精，遗尿尿频、月经过多，崩漏带下、大汗虚脱、内热消渴。

用法用量 煎服，6～12g，急救固脱可用至20～30g。

化学成分 主要含环烯醚萜苷类成分：莫诺苷、马钱苷、山茱萸裂苷、山茱萸苷等。另含熊果酸，7-脱氢马钱素，山茱萸鞣质1、2、3，挥发油等。

现代药理作用 山茱萸对非特异性免疫功能有增强作用，体外试验证明其能抑制腹水癌细胞的生长；有抗实验性肝损害的作用；对于因化疗及放射疗法引起的白细胞下降，有升高白细胞的作用；有抗氧化作用；有较弱的兴奋副交感神经的作用；所含鞣质有收敛作用。山茱萸注射液能强心、升压，并能抑制血小板聚集，阻止血栓形成。山茱萸还有抑菌、抗流感病毒、降血糖、利尿等作用。

药用部位 果实。

道地产区 河南、浙江等地。

常见配伍

1. 山茱萸配伍牡蛎

山茱萸酸涩微温，长于补益肝肾、敛汗固脱、固精缩尿；牡蛎咸寒质重，长于益阴潜阳、收敛固涩。二药配伍，敛中寓补，标本兼顾，收敛固涩、敛阴止汗、救亡固脱的力量增强，用于治肝肾不足、精气失藏之遗精、滑精、带下诸症及各种虚汗证。

2. 山茱萸配伍白芍

山茱萸酸涩收敛，能补虚固脱、收敛止汗、固崩止带；白芍甘补酸收，有补血敛阴、止汗的功效。二药配伍，既可增强补虚固崩之力，用于治疗崩漏、吐衄、失血过多等症；又可增强补虚固脱止汗之功，用于治疗自汗、盗汗及汗多欲脱等症。

3. 山茱萸配伍熟地黄

二者配伍，补肾益精的作用增强，对肾虚导致的腰膝酸软、头晕目眩等症状有很好的改善作用。

药膳[280]

1. 山茱萸山药薏仁粥

材料：山茱萸 10g，山药、薏苡仁各适量。

制作：煮粥，每日 1 ～ 2 次，连服 2 周。

功效：补肾，健脾，燥湿。

2. 山茱萸固精核桃汤

材料：山茱萸 8 两，五味子 3 两，核桃 1 斤，冰糖半斤。

制作：将山茱萸洗净，晾干。五味子洗净后，倒入瓦罐内，加冷水一碗半浸泡半小时。然后用小火煎成浓汁，约煎半小时、剩汁半碗时，滤出药汁，再加水一碗半，煎第二次，约剩汁半碗时，滤出药渣。核桃去壳，将核桃肉连衣倒入大瓷盘内，加入五味子浓汁，浸泡半小时，然后将山茱萸倒入、拌匀，上面放冰糖，加盖。用大火将瓷盘隔水蒸3小时后，即可服用。每日3次，每次1匙。

功效：山茱萸性微温，味酸涩，能补肝肾、涩精止汗，并有利尿、降压的功效。五味子性温味酸，有生津止汗、涩精止泻、降血压及兴奋子宫平滑肌的功效。诸药合用，温补肝肾，润肺通脉，涩精止尿，并有调整和降低血压的作用。老年人神经衰弱、遗精、小便次数多以及高血压患者尤为适宜。

古籍记载

《神农本草经》：味酸平，主心下邪气、寒热，温中，逐寒湿痹，去三虫，久服轻身。

《名医别录》：强阴，益精，安五脏，通九窍，强力。

《药性论》：止月水不定，补肾气，兴阳道，坚长阴茎，添精髓，疗耳鸣，除面上疮，主能发汗，止老人尿不节。

《本草经疏》：温能通行，辛能走散，酸能入肝，而敛虚热，风邪消散，则心下肠胃寒热自除，头目亦清利。

用药禁忌 实证、湿热证者，以及素有湿热而致小便淋涩者，不宜使用。

覆盆子

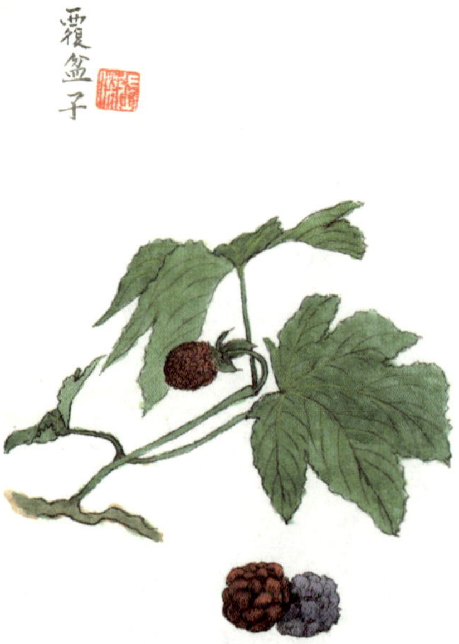

科属 蔷薇科。

中药学名 覆盆子[268—270]。别名：悬钩子、树莓、山莓、木莓等。

性味归经 甘、酸，温。归肝、肾、膀胱经。

功效 益肾固精缩尿，养肝明目。

主治 肾虚不固，遗精滑精，遗尿尿频，阳痿早泄，肝肾不足，目暗昏花。

用法用量 煎服，6～12g。

化学成分 本品主要含有机酸类成分，如鞣花酸、覆盆子酸等，还含有黄酮类、山柰酚-3-O-芸香糖苷、萜类、多糖等成分。

现代药理作用 覆盆子具有调节下丘脑－垂体－性腺轴功能、改善学习记忆能力、延缓衰老等作用，还有抑菌、抗诱变、促进淋巴细胞增殖等作用。

药用部位 果实。

道地产区 浙江、四川、陕西、福建等地。

常见配伍

1. 覆盆子配伍桑螵蛸

桑螵蛸补肾助阳，固精缩尿；覆盆子既能收涩固精缩尿，又有补益肝肾之功。二药均有补益肝肾作用，配伍使用，有固精缩尿之效，用于治疗肝肾不足之遗精、尿频、遗尿等症。

2. 覆盆子配伍杜仲

覆盆子可补可收，能补肾益精气；杜仲性温助阳，能益肝补肾，补火助阳，强筋骨，壮腰膝。二药配伍，补肾益精作用增强，用于治疗肾虚腰痛、畏寒足冷等症。

3. 覆盆子配伍沙苑子

覆盆子能补阴益精气，敛耗散之气而生精液，起阳事，固精关；沙苑子能补益肝肾，固精缩尿。二药配伍，可补肾益精，固精止遗，用于治疗遗精早泄。

4. 覆盆子配伍补骨脂

覆盆子有补肾固精之功；补骨脂能补火助阳，兼可固涩。二药合用，相须为用，使强肾而无燥热之偏，固精而无凝滞之害，用于治疗肾阳虚衰之遗精、早泄、阳痿、不育等症。

药膳[280]

1. 覆盆子糖裹杏仁

材料：甜杏仁 40g，覆盆子果泥 15g，白砂糖、水各适量。

制作：将覆盆子果泥、水、白砂糖放入锅中，用大火煮，边加热边搅拌，煮沸 10 分钟后，加入杏仁粒，一边搅拌，使果仁全部裹上果泥，直到果泥糖霜硬化，成为颗粒分明的覆盆子糖裹杏仁。

功效：适合遗精、阳痿、小便频数、视物不清者服用。

2. 白果覆盆子炖猪肚

材料：白果5枚，覆盆子10g，猪肚150g，料酒、盐、姜片、葱段各适量。

制作：将白果炒熟，去壳；覆盆子去杂质，洗净；猪肚用面粉揉搓，洗净，切成小块。将前三者放入锅内，加水1000mL，下入料酒、姜片、葱段，煮沸后改文火炖一个半小时，加盐即可。

功效：补肝肾，缩小便。

古籍记载

《名医别录》：益气轻身，令发不白。

《本草图经》：强肾无燥热之偏，固精无凝涩之害。

《本草衍义》：益肾脏，缩小便。

《本草纲目》：益肾固精，补肝明目，缩尿。

《本草蒙筌》：治肾伤精竭流滑。

《本草备要》：益肾脏而固精，补肝虚而明目，起阳痿，缩小便。

用药禁忌　肾虚有火、小便短涩者慎服。

莲子（肉）

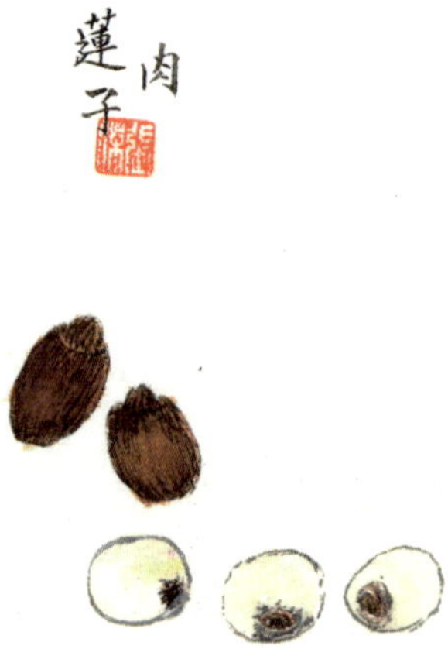

科属　睡莲科。

中药学名　莲子[271—272]。别名：莲肉、莲米。

性味归经　甘、涩，平。归脾、肾、心经。

功效　补脾止泻，止带，益肾涩精，养心安神。

主治　脾虚泄泻、带下、肾虚遗精滑精，遗尿尿频，虚烦，心悸，失眠。

用法用量　煎服，6～15g。

化学成分　本品主要含黄酮类化合物：槲皮素、金丝桃苷、芦丁等。还含有淀粉、蛋白质、脂肪、多糖等。

现代药理作用 莲子多糖具有抗氧化、延缓衰老、增强免疫力等作用。

药用部位 成熟种子。

道地产区 湖南、福建、江苏、浙江等地。

常见配伍

1. 莲子配伍芡实

芡实甘平，健脾止泻，固肾益精，祛湿止带；莲子甘涩，健脾止泻，益肾固精，养心安神。二药配伍，相互促进，健脾止泻、补肾固精、涩精止带之功益彰。

2. 莲子配伍山药

山药甘平，补脾气，益胃阴，兼能收涩止泻；莲子甘涩性平，补脾收涩止泻。二药配伍，具有益气健脾、收涩止泻的作用，用于治疗脾胃气虚，运化失健，湿浊下注所致的便溏泄泻、食少纳呆、消瘦乏力、面色无华、胸脘痞闷等症。

3. 莲子配伍酸枣仁

莲子补心血，安心神，益肾气，交心肾；酸枣仁味甘质润，能养心阴，益肝血而宁心安神。二药合用，能养心安神、交通心肾、补脾益肾，用于治疗心脾不足的心悸失眠、怔忡健忘等症。

药膳[280]

1. 莲子红枣汤

材料：莲藕2节，红枣200g，莲子100g。

制作：将莲藕去皮、洗净、切块、沥干；红枣、莲子用水浸泡至软后捞起；将藕块和红枣、莲子加冰糖、适量水煮一个半小时至食材软糯。

功效：补血润肤，养心安神。

2. 莲肉糕

材料：莲子、糯米（或大米）各200g，炒香；茯苓100g，去皮。

制作：共研为细末，白糖适量，一起拌匀，加水使之成泥状，蒸熟，待冷后压平切块即成。

功效：补脾益胃，适合脾胃虚弱、饮食不化、大便稀溏者服用。

3. 银耳莲子羹

材料：银耳25g，莲子50g。

制作：用水将银耳、莲子洗净，入锅，加水煮至银耳熟烂，加冰糖溶化。早晚各食一小碗。

功效：清热养阴。

古籍记载

《日华子本草》：益气，止渴，助心，止痢。治腰痛，泄精。

《日用本草》：止烦渴，治泻痢，止白浊。

《滇南本草》：清心解热。

《本草纲目》：莲之味甘，气温而性涩，禀清芳之气，得稼穑之味，乃脾之果也。土为元气之母，母气既和，津液相成，神乃自生，久视耐老，以其权舆也。昔人治心肾不交、劳伤白浊，有清心莲子饮；补心肾、益精血，有瑞莲丸，皆得此理。

《玉楸药解》：莲子甘平，甚益脾胃，而固涩之性，最宜滑泄之家，遗精、便溏，极有良效。

《医林纂要》：去心连皮生嚼，最益人，能除烦、止渴、涩精、和血、止梦遗、调寒热。煮食仅治脾泄、久痢、厚肠胃，而交心肾之功减矣。更去皮，则无涩味，其功止于补脾而已。

用药禁忌

胃肠炎、腹泻患者，以及肾结石、高尿酸血症患者，不宜食用；低血压、心脏病患者，不宜多食。

荷　叶

科属　睡莲科植物莲的叶。

中药学名　荷叶[273—274]。别名：芙蓉、莲叶、蕸、风盖、翠盖、荷衣、碧圆等。

性味归经　苦，平。归肝、脾、胃经。

功效　清暑化湿，升发清阳，凉血止血。荷叶炭收涩化瘀止血，用于治疗出血和产后血晕等症。

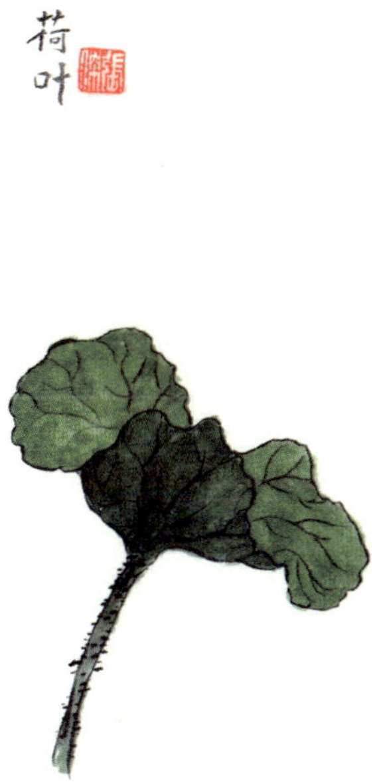

主治 暑热烦渴，暑湿泄泻，脾虚泄泻，血热吐衄，便血崩漏。

用法用量 煎服，3 ～ 10g。

化学成分 主要活性成分是生物碱类，还含有维生素、甾醇、碳水化合物、脂质、鞣质等。不同产地的荷叶测得的有效成分含量也存在一定差异。

现代药理作用 具有抗动脉粥样硬化、降脂减肥、抗病毒、抗衰老、抗氧化、抑菌等作用。

药用部位 叶。

道地产区 广布于南北各地。

常见配伍

1. 荷叶配伍芦根

荷叶性凉清热，苦燥利湿；芦根甘寒质轻，善清肺胃气分之热而生津止渴，且具利小便之功，可导热邪从小便排出。二药配伍，解暑消肿，荷叶得芦根，则清热利水作用俱增，芦根配荷叶则利湿止渴作用更甚，用于治疗温病初起或暑热伤津、烦热口渴、小便短赤及湿热犯表之浮肿等症。

2. 荷叶配伍藿香

荷叶味苦涩，苦可燥湿，涩可止泻，且味香性平，入脾经，可醒脾燥湿；藿香味辛香疏散，性平微温，化湿而不燥热，具有外散表邪、内化湿浊、和中止呕之功。二者配伍，为治疗夏伤暑湿、寒热身重、头晕头痛、胸膈满闷、脘腹绞痛、吐泻并作之佳方。

3. 荷叶配伍升麻

荷叶性凉清热，气香质轻，上浮升散，可升发清阳而清热消肿；升麻甘辛微寒，轻浮上行，既升散又清泄，借其升泄之性，能升散在表的邪热，长于升举阳明清气和清解热毒。二药相伍，用于治疗头面疙瘩肿痛、憎寒发热、状如伤寒的雷头风证，效佳。

药膳[280]

1. 荷叶饮（清络饮）

材料：鲜荷叶1张，金银花、淡竹叶等。

制作：将鲜荷叶切成小块，水煎代茶，有清暑醒脾之效。若暑热严重、食欲不佳、尿黄，可加入丝瓜皮6g，金银花6～10g，西瓜翠衣10g，扁豆花6g，淡竹叶6g。

功效：清暑止渴，化湿利尿，健脾开胃，亦可预防中暑。

2. 清暑祛湿茶

材料：鲜扁豆花、鲜荷叶、鲜玫瑰花各20g。

制作：将荷叶切成细丝，与扁豆花、玫瑰花加水500mL，煎成浓汁，加适量冰糖，代茶饮用。

功效：消暑祛湿，主治暑湿感冒。

古籍记载

《食疗本草》：其子房及叶皆破血。

《本草拾遗》：主血胀腹痛，产后胞衣不下，酒煮服之；又主食野菌毒，水煮服之。

《日用本草》：治呕血、吐血。

《本草纲目》：生发元气，裨助脾胃，涩精浊，散瘀血，清水肿、痈肿，发痘疮。治吐血、咯血、衄血、下血、溺血、血淋、崩中、产后恶血、损伤败血。

《滇南本草》：上清头目之风热，止眩晕，清痰，泄气，止呕，头闷疼。

用药禁忌

脾胃虚寒、低血压者慎用，孕妇忌用。

芡　实

科属　睡莲科。

中药学名　芡实[275—276]。别名：鸡头米、鸡头。

性味归经　甘、涩，平。归脾、肾经。

功效　益肾固精，补脾止泻，除湿止带。

主治 肾虚遗精滑精，遗尿尿频；脾虚久泻；白浊，带下。

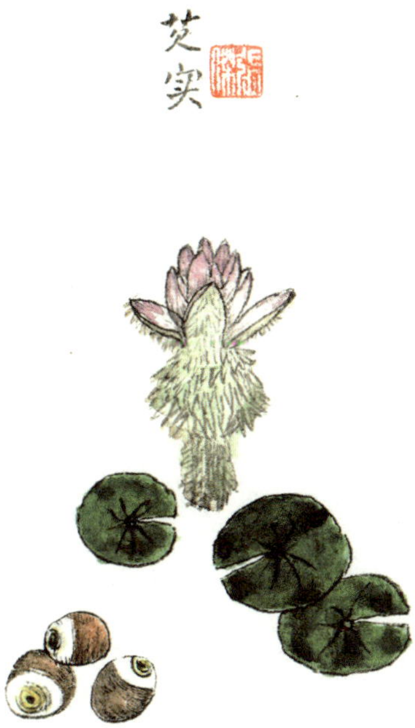

用法用量 煎服，9 ～ 15g。

化学成分 主要含淀粉、蛋白质、脂肪及多种维生素。

现代药理作用 芡实的水、乙醇提取物均具有较强的抗氧化和清除氧自由基的能力；芡实的水提取物还可减轻心脏缺血再灌注损伤。

药用部位 成熟种仁。

道地产区 湖南、江西、安徽、山东等地。

常见配伍

1. 芡实配伍金樱子

金樱子味酸、涩，性平，入肾、膀胱、大肠经，能固精、缩尿、涩肠止泻；芡实味甘、涩，性平，入脾、肾经，能补脾祛湿、益肾固精。二药配伍，相得益彰，尤能益肾固精，补脾止泻，缩小便，止带下，常用于治疗脾肾两虚之慢性泄泻、肾气不固之男子遗精及女子赤白带下、小儿夜溺等症。

2. 芡实配伍牡蛎

此配伍涩精补肾，用于治疗肾虚精关不固，梦遗滑泄，目眩耳鸣，腰膝酸痛，四肢无力，烦躁盗汗，失眠多梦等症。

3. 芡实配伍杜仲

此配伍温补肝肾，涩精止遗，可用于治疗脾肾两虚、命火不足之腰膝酸软、遗精滑泄等症。

药膳[280]

1. 辛夷芡实粥

材料：芡实 25g，辛夷 10g，大米 80g，盐、味精各适量。

制作：将辛夷洗净，用纱布包裹，放锅内加水适量，大火煮沸后转小火煎煮30分钟去渣取汁；将芡实、大米淘洗干净。将砂锅置火上，加水适量，放入芡实、大米，倒入药汁，大火煮沸后转小火熬煮成粥，加入盐、味精即可。

功效：适合过敏性鼻炎（症见鼻痒喷嚏、流清涕、鼻塞不通，伴体倦乏力、心悸气短、咳嗽食少）患者服用。

禁忌：在感冒、发热期间应停服；大小便不利、中满者不宜服用。

2. 公鸡芡实汤

材料：公鸡1只（约1kg），芡实、白扁豆、益智仁、薏苡仁各30g。

制作：将药填入鸡腹腔内，炖汤后服食。每2日1剂，服3～5次后，改为每10日1剂。

功效：适合老年糖尿病患者服用。

古籍记载

《神农本草经》：鸡头实，味苦，平。主湿痹，腰脊膝痛，补中，除暴疾，益精气，强志，令耳目聪明。久服，轻身、不饥、耐老、神仙。一名雁啄实。生池泽。

《日华子本草》：开胃助气。

《食疗本草》：主温，治风痹、腰脊强直、膝痛。补中焦，益精，强志意，耳目聪明。作粉食之，甚好。此是长生之药。与莲实同食，令小儿不（能）长大，故知长服当亦驻年。

用药禁忌　大便干结者不宜。

十八、其他

余甘子

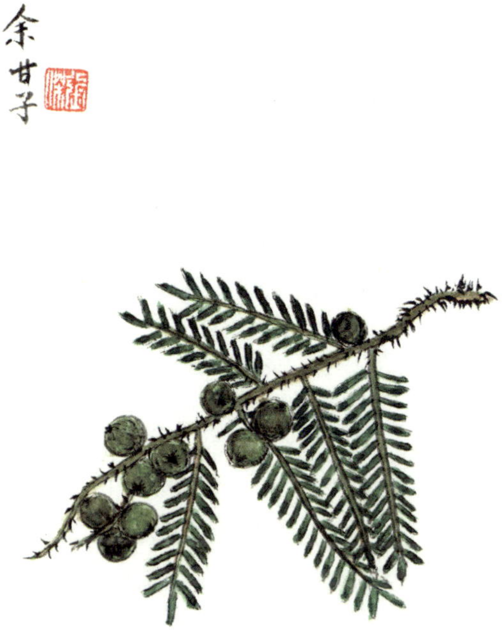

科属　大戟科。

中药学名　余甘子[277]。别名：余甘、庵摩勒、庵摩落迦果、土橄榄、望果、油甘子、牛甘子、橄榄子、喉甘子、鱼木果、滇橄榄等。

性味归经　甘、酸、涩，凉。归肺、胃经。

功效　清热凉血，消食健脾，生津止渴。

主治　血热血瘀，消化不良，腹胀，咳嗽，喉痛，口干。

用法用量　煎服，3～9g，多入丸、散。

化学成分　酚酸类、黄酮类、萜类等。

现代药理作用　本品具有保护心血管、抗动脉粥样硬化、降脂、降糖、抗心肌纤维化、抗肿瘤、抗炎、抗菌及抗真菌、止泻和抗痉挛等作用。

药用部位　成熟果实。

道地产区　西藏、云南、四川等地。

常见配伍

1. 余甘子配伍地黄

余甘子配伍地黄，滋阴降火，可用于治疗阴虚火旺、虚火上炎所致的口疮灼热、疼痛，局部红肿、心烦、口干、小便黄赤以及复发性口腔溃疡等症。

2. 余甘子配伍山楂

余甘子消食健胃，山楂消食化积、活血化瘀，二者配伍，能帮助消化，促进肠胃蠕动，减轻消化不良、食积不化、腹胀等症状。

3. 余甘子配伍蜂蜜

蜂蜜补中润燥，和余甘子搭配，饮品口感酸甜可口，有清热生津、润燥的作用，适合在咽喉干燥、口渴时饮用。

药膳[280]

1. 余甘子蜜枣煲猪瘦肉

材料：余甘子10颗，蜜枣3个，猪瘦肉300g，生姜3片。

制作：将材料分别洗净，蜜枣去核，猪瘦肉切块。一起放进砂锅内，加入清水2500mL（约10碗），武火煲沸后，改为文火煲1个多小时，调入适量食盐即可。

功效：除烦生津，甘润益气。

2. 余甘子酒

材料：余甘子500g，高度白酒（如50度以上的米酒或高粱酒）1500g，冰糖适量，可密封的玻璃缸1个。

制作：将余甘子、玻璃缸分别洗净、晾干。将晾干的余甘子放入玻璃缸，在余甘子层中加入冰糖，将白酒倒入玻璃缸，确保白酒完全浸没余甘子和冰糖。将玻璃缸密封好，放置在阴凉处。泡制一个月后可开封品尝，放置半年到一年口感更佳。

功效：抗氧化，增强免疫力，促进消化，润肺止咳，同时具有一定的保健作用。

古籍记载

《新修本草》：主风虚热气。

《本草拾遗》：主补益，强气力。取子压取汁，和油涂头生发，去风痒。初涂发脱，后生如漆。

《海药本草》：主丹石伤肺，上气咳嗽。久服轻身，延年长生。

《本草衍义》：解金石毒，为末作汤点服。

《福建中草药》：消食化滞。治食积呕吐、腹痛、泄泻。

用药禁忌　孕妇忌用，脾胃虚寒者慎用。不宜与辛辣、鱼腥之物同食。

山柰

科属 姜科。

中药学名 山柰[278]。别名：沙姜、山辣等。

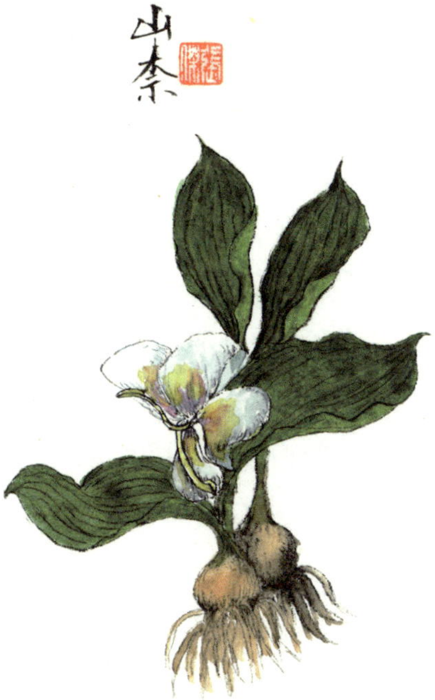

性味归经 辛，温。归胃经。

功效 行气温中，消食，止痛。

主治 胸膈胀满，脘腹冷痛，饮食不消。

用法用量 内服：煎汤，6～10g；或入丸、散。外用：适量，研末调敷，或捣敷，或搐鼻。

药用部位 根茎。

道地产区 主产于广西、广东、云南等地。其中，广西所产的山柰在品质和药效方面通常被认为较为优良。

常见配伍

1. 山柰配伍党参

山柰辛散温通，行气温中止痛；党参性味甘平，既能补气，又能养血。二药配伍，温中与补虚并用，使寒邪得去，正气得复，脾胃自和，用于治疗脾胃虚寒气滞、脘腹胀痛。

2. 山柰配伍陈皮

山柰辛散温通，芳香辟秽，能温脾胃、行滞气、止疼痛；陈皮辛香而行，善疏理气机、调畅中焦而使之升降有序。二药配伍，可散中焦寒邪，疏胃脘气滞，用于治疗寒凝气滞型胃脘痛。

3. 山柰配伍木香

山柰辛散温通，能温脾胃、行滞气、止痛；木香辛行苦泄温通，芳香气烈而味厚，善通行脾胃之滞气，为行气止痛之要药，又能健脾消食。二药配伍，行气止痛之功更强，用于治疗中焦气滞、胀满疼痛、饮食不消等症。

药膳[280]

1. 地黄山柰猪肉汤

材料：地黄30g，山柰20g，猪瘦肉150g，生姜（切块）15g，大枣10枚。

制作：将猪瘦肉洗净，切成小块，其余材料洗净。将全部用料放入锅内，加水适量，用文火煮1.5～2小时，加盐调味，随量饮用。

功效：凉血止血，养阴生津。

2. 沙姜炒鸡

材料：鲜山柰50g，鸡肉500g，小葱30g，盐、糖、鸡粉、花雕酒、酱油、生粉、蒜末各少许，食用油适量。

制作：将鸡肉切成小块，加入盐、糖、生粉、酱油、花雕酒腌制入味；鲜山柰拍破；鸡肉过油炸至八成熟，捞出备用；锅里下油将蒜末、小葱、山柰爆香，加入鸡块炒匀，再加入适量水焖至水干。最后加入酱油、鸡粉炒匀。

功效：化痰行气，消食开胃。

古籍记载

《本草品汇精要》：辟秽气，为末擦牙，祛风止痛及牙宣口臭。

《本草纲目》：暖中，辟瘴疠恶气。治心腹冷气痛，寒湿霍乱，风虫牙痛，入合诸香用。

《本草汇言》：治停食不化，一切寒中诸证。入足阳明、太阴、厥阴经。味辛甘，性温，无毒。

《本草再新》：入心、脾、肾三经。

《本草备要》：宣，温中，辟恶；辛温。暖中辟恶。治心腹冷痛，寒湿霍乱，风虫牙痛。生广中，根叶皆如生姜，入合诸香用。

用药禁忌 阴虚血亏及胃有郁火者禁用。

菊 苣

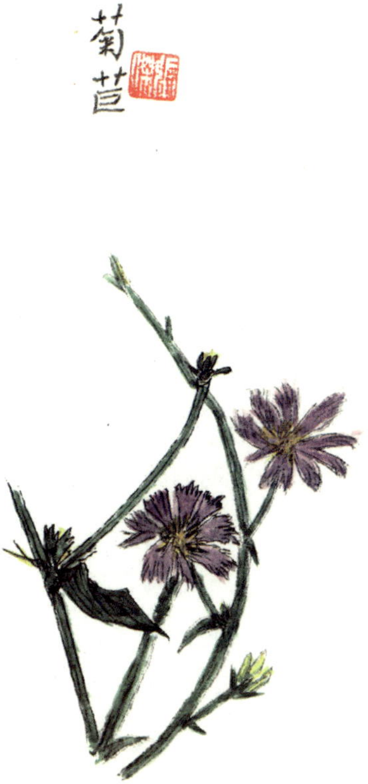

科属 菊科。

中药学名 菊苣[279]。别名：苦苣、苦菜、卡斯尼、皱叶苦苣、明目菜、咖啡萝卜、咖啡草。

性味归经 微苦、咸，凉。归肝、胆、胃经。

功效 清肝利胆，健胃消食，利尿消肿。

主治 湿热黄疸，胃痛食少，水肿，小便不利。

用法用量 9～18g。菊苣作为食品可适量食用，可生食。也可做增香添加剂或咖啡的代用品。

化学成分 包含多糖类、萜类（尤其是倍半萜类）、黄酮类、酚酸类化合物和多种维生素、金属元素等。

现代药理作用 菊苣地上部分50%乙醇提取物对四氯化碳诱导的肝损伤大鼠具有保肝作用。菊苣根的乙醇和醋酸乙酯提取物均有一定的抑制植物病原真菌和细菌的活性，醋酸乙酯提取物抗菌效果更佳。菊苣全草80%乙醇提取物能降低链脲佐菌素诱导的糖尿病模型大鼠的肝葡萄糖-6-磷酸酶活性，从而降低肝葡萄糖的产生。菊苣的根、茎、叶和种子含有不同的抗氧化成分。

药用部位 地上部分或根。

道地产区 贵州、云南及西藏等地。

常见配伍

1. 菊苣配伍茯苓、土茯苓

三药均可健脾祛湿，菊苣、土茯苓还有清热解毒、通利关节的功效，三药合用可通过健脾运胃调节代谢紊乱，利湿泄浊加速体内代谢废物的清除，兼能解毒通利。

2. 菊苣配伍秦艽、秦皮

秦艽味苦、辛，性平质偏润，秦皮味苦，性寒，质偏燥，二者合用辛散苦泄、祛风胜湿止痹痛以治标，配合菊苣健脾祛湿降尿酸以治本，抗炎镇痛效果明显，可缓解痛风急性炎症的症状。

3. 菊苣配伍木香

菊苣清肝利胆、健胃消食、利尿消肿，木香行气止痛、健脾消食，二者配伍可以增强健胃消食的作用，能够改善脾胃气滞、食积不化导致的脘腹胀满、食欲不振。

药膳[280]

1. 鸡胸肉炒菊苣

材料：鸡胸肉300g，菊苣1棵，生姜、盐、酱油、黑胡椒粉、油各适量。

制作：将生姜切丝，鸡胸肉切成小块，用姜丝、盐、黑椒粉腌制10分钟；热锅放油，先把鸡肉炒熟；放入菊苣，翻炒2～3分钟即可。

功效：健胃消食。

2. 菊苣栀子茶

材料：菊苣5g，栀子5g，桑叶3g，葛根3g，百合5g。

制作：将所有材料放入锅中，加水煮15分钟；过滤煮过的食材，喝汤汁就行。

功效：清肝利胆，利尿消肿。

古籍记载

《新疆中草药手册》：清肝利胆。治黄疸型肝炎。菊苣三钱，水煎服，并用适量煎水洗身。

《中国民族药志》：清热解毒，利水消肿，健胃。主要用于肝火食少，肾炎水肿，胃脘湿热胀痛，食欲不振。

用药禁忌 脾胃虚弱者不宜多食。

参考文献

[1] 张良琦，李文姣，肖美凤. 紫苏不同部位活性成分比较及其药理作用研究进展［J］. 中国中药杂志，2023，48（24）：6551-6571.

[2] 李紫薇，车萍，张颖颖，等. 紫苏化学成分及药理作用研究进展［J］. 山东化工，2024，53（3）：111-114.

[3] 王馨平，聂黎行，康帅，等. 紫苏叶的化学成分、药理活性和质量控制研究进展［J］. 中国药事，2023，37（10）：1193-1212.

[4] 杨秀娟，王佳佳，郭晶晶，等. 生姜、干姜、炮姜的性效考证及其化学成分、药理活性的研究进展［J］. 中药新药与临床药理，2024，35（4）：595-605.

[5] 孟宪伟，罗亮，孙源，等. 生姜多糖的提取及抗氧化作用研究［J］. 安徽农业科学，2024，52（11）：149-153.

[6] 孙笑奇，李定邦，何倩倩，等. 生姜及其不同炮制品中化学成分含量及抗炎作用分析［J］. 亚太传统医药，2023，19（7）：25-31.

[7] 郑思润，张丹，傅秀娟，等. 川滇香薷化学成分研究［J］. 中药材，2023，46（1）：84-89.

[8] 李秋香，董伟，赵国巍，等. 香薷精油成分及其抗氧化、抗菌活性研究［J］. 天然产物研究与开发，2023，35（7）：1154-1162.

[9] 王秋亚，胡悦. 香薷挥发油的化学成分分析、生物活性及应用研究进展［J］. 中国调味品，2023，48（11）：203-209.

[10] 庞心悦，景永帅，郑玉光，等. 白芷的化学成分及对神经系统疾病的治疗作用 [J]. 中国药理学与毒理学杂志，2021，35（9）：690–691.
[11] 周熠，那立欣. 白芷药食同源研究进展 [J]. 亚太传统医药，2022，18（3）：213–217.
[12] 李冰，宋欢，王露露，等. 白芷的化学成分和药理作用研究进展 [J]. 人参研究，2022，34（6）：50–52.
[13] 刘慧，殷佳，傅春升，等. 薄荷精油现代研究进展 [J]. 山东中医药大学学报，2023，47（6）：812–818.
[14] 马晓娟，庄卫东，陈品品，等. 不同薄荷品种花和茎叶中挥发油成分分析 [J]. 热带农业科学，2022，42（6）：81–87.
[15] 马贝娜，白昀川，宋萍，等. 生物酶辅助提取对薄荷挥发油成分及其体外抗氧化能力的影响 [J]. 中国新药杂志，2022，31（22）：2281–2288.
[16] 颜书锐，曾珠，陈代文，等. 桑叶的营养价值及其在畜牧生产中的应用 [J]. 蚕学通讯，2024，44（2）：47–60.
[17] 范顺明，范伟，赵爱春. 桑树不同药用部位本草考证及现代研究进展 [J]. 蚕业科学，2024，50（3）：267–275.
[18] 陈淑莹，侯小涛，黄显婷，等. 桑叶化学成分、药理作用及应用研究进展 [J]. 辽宁中医药大学学报，2023，25（4）：207–220.
[19] 韦珍，王捷. 桑叶医学研究进展 [C] //2023 大国科技工作者年会论文集. 中国北京，2024：11，156–166.
[20] 杨梦宇，宋义前，王德钢，等. 金丝皇菊化学成分与药理作用研究进展 [J]. 黑龙江农业科学，2023（3）：114–120.
[21] 张伟，丁杨飞，陈慧芳，等. 菊花道地性成因及研究进展 [J]. 安徽中医药大学学报，2023，42（1）：98–104.
[22] 王兆丹. 菊花黄酮的提取、分析及其降血脂作用机制研究 [D]. 东南大学，2022.
[23] 范春华，常磊. 葛根的化学成分、生物活性及加工利用研究进展 [J]. 中国果菜，2022，42（10）：36–40，84.
[24] 郑彩云，戴亨纷，陈莉娜. 葛根的药食功效和现代应用探析 [J]. 中国现

代中药，2024，26（10）：1815–1822.

［25］史晨旭，杜佳蓉，吴威，等. 葛根化学成分及药理作用研究进展［J］. 中国现代中药，2021，23（12）：2177–2195.

［26］冯驰，马书伟，周立分，等. 纯种发酵淡豆豉的抗抑郁作用研究［J］. 药物评价研究，2024，47（6）：1224–1231.

［27］胡斌，王秋红，姜海，等. 淡豆豉抗菌活性及化学成分分析［J］. 中国实验方剂学杂志，2019，25（6）：163–167.

［28］李娜，黄庆柏. 淡豆豉中的异黄酮成分及药理作用与临床应用［J］. 中国现代中药，2008（7）：18–19.

［29］王中华，郭庆梅，周凤琴. 芦根化学成分、药理作用及开发利用研究进展［J］. 辽宁中医药大学学报，2014，16（12）：81–83.

［30］卢彭信，纪玉华，崔婷，等. 芦根化学成分和药理作用的研究进展及其质量标志物的预测分析［J］. 中国现代中药，2024，26（11）：2002–2016.

［31］秦涛，高祉婧，苏艳芳，等. 芦根化学成分及其抗氧化和α–葡萄糖苷酶抑制活性［J］. 中成药，2022，44（3）：798–806.

［32］孙淑玲. 中药芦根的药理作用及临床应用［J］. 中西医结合心血管病电子杂志，2016，4（36）：165.

［33］邢慧珍，张玉梅，刘会平，等. 淡竹叶多糖的制备、热稳定性及其抗氧化活性［J］. 食品研究与开发，2023，44（19）：86–96.

［34］陈烨. 淡竹叶化学成分与药理作用研究进展［J］. 亚太传统医药，2014，10（13）：50–52.

［35］周易，杨丽，党逸云，等. 淡竹叶黄酮类成分的研究［J］. 中成药，2023，45（1）：112–118.

［36］史洋，刘峰，杨东花，等. 淡竹叶药效物质基础研究进展［J］. 中国现代中药，2014，16（7）：597–600.

［37］陈冠宁. 栀子的药物成分及药理作用研究进展［J］. 特种经济动植物，2022，25（11）：20–22，32.

［38］李萍，刘耀. 栀子的主要药理作用及质量标志物预测研究［J］. 中药材，2023，46（12）：3171–3174.

[39] 陈榕，何梓炫，颜烨，等. 栀子及其主要成分的药理及毒性作用研究进展［J］. 中草药，2023，54（18）：6092–6105.

[40] 秦莎莎. 栀子提取物改善胆汁淤积性肝损伤的作用机制研究［D］. 中国中医科学院，2023.

[41] 薛士梅. 中药栀子有效成分及药理作用研究进展［J］. 中国城乡企业卫生，2022，37（5）：59–61.

[42] 董玉洁，蒋沅岐，刘毅，等. 决明子的化学成分、药理作用及质量标志物预测分析［J］. 中草药，2021，52（9）：2719–2732.

[43] 史精干，李燊星，王恒，等. 决明子分散片对大鼠急性肝损伤的保护作用及其谱效关系研究［J］. 中国药学杂志，2023，58（14）：1295–1304.

[44] 李金金，罗长浩. 中药决明子有效成分、药理作用与发展前景［J］. 农产品加工，2018（17）：71–72，76.

[45] 王金梅，王东海，秦琦. 基于网络药理学研究决明子治疗高血压的作用机制［J］. 实用中医内科杂志，2023，37（2）：36–38，150–152.

[46] 李倩，陈燕，窦霞，等. 金银花、山银花、川银花化学成分及药理作用研究进展［J］. 中国民族民间医药，2023，32（15）：67–72.

[47] 陆远，张研，王莹，等. 金银花化学成分及其抗氧化活性研究［J］. 中成药，2024，46（8）：2638–2644.

[48] 魏晓芳，沈婉莹，李阳芳，等. 金银花黄酮苷类化学成分研究［J］. 中草药，2023，54（11）：3424–3429.

[49] 罗旋，王薇，胡本祥，等. 金银花抗病毒化学成分及作用研究进展［J］. 陕西中医药大学学报，2024，47（2）：138–143.

[50] 蒋小华，韦玉璐，白军，等. 山银花茎叶化学成分及其抗炎活性研究［J］. 中成药，2024，46（2）：484–489.

[51] 蔡荣，徐春芳，李珊，等. 山银花茎叶与花化学成分和抗炎活性比较研究［J］. 湖南中医药大学学报，2023，43（9）：1598–1608.

[52] 齐婧婧，马铭一，宋胜强. 蒲公英抗菌抗病毒作用及临床应用研究进展［J］. 山东化工，2022，51（13）：76–79.

[53] 秦敏，刘仁慧. 蒲公英为“乳痈要药”的内涵探析［J］. 中国现代医生，

2024，62（1）：92–94.
［54］刘晓燕，龙凤，赵玉，等. 蒲公英中有效成分抗肿瘤作用机制的研究进展［J］. 中草药，2023，54（10）：3391–3400.
［55］肖娟，向安萍，张年凤. 鱼腥草的化学成分及药理作用研究进展［J］. 现代中西医结合杂志，2022，31（11）：1563–1567.
［56］蔡红蝶，刘佳楠，陈少军，等. 鱼腥草化学成分、生物活性及临床应用研究进展［J］. 中成药，2019，41（11）：2719–2728.
［57］陈龙，彭程琪，樊明旭，等. 鱼腥草药理作用及抗肺炎作用研究进展［J］. 人参研究，2022，34（5）：52–54.
［58］阎红，雒江菡，于瑞洪，等. 鱼腥草药理作用研究进展［J］. 农业开发与装备，2017（6）：41.
［59］杨洛萍. 青果化学成分及其抗病毒活性研究［D］. 南方医科大学，2018.
［60］李基铭. 青果抗炎活性成分研究［D］. 广东药科大学，2022.
［61］钱应杰. 中药青果的鉴别研究及药理作用分析［J］. 光明中医，2021，36（23）：4102–4104.
［62］王娇，袁明金，张华. 马齿苋化学成分与药理作用最新研究进展［J］. 中国野生植物资源，2023，42（5）：74–82.
［63］梁啸，李亚楠，王志娜，等. 马齿苋物质基础及其药理活性研究进展［J］. 辽宁大学学报（自然科学版），2023，50（4）：373–384.
［64］梁慧敏，方崟骄，蔡宏. 马齿苋在湿疹治疗中的药理机制研究进展［J］. 空军航空医学，2023，40（4）：347–350.
［65］赵阳，卢育新，程晓晨，等. 马齿苋中化学成分及其抗炎活性研究［J］. 国际药学研究杂志，2020，47（11）：995–1000.
［66］吴晓红，高生平. 马齿苋中活性成分及其药理作用的研究进展［J］. 安徽农业科学，2023，51（10）：21–24.
［67］宁颖，孙建，吕海宁，等. 赤小豆的化学成分研究［J］. 中国中药杂志，2013，38（12）：1938–1941.
［68］陈俏，刘晓月，石亚囡，等. 赤小豆化学成分的研究［J］. 中成药，2017，39（7）：1419–1422.

[69] 李雪丽，雷根平，陆娴，等．生地黄的药理作用研究进展［J］．辽宁中医药大学学报，2024：1–12．
[70] 唐婷．地黄多糖提取纯化、结构表征及生物活性研究［D］．贵州师范大学，2023．
[71] 张紫怡，张来宾，吕洁丽．地黄的主要化学成分及药理作用研究进展［J］．新乡医学院学报，2024，41（10）：979–986．
[72] 贺海波，石孟琼．火麻仁的化学成分和药理活性研究进展［J］．中国民族民间医药，2010，19（15）：56–57．
[73] 权起元，李硕，杨秀娟，等．火麻仁化学成分及治疗便秘机制研究进展［J］．中成药，2023，45（9）：2986–2996．
[74] 陈则华，陈彤，李伟，等．火麻仁油提取、化学成分及功能研究进展［J］．食品与机械，2018，34（6）：192–196．
[75] 刘星劼，张永清，李佳．中药郁李仁本草考证及化学成分研究［J］．辽宁中医药大学学报，2017，19（12）：100–103．
[76] 刘湉，李烨，张春红，等．郁李仁化学成分及药理学研究进展［J］．安徽中医药大学学报，2020，39（6）：93–96．
[77] 刘冲，刘荫贞，乐智勇，等．乌梢蛇本草考证及研究概况［J］．亚太传统医药，2016，12（24）：82–84．
[78] 郑艳青，王艳敏．乌梢蛇的化学成分及分析方法研究进展［J］．中国药业，2006（21）：59–60．
[79] 戴莉香，周小江，李雪松，等．乌梢蛇的化学成分研究［J］．西北药学杂志，2011，26（3）：162–163．
[80] 邹妍，鄢海燕．中药木瓜的化学成分和药理活性研究进展［J］．国际药学研究杂志，2019，46（7）：507–515．
[81] 黄家钰，王玉丽，李婷，等．木瓜的化学成分、药理作用及加工利用研究进展［J］．中南农业科技，2023，44（1）：241–245，253．
[82] 张琪，李智，杜俊辉，等．木瓜化学成分、生物活性及其应用研究进展［J］．食品研究与开发，2023，44（19）：180–188．
[83] 李孟，张志广，王梦梦，等．光皮木瓜化学成分研究及其神经保护活性

［J］. 中成药，2020，42（10）：2635-2639.
［84］袁贤达. 蝮蛇酶解活性肽的制备工艺及其化学成分研究［D］. 长春中医药大学，2010.
［85］钟正贤. 药用蝮蛇的化学成分及药理作用［J］. 中草药，1994（5）：272-273，275.
［86］凡杭，聂安政，包莉，等. 藿香化学成分与药理作用研究进展［J］. 中国野生植物资源，2021，40（11）：45-53.
［87］吴卓娜，吴卫刚，张彤，等. 不同产地广藿香化学成分及药理作用研究进展［J］. 世界科学技术－中医药现代化，2019，21（6）：1227-1231.
［88］周旭凯，田玉红，董菲，等. 广藿香的挥发性成分及其抗氧化性能研究［J］. 天然产物研究与开发，2020，32（10）：1709-1716.
［89］古远聪，谭志豪，吕帮玉，等. 砂仁的化学成分、药理活性及鉴别的研究进展［J］. 中国实验方剂学杂志，2024，30（22）：270-278.
［90］胡玉兰，张忠义，林敬明. 中药砂仁的化学成分和药理活性研究进展［J］. 中药材，2005（1）：72-74.
［91］谷雨薇，陈思懿，吴松昊，等. 药食同源草果抗微生物活性研究进展［J］. 食品与发酵科技，2024，60（3）：86-91.
［92］张雪研，舒娟，范江平，等. 草果挥发油的化学成分、生物活性及应用研究进展［J］. 食品与发酵科技，2023，59（5）：81-86.
［93］高满军，赵宝清，莫启贵，等. 茯苓的化学成分及其调节糖脂代谢的研究进展［J］. 湖北科技学院学报（医学版），2023，37（3）：272-276.
［94］路平，史汶龙，杨思雨，等. 茯苓化学成分及药理作用研究进展［J］. 中成药，2024，46（4）：1246-1254.
［95］廖兰，林思童，梁骏峰，等. 药食同源薏苡仁药理活性成分的研究进展［J］. 食品科学，2024：1-15.
［96］朱蔚芊，殷鑫，汪祖华，等. 薏苡仁的化学成分及抗氧化活性研究［J］. 中国药学杂志，2023，58（22）：2054-2061.
［97］付敬菊，董学，钟方晓，等. 薏苡仁的营养组成与现代药理研究进展［J］. 粮油食品科技，2023，31（1）：93-99.

[98] 杨亚，李瑞煜，冯五文，等. 薏苡仁多糖提取纯化、结构表征及药理作用研究进展[J]. 中华中医药学刊，2024：1-24.
[99] 韩珊珊，路洋，刘寨东. 薏苡仁化学成分及抗肿瘤作用研究进展[J]. 中华中医药学刊，2024，42（9）：210-219.
[100] 文晓萍，龙小琴. 枳椇子现代研究进展[J]. 广东化工，2024，51（12）：101-103.
[101] 钱志伟，李镁娟，马娇豪，等. 枳椇子总黄酮的抗氧化及降糖活性研究[J]. 河南农业，2023（21）：59-61，64.
[102] 廖正根，温佳豪，徐希强，等. 肉桂挥发油化学成分及其体外抗菌、抗氧化、抗肿瘤生物活性研究[J]. 中药药理与临床，2024，40（1）：69-76.
[103] 黄亚婷，潘婷，温静，等. 中药肉桂的主要化学成分及药理作用研究[C]// 中华中医药学会中药化学分会第九届学术年会论文集（第一册）. 中国福建厦门，2014：5，170-174.
[104] 苏慧慧，詹璐璐，马矜烁. 小茴香挥发油提取、成分分析及其在畜牧生产中的应用[J]. 黑龙江畜牧兽医，2022（15）：37-40，46.
[105] 陈思. 八角的化学成分研究[D]. 暨南大学，2021.
[106] 侯振丽，胡爱林，石旭柳，等. 八角茴香的化学成分及生物活性研究进展[J]. 中药材，2021，44（8）：2008-2017.
[107] 段敏，王崇川，朱德强，等. 八角茴香活性成分的研究进展[J]. 齐鲁工业大学学报，2023，37（3）：31-36.
[108] 赵永田，王兴娥，黄煜，等. 丁香化学成分及生物活性研究进展[J]. 热带农业科技，2022，45（4）：41-46.
[109] 王萍，汪镇朝，刘英孟，等. 丁香挥发油的化学成分与药理作用研究进展[J]. 中成药，2022，44（3）：871-878.
[110] 朱文菁，张宇娟，张烨，等. 珍稀濒危药用植物贺兰山丁香资源概况、化学成分和药理作用研究进展[J]. 中国野生植物资源，2024，43（3）：75-81.
[111] 邵利华，陈曙光，陈乐乐，等. 花椒挥发油化学成分及药理作用研究进

展［J］. 山东中医杂志，2024，43（2）：197–205.
［112］曲梦锐，刘雨辰，吴浩浩，等. 花椒精油提取方法、成分分析、生物活性及实际应用研究进展［J］. 中国调味品，2024，49（4）：201–205.
［113］屈岩峰，郭晓婵，唐嘉瞳，等. 花椒中天然成分提取工艺及在食品中的应用研究进展［J］. 食品与机械，2024，40（5）：234–240.
［114］穆利萍. 高良姜化学成分及其神经保护作用研究［D］. 云南中医药大学，2023.
［115］谢小丽，胡璇，陈振夏，等. 高良姜精油提取工艺优化、成分分析及其生物活性研究［J］. 中草药，2023，54（18）：5904–5915.
［116］穆利萍，王吉，邱成省，等. 高良姜中具有神经保护作用的化学成分研究［J］. 云南农业大学学报（自然科学），2023，38（4）：627–635.
［117］陈晓龙，陈光静，柳中，等. 海南黑、白胡椒有效成分的检测及其分析［J］. 中国调味品，2017，42（11）：98–102.
［118］钱登勇. 黑胡椒酰胺成分分离鉴定及细胞抑制活性研究［D］. 浙江工商大学，2012.
［119］惠昱昱，陈镝，杨秀芳. 荜茇根化学成分及其抗肿瘤活性［J］. 中成药，2021，43（1）：98–102.
［120］关徐涛，杨鹤年，张津铖，等. 陈皮的化学成分和药理作用研究进展［J］. 中华中医药学刊，2024，42（6）：41–49，266.
［121］张志海，王彩云，杨天鸣，等. 陈皮的化学成分及药理作用研究进展［J］. 西北药学杂志，2005（1）：47–48.
［122］张赟赟，巫凯，杨海船，等. 关于陈皮的成分和应用研究进展［J］. 大众科技，2023，25（7）：69–73.
［123］肖尔建，李立彩，张伟祺，等. 橘红药物化学成分对DNA氧化损伤抑制作用研究［J］. 广州化工，2023，51（4）：55–58.
［124］戚怡，陈起周，欧阳茜茜，等. 化橘红花、果中挥发油成分的比较［J］. 广东医科大学学报，2022，40（1）：18–21.
［125］黄达. 化橘红提取物调控Skp2/p27信号轴抑制非小细胞肺癌增殖作用机制研究［D］. 广州中医药大学，2023.

[126] 谢芯玥，夏燕莉，许轲，等. 药食同源代代花药理作用及应用研究进展 [J]. 现代食品科技，2023，39（10）：349–356.
[127] 李春宇，袁贞，佘春洁，等. 佛手化学成分和药理活性的研究进展 [J]. 食品与药品，2022，24（2）：187–193.
[128] 王惠，李聃. 香橼的化学成分和药理作用研究进展 [J]. 中国民族民间医药，2024，33（6）：63–73.
[129] 严辉，高明亮，査玉玲，等. 香橼化学成分和药理作用研究进展及其质量标志物预测分析 [J]. 中国现代应用药学，2022，39（7）：976–988.
[130] 盛华刚. 薤白的化学成分和药理作用研究进展 [J]. 药学研究，2013，32（1）：42–44.
[131] 王荣，白思慧，王露露，等. 薤白的化学成分和药理作用研究进展 [J]. 中国野生植物资源，2021，40（10）：73–82.
[132] 李琼，战宇，王恩鹏，等. 薤白食药用价值及栽培技术研究进展 [J]. 特产研究，2022，44（1）：111–115.
[133] 赵书田，刘理，秦嫚嫚，等. 薤白中皂苷类化合物种类及其药理作用的研究进展 [J]. 中成药，2022，44（11）：3596–3603.
[134] 孔子铭，谢建锋，李颖晨，等. 藏药刀豆总黄酮超声提取的优化及其抗氧化活性 [J]. 中成药，2016，38（5）：1163–1167.
[135] 吕紫阳，闫若雨，刘拯珲，等. 刀豆化学成分及其雌激素样活性研究 [J]. 中成药，2024，46（7）：2272–2277.
[136] 许园园，刘明月，廉添添，等. 山楂不同提取物成分分析及其生物活性研究 [J]. 中国调味品，2024，49（3）：101–104.
[137] 张祺嘉钰，赵佩媛，孙静，等. 山楂的化学成分及药理作用研究进展 [J]. 西北药学杂志，2021，36（3）：521–523.
[138] 陈羽嘉，周洁. 山楂饮片的炮制研究进展 [J]. 中国民族民间医药，2023，32（22）：56–64.
[139] 谭丽霞. 麦芽“炒香”对成分含量及其肠吸收的影响研究 [D]. 江西中医药大学，2019.
[140] 刘纹纹，孔娜，刘双，等. 麦芽的化学成分及功能活性研究进展 [J].

食品与药品，2023，25（4）：384-390.
［141］孙华，梁杰，张梦琪，等．麦芽炮制历史沿革及现代研究［J］．广东药科大学学报，2018，34（2）：254-257.
［142］贾蔷，阴启明，李运伦，等．莱菔子化学成分及药理作用研究概况［J］．山东中医药大学学报，2023，47（6）：805-811.
［143］赵振华，李媛，季冬青，等．莱菔子化学成分与药理作用研究进展［J］．食品与药品，2017，19（2）：147-151.
［144］马东．中药莱菔子的化学成分及药理作用研究进展［J］．中国社区医师，2014，30（20）：5-6.
［145］王会，金平，梁新合，等．鸡内金化学成分和药理作用研究［J］．吉林中医药，2018，38（9）：1071-1073.
［146］王宝庆，郭宇莲，练有扬，等．鸡内金化学成分及药理作用研究进展［J］．安徽农业科学，2017，45（33）：137-139.
［147］王鹏飞，高慧敏，邹忠梅，等．药食两用中药鸡内金的研究概况［J］．中国药学杂志，2017，52（7）：535-538.
［148］樊佳，刘晓谦，彭博，等．中药鸡内金的现代研究进展［J］．世界中医药，2021，16（17）：2542-2547.
［149］王鸿，郭涛，应国清．榧属植物活性成分与药理作用研究进展［J］．中草药，2007（11）：1747-1750.
［150］田鑫，穆文碧，张建永．香榧不同部位的化学成分和药理活性研究进展［J］．天然产物研究与开发，2021，33（4）：691-715，637.
［151］黄一承，李晓磊，李丹．香榧生物活性成分及生理功能研究进展［J］．中国调味品，2021，46（8）：185-188.
［152］韩文聪，董优，孙颖，等．小蓟的药理作用与临床应用研究［J］．海峡药学，2019，31（4）：84-87.
［153］郭建慧，郝会军，王裕，等．小蓟活性成分及作用研究进展［J］．现代食品，2022，28（18）：56-58.
［154］贾佼佼，苗明三．槐花的化学、药理及临床应用［J］．中医学报，2014，

29（5）：716–717，745.
［155］张玉梅，邢慧珍，刘会平，等．槐花多糖的提取、纯化和抗氧化活性分析［J］．食品工业科技，2023，44（24）：207–215.
［156］刘琳，程伟．槐花化学成分及现代药理研究新进展［J］．中医药信息，2019，36（4）：125–128.
［157］徐雪丽，谷佳城，席作武，等．槐花散及其单味药有效成分抗溃疡性结肠炎的研究进展［J］．中国实验方剂学杂志，2024：1–14.
［158］赵雍，郭静，刘婷，等．槐花制炭后新止血成分的药理研究［J］．中国中药杂志，2010，35（17）：2346–2349.
［159］刘金荣．白茅根的化学成分、药理作用及临床应用［J］．山东中医杂志，2014，33（12）：1021–1024.
［160］江灵礼，苗明三．白茅根化学、药理与临床应用探讨［J］．中医学报，2014，29（5）：713–715.
［161］罗良渊，刘趣，徐文芬，等．白茅根HPLC指纹图谱及炮制前后化学成分分析［J］．亚太传统医药，2021，17（3）：51–59.
［162］魏雨菲，于海川，刘雪玲，等．姜黄主要化学成分及药理作用研究进展［J］．新乡医学院学报，2020，37（10）：990–995.
［163］梁国欣，魏洪鑫，宁钧宇，等．药食同源物质姜黄的健康危害评估［J］．毒理学杂志，2021，35（4）：280–284，288.
［164］郭芳，顾哲，贾训利，等．药用植物姜黄的研究进展［J］．安徽农业科学，2022，50（16）：14–19.
［165］郑优优，陈莹，许琦伟，等．番红花的化学成分及其药理作用研究进展［J］．植物生理学报，2024，60（1）：20–34.
［166］谭倩，董晓东，王丽丽，等．西红花化学成分、药理作用机制及其开发利用的研究进展［J］．食品与药品，2024，26（3）：300–304.
［167］邓静，叶梦倩，彭杰，等．桃仁炮制历史沿革及现代研究进展［J］．中成药，2023，45（11）：3713–3717.
［168］周国铭，王玺，何成峙，等．桃仁现代研究进展和炮制方法历史沿革

［J］. 中草药，2024，55（13）：4565–4574.
［169］张璐，易延逵，陈兴兴，等. 炒制对黄芥子挥发油成分的影响［J］. 江苏中医药，2007（8）：66–67.
［170］孙萍，徐慧，黄艳红，等. 桔梗化学成分的提取方法和药理作用概述［J］. 中国酿造，2022，41（9）：18–23.
［171］赵姝婷，汤淼淼，郑晓霞，等. 桔梗炮制历史沿革、产品开发及现代研究进展［J］. 特产研究，2023：1–7.
［172］于海艳，杨雯，王栋，等. 桔梗皂苷提取工艺及药理作用研究进展［J］. 疾病监测与控制，2021，15（4）：330–333.
［173］邓亚羚，叶先文，刘敏敏，等. 药食同源桔梗和百合配伍治疗肺炎的作用机制研究［J］. 中国中药杂志，2021，46（10）：2403–2412.
［174］吕伸明. 胖大海抗高尿酸血症生物活性评价及化学成分研究［D］. 东南大学，2022.
［175］吴艳. 胖大海酸性多糖结构和功能性质的研究［D］. 江南大学，2007.
［176］张书泰，陈芹芹，尹小明. 罗汉果的植物化学成分及其药理作用研究进展［J］. 饮料工业，2024，27（3）：73–77.
［177］邵信婷. 昆布化学成分及抗炎活性研究［D］. 长春中医药大学，2024.
［178］时登龙，刘代缓，曹喆，等. 苦杏仁药理作用及炮制工艺研究进展［J］. 亚太传统医药，2018，14（12）：106–109.
［179］张德珂，聂金娥，钱芳芳. 中药苦杏仁药理作用研究进展［J］. 山东化工，2021，50（22）：100–102，105.
［180］张卫明，刘月秀，王红. 紫苏子的化学成分研究［J］. 中国野生植物资源，1998（1）：44–46.
［181］刘洪旭，陈海滨，吴春敏. 紫苏子的研究进展［J］. 海峡药学，2004（4）：5–8.
［182］郝佳雪. 紫苏子抗哮喘活性成分的筛选、药效评价及机制研究［D］. 西北大学，2021.
［183］夏梦雨，张雪，王云，等. 白果的炮制方法、化学成分、药理活性及临

床应用的研究进展［J］. 中国药房，2020，31（1）：123–128.
［184］张敏，向晓燕，江雪均，等. 白果粉对小鼠抗疲劳和抗衰老作用研究［J］. 实用中医药杂志，2020，36（11）：1371–1374.
［185］盖晓红，刘素香，任涛，等. 银杏化学成分、制剂种类和不良反应的研究进展［J］. 药物评价研究，2017，40（6）：742–751.
［186］安冉，姜玉清. 酸枣仁化学成分及其药理作用研究进展［J］. 食品界，2018（10）：51.
［187］谭云龙，孙晖，孙文军，等. 酸枣仁化学成分及其药理作用研究进展［J］. 时珍国医国药，2014，25（1）：186–188.
［188］马进杰，刘萍，马百平. 酸枣仁化学成分及其镇静催眠作用研究进展［J］. 国际药学研究杂志，2011，38（3）：206–211.
［189］陈雯，黄世敬. 酸枣仁化学成分及药理作用研究进展［J］. 时珍国医国药，2011，22（7）：1726–1728.
［190］武美华，张胜男，敬隆鑫，等. 灵芝的活性成分及其药理作用的研究进展［J］. 中国林副特产，2023（2）：76–79.
［191］马欣宇，徐蓓蕾，宋辉，等. 灵芝化学成分及防治肿瘤的研究进展［J］. 中国药学杂志，2023，58（16）：1437–1446.
［192］邵泓杰，孙军花，刘建波，等. 灵芝三萜的化学成分及药理活性研究进展［J］. 菌物研究，2024，22（1）：39–59.
［193］张洪怡，王彬，刘佳雯，等. 牡蛎的本草考证及现代研究进展［J］. 中国实验方剂学杂志，2025（3）：1–12.
［194］刘良伟，任杰，侯俊财，等. 牡蛎多糖结构特征、理化特性及抗氧化活性研究［J］. 食品与发酵工业，2023，49（6）：57–63.
［195］胡云飞，周德，曾青兰，等. 天麻多糖酶解工艺优化、结构表征及其抗氧化活性分析［J］. 食品工业科技，2025（4）：1–17.
［196］姬之翼，刘鸿高，李杰庆，等. 天麻化学成分、药理活性及质量标志物研究进展［J］. 特产研究，2024：1–12.
［197］尚玉杰，张强，韩彦斌，等. 天麻化学成分、药理作用及其产品开发分

析［J］. 中医药学报，2024，52（8）：115–121.

［198］于涵，张俊，陈碧清，等. 天麻化学成分分类及其药理作用研究进展［J］. 中草药，2022，53（17）：5553–5564.

［199］郝岩，王英平，张志东，等. 西洋参不同部位皂苷成分差异性分析［J］. 中药材，2023，46（5）：1177–1187.

［200］郝岩，王英平，李金玲，等. 西洋参地上部分化学成分研究进展［J］. 特产研究，2022，44（2）：132–138.

［201］于晓艳，张宇弛，方粟一，等. 西洋参的化学成分和药理作用研究进展［J］. 中医药学报，2024，52（4）：99–104.

［202］林钰镓，于海英，胡文岳，等. 西洋参作为药食同源原料的历史考证与现代功效综述［J］. 特产研究，2023，45（1）：152–155.

［203］李富云，南丽丽，杨锡仓，等. 党参化学成分、药理作用及质量控制研究进展［J］. 甘肃中医药大学学报，2024，41（5）：79–83.

［204］张重阳，于淼，陈荣昌，等. 党参药理作用的研究进展［J］. 中药新药与临床药理，2024，35（5）：765–770.

［205］程艳刚，李佩，杨思琦，等. 潞党参化学成分及其抗炎活性研究［J］. 中成药，2024，46（7）：2265–2271.

［206］王丹阳，冯毅晖，潘加豪，等. 黄芪的主要化学成分及药理作用［J］. 新农民，2024（24）：126–128.

［207］毕小凤. 黄芪茎叶主要化学成分及其部分药理作用研究［D］. 山西中医药大学，2017.

［208］丰成相. 黄芪中主要化学成分的药理学研究概况［J］. 中国民族民间医药，2012，21（3）：31–32.

［209］刘莹，高蓬明，胡依依，等. 两种山药化学成分及药理活性比较［J］. 贵阳学院学报（自然科学版），2022，17（4）：44–48.

［210］付聪，李军，卢恒，等. 山药产地加工本草考证和现代研究进展［J］. 中华中医药学刊，2024，42（9）：79–84.

［211］陈梦雨，刘伟，侴桂新，等. 山药化学成分与药理活性研究进展［J］.

中医药学报，2020，48（2）：62-66.
[212] 戚鹏飞，王月玲，李运，等. 中药白扁豆基原考证及研究进展［J］. 中国民族民间医药，2024，33（9）：67-72.
[213] 郝润华，王少康，孙桂菊. 白扁豆花研究进展［C］// 中国营养学会营养与保健食品分会第十五次学术会议暨南京营养学会第三次学术会议论文集. 中国北京、中国江苏南京，2021：5，63-67.
[214] 周晶晶，周洁，窦霞，等. 不同炮制方法对甘草化学成分及药理作用的影响研究［J］. 中华中医药学刊，2024，42（5）：244-249.
[215] 肖先，李春燕，刘晓龙，等. 甘草的主要化学成分及药理作用研究进展［J］. 新乡医学院学报，2023，40（3）：280-285.
[216] 齐爽，张飞，王佳贺. 甘草抗衰老药理作用及机制的研究进展［J］. 实用老年医学，2024，38（4）：325-329.
[217] 杨波. 甘肃道地中药材甘草的化学成分及生物活性研究［D］. 西安理工大学，2024.
[218] 代琪，白苑丁，叶俏波，等. 不同产地大枣化学成分及其药理作用研究进展［J］. 中国药物评价，2023，40（6）：506-511.
[219] 周文静，张萌，周荣荣，等. 基于网络药理学探讨“黄芪－当归－大枣”角药补气养血的分子机制［J］. 世界科学技术－中医药现代化，2020，22（5）：1725-1733.
[220] 熊青山，卫丁一，温娅娅，等. 沙棘果实化学成分及其药理作用研究进展［J］. 北方农业学报，2024，52（3）：57-63.
[221] 周浩楠，胡娜，董琦，等. 沙棘化学成分及药理作用的研究进展［J］. 华西药学杂志，2020，35（2）：211-217.
[222] 张洪礼，王伦兴，陈德琴，等. 蜂蜜化学成分及其生物活性的研究进展［J］. 贵州农业科学，2021，49（9）：100-107.
[223] 梁怡，贺亚丽，黄梓欣，等. 蜂蜜在中药炮制中的应用［C］// 第四届世界蜂疗大会、世界中联蜂疗专业委员会第五届学术年会、中国民族医药学会蜂疗分会2023年学术年会论文集. 中国重庆，2023：6，433-438.

［224］郝博，曹欢，鹿扩建，等．蜂蜜作为药用辅料应用及质量控制的研究概述［J］．中医药学报，2020，48（10）：69–74.

［225］李婉玉，张家旭，谢兴文，等．杜仲叶化学成分、药理活性及现代应用研究进展［J］．天然产物研究与开发，2024，36（5）：900–917.

［226］向智，李焕杰，谌鑫阳，等．药食同源植物杜仲化学成分、药理作用及产品开发的研究概况［J］．中国实验方剂学杂志，2024，30（2）：190–202.

［227］毕萃萃，刘银路，魏芬芬，等．肉苁蓉的主要化学成分及生物活性研究进展［J］．药物评价研究，2019，42（9）：1896–1900.

［228］徐万爱，杨丹阳，吴静雨，等．肉苁蓉的主要化学成分及生物活性研究进展［J］．中华中医药学刊，2024，42（10）：163–170.

［229］随家宁，李芳婵，郭勇秀，等．益智仁化学成分、药理作用及质量标志物研究进展［J］．药物评价研究，2020，43（10）：2120–2126.

［230］侯蕾，王亚玲，王文锦，等．益智仁化学成分研究［J］．中草药，2020，51（2）：315–320.

［231］徐志伟，李季文，马新换，等．当归不同药用部位的化学成分及药理作用研究进展［J］．中华中医药学刊，2024，42（4）：74–77.

［232］牟春燕，殷越，沈子芯．当归化学成分及药理作用研究进展［J］．山东中医杂志，2024，43（5）：544–551.

［233］石玉，李梦琦，杨诗宇，等．当归挥发油的化学成分和药理作用研究进展［J］．中国现代应用药学，2024，41（7）：1006–1014.

［234］马燕，张育贵，石露萍，等．当归炮制品及其化学成分和药理作用研究进展［J］．中国中药杂志，2023，48（22）：6003–6010.

［235］杜怡波，樊慧蓉，阎昭．阿胶的化学成分及药理作用研究进展［J］．天津医科大学学报，2018，24（3）：267–270.

［236］曲媛鑫，付英杰．阿胶化学成分、质量控制及药理作用研究进展［J］．特产研究，2023，45（3）：136–143.

［237］张国伟，马俊华，梁玉景，等．阿胶化学成分及保健作用研究进展［J］.

食品科技，2021，46（3）：39–43.
[238] 郭倩倩，张晓卫，周暄宣，等. 龙眼的化学成分与药理活性研究［J］. 现代生物医学进展，2011，11（23）：4552–4555.
[239] 张黎明，曲玮，梁敬钰. 龙眼化学成分及药理活性研究进展［J］. 海峡药学，2013，25（1）：4–7.
[240] 李晴，石雨荷，朱珏，等. 药食同源百合的资源分布与现代研究进展［J］. 中国野生植物资源，2023，42（3）：87–95.
[241] 李小辉，袁名睿，陆礼和，等. 浙麦冬的化学成分研究［J］. 中草药，2022，53（2）：347–353.
[242] 高晗，胡栋斌，李果，等. 浙麦冬化学成分、药理作用及分子生药学研究进展［J］. 中国中药杂志，2024，49（21）：5805–5816.
[243] 黄昭宁，罗舒，李芳，等. 天冬化学成分的提取纯化、药理作用和临床应用研究进展［J］. 四川农业科技，2024（5）：123–126.
[244] 张渝渝，魏江平，谭春斌，等. 天冬化学成分和药理作用的研究进展及其质量标志物的预测分析［J］. 中国野生植物资源，2023，42（9）：70–80.
[245] 鄢贵，张复中，施后奎，等. 天冬化学成分及药理作用研究进展［J］. 广东化工，2021，48（21）：116–118，130.
[246] 左佳昕，戴鑫，何伟，等. 铁皮石斛保肝活性成分与作用机制研究进展［J］. 中草药，2024，55（4）：1365–1376.
[247] 张石玉，龚小见，周欣，等. 铁皮石斛的化学成分及药理作用研究进展［J］. 甘肃农业大学学报，2024，59（4）：257–278.
[248] 倪凯，何鹏飞，梁志庆，等. 铁皮石斛化学成分、药理作用及毒理学评价研究进展［J］. 云南中医中药杂志，2023，44（10）：86–93.
[249] 刘学铭，王思远，黄建伟，等. 玉竹的化学成分、药理作用及其食品开发研究进展［J］. 食品与药品，2024，26（2）：203–212.
[250] 王乐乐，姜丽蕊，柴金萱，等. 玉竹的化学成分与药理活性综述［J］. 齐齐哈尔医学院学报，2021，42（17）：1522–1528.

［251］景永帅，孙丽丛，张瑞娟，等．玉竹多糖的体外消化特性及其与乳杆菌和大肠杆菌的相互作用［J］．食品研究与开发，2023，44（2）：21–28．

［252］宋露，耿春叶，邢陈昱，等．多花黄精水提物成分分析及抗肿瘤活性研究［J］．中药新药与临床药理，2024，35（7）：952–962．

［253］邓钰文，欧阳琳，王珊，等．黄精药食同源价值研究进展［J］．湖南中医药大学学报，2024，44（5）：912–920．

［254］周兰荠，刘天启，吕佳瑶，等．食药同源滇黄精水提物保护酒精性肝损伤的机制［J］．陕西师范大学学报（自然科学版），2024，52（5）：82–96．

［255］徐大丽，章文霞，陈红，等．枸杞子糖类化学成分及质量评价研究进展［J］．食品与药品，2023，25（3）：291–296．

［256］钱彦丛．枸杞子的化学成分及药理研究新进展［J］．中医药学报，2000，28（4）：33–35．

［257］黄媛媛．桑葚多糖的提取、分离纯化、结构表征及生物活性研究［D］．贵州师范大学，2023．

［258］汪彩进．桑葚的开发利用研究现状［J］．中国食品工业，2024（13）：170–172．

［259］李林燕，李昌，聂少平．黑芝麻的化学成分与功能及其应用［J］．农产品加工（学刊），2013（21）：58–62，66．

［260］张丽丽，苏松柏，朱迪，等．黑芝麻不同炮制品的化学成分变化及降血脂药理作用对比研究［J］．中医药学报，2021，49（5）：35–40．

［261］张颖，屈琼，赵小梅，等．乌梅肉的药用沿革及现代研究进展［J］．中国中药杂志，2023，48（14）：3753–3764．

［262］李春帅，辛洁萍，王海丽，等．乌梅炒炭前后化学成分与药效变化及其炒炭止血原理研究［J］．中草药，2022，53（24）：7714–7720．

［263］肖雯雯，万仁山，张红林，等．肉豆蔻化学成分及抗炎活性研究［J］．云南中医药大学学报，2023，46（5）：66–73．

［264］杨英．中药山茱萸化学成分及免疫药理作用研究进展［J］．中兽医医药

杂志，2014，33（2）：39–41.
［265］周迎春，张廉洁，张燕丽．山茱萸化学成分及药理作用研究新进展［J］．中医药信息，2020，37（1）：114–120.
［266］薄颖异．山茱萸化学成分及药理作用研究进展［J］．医学信息，2024，37（16）：189–192.
［267］杨明明，袁晓旭，赵桂琴，等．山茱萸化学成分和药理作用的研究进展［J］．承德医学院学报，2016，33（5）：398–400.
［268］陈安利，张祥瑞，郄亚男，等．覆盆子化学成分与生物活性的研究进展［J］．黑龙江科学，2024，15（4）：14–18.
［269］余俊东，王静宜，杜军，等．覆盆子化学成分研究［J］．中药材，2024，47（3）：604–609.
［270］潘萍，陈梦婷，李翱翔，等．覆盆子化学成分、药理作用与临床运用研究进展［J］．中国药师，2024，27（1）：155–170.
［271］黄秀琼，卿志星，曾建国．莲不同部位化学成分及药理作用研究进展［J］．中草药，2019，50（24）：6162–6180.
［272］施继尧，王蒙，吴岻．莲子心的化学成分及生物活性研究进展［J］．中医药导报，2018，24（21）：105–108.
［273］李亦龙，尚铂昊，王建辉，等．荷叶活性成分及其药理功能研究进展［J］．食品与机械，2022，38（12）：218–225.
［274］江汇，章倩，杨继元，等．荷叶黄酮提取工艺及药理活性研究进展［J］．山东化工，2022，51（5）：79–81.
［275］林红强，王涵，谭静，等．药食两用中药–芡实的研究进展［J］．特产研究，2019，41（2）：118–124.
［276］邓秋童，齐英，王秋红．芡实的炮制沿革及现代研究进展［J］．中国药房，2022，33（15）：1911–1915.
［277］孟达，张雅琼，秦定梅，等．余甘子的酚类成分及药理活性研究进展［J］．中成药，2022，44（10）：3269–3274.
［278］朱云芳，王宜海．山柰根茎石油醚萃取部位的化学成分研究［J］．武汉

大学学报（理学版），2024，70（2）：155–163.

［279］黄晓杰，孟秀花，潘胤安，等．菊苣不同部位的化学成分［J］．植物资源与环境学报，2023，32（3）：95–97.

［280］由能力，贾殿和，于宇，等．药食同源祛百病：中医民间药膳食疗防治病方1600例［M］．人民军医出版社，2010.